Christina Benz & Oliver Huber

KRÄUTER AUS DEM LÄNDLE

KRENN

Cover, grafische Gestaltung und Illustrationen: Emima Miriam Ilie
Fotos: Tom Benz - www.verus-media.de, Oliver Huber, Viktoria Zielke,
fotolia.de - scarlet61, Uwe Lochstampfer - botanikus.de,
Wikimedia Commons - Vera Buhl, Andreas Eichler, Hatlerdorf
Lektorat: Markus Taucher

Druck: DonauForum Druck, Wien - Printed in EU 2016

www.hubertkrenn.at

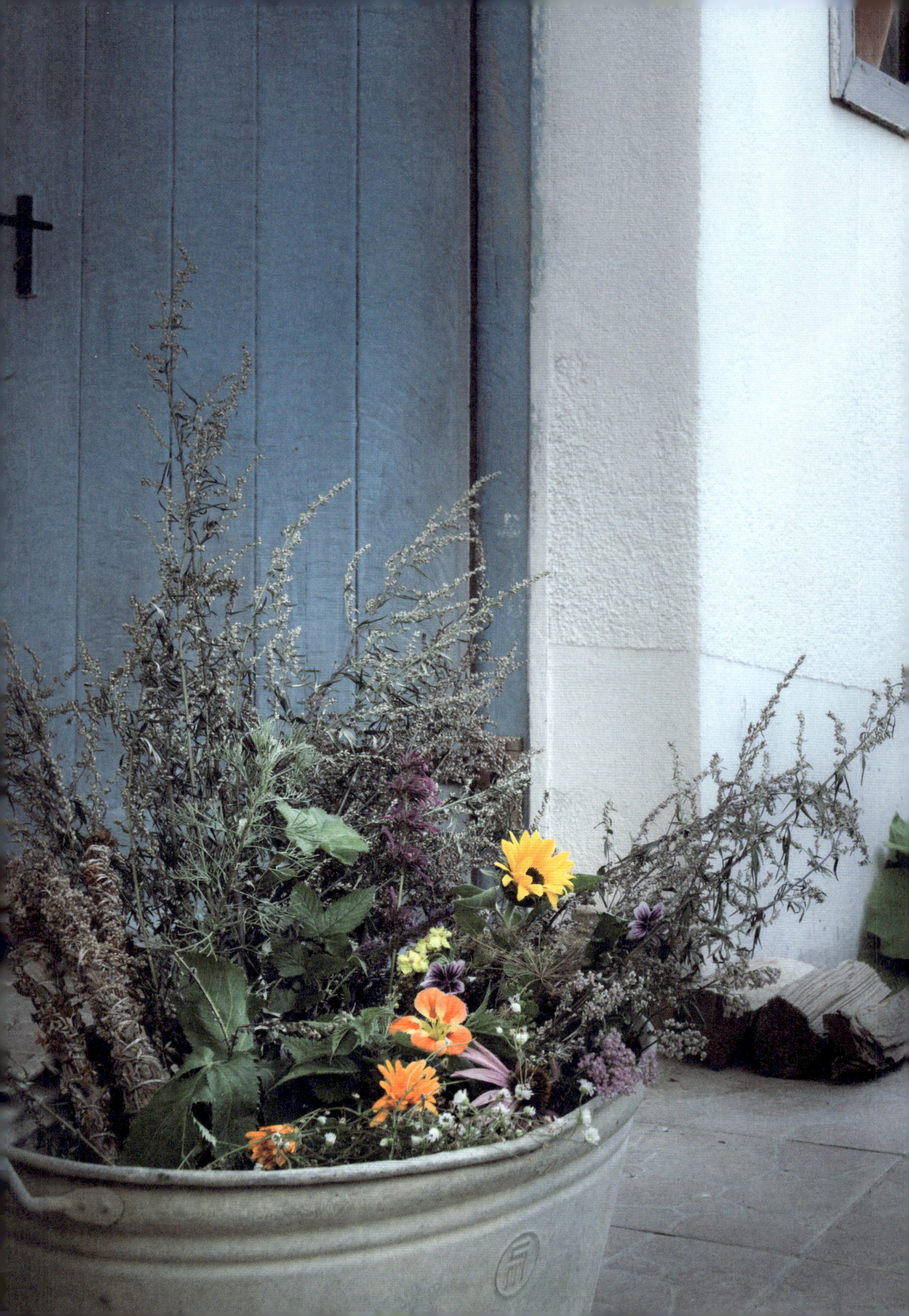

INHALTS-VERZEICHNIS

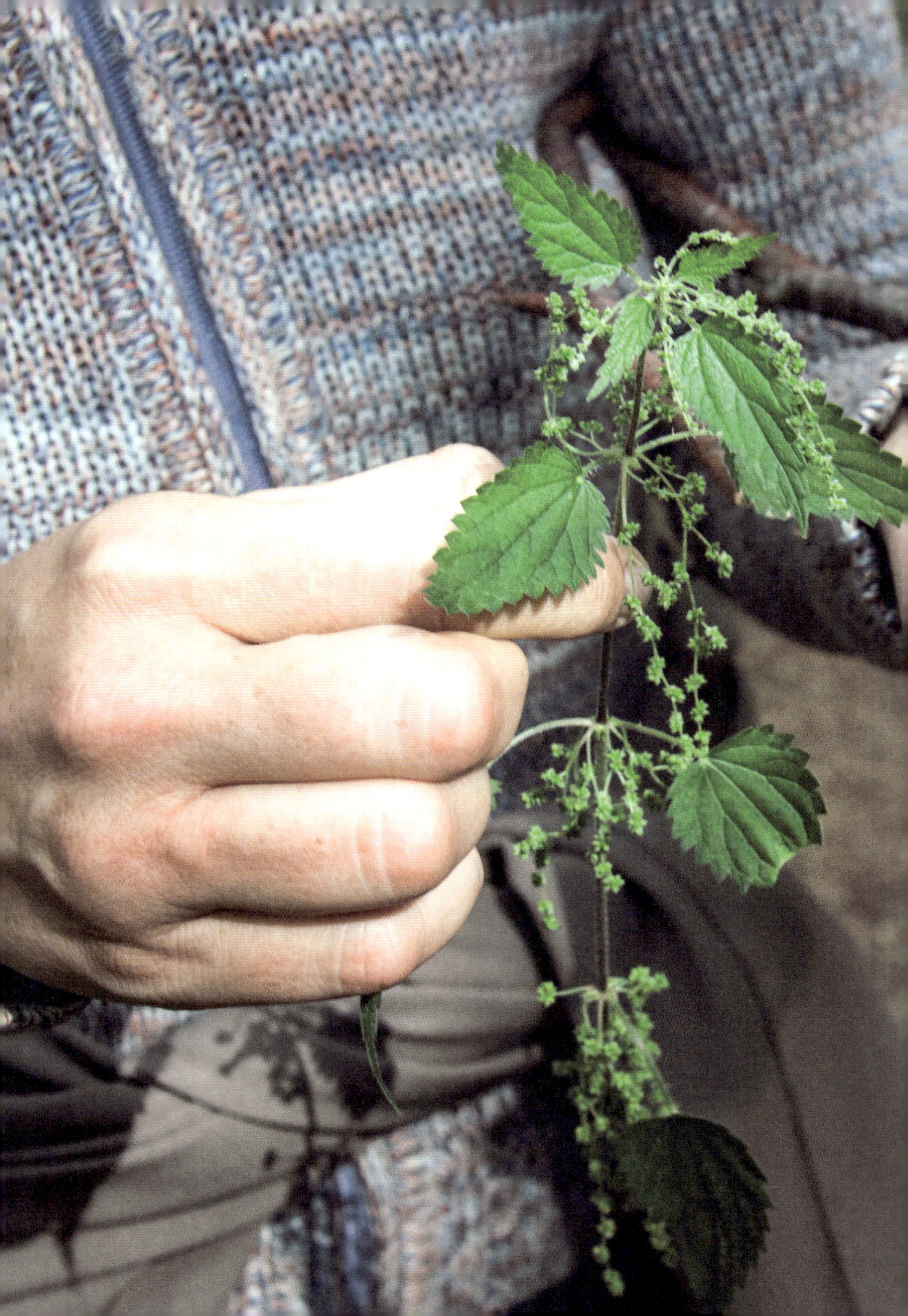

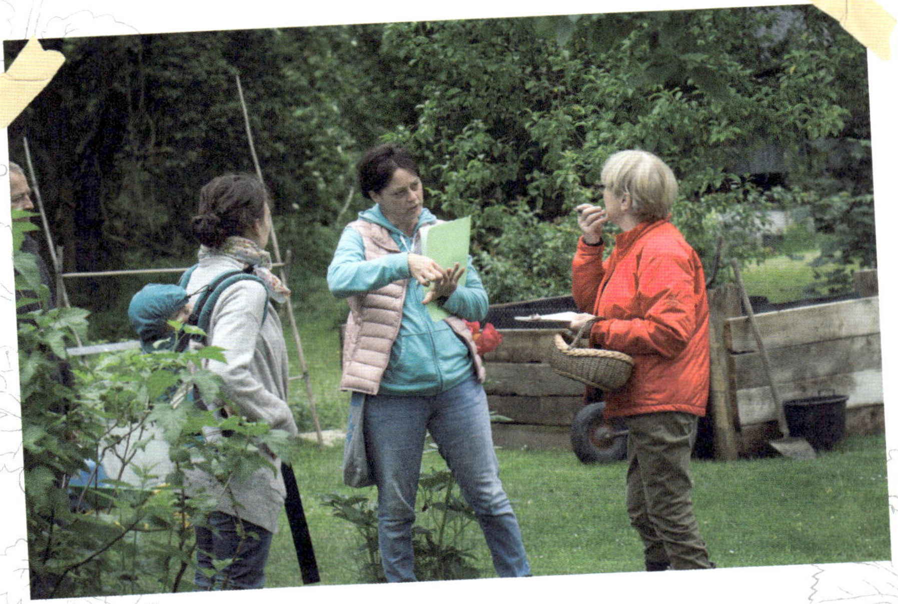

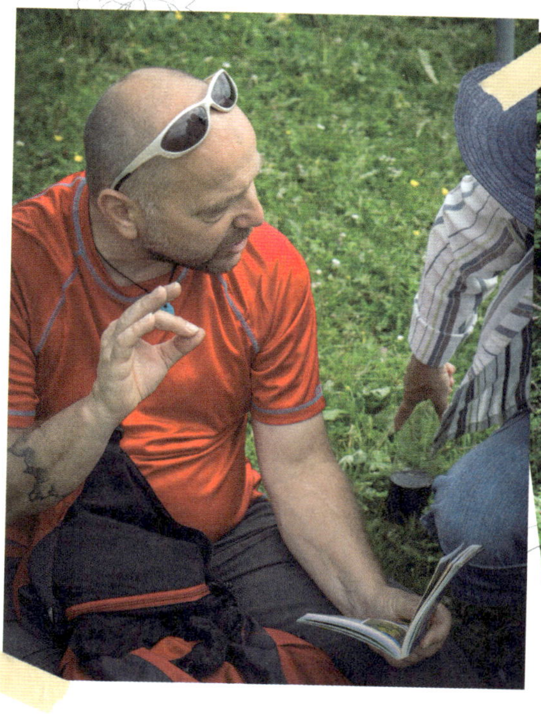

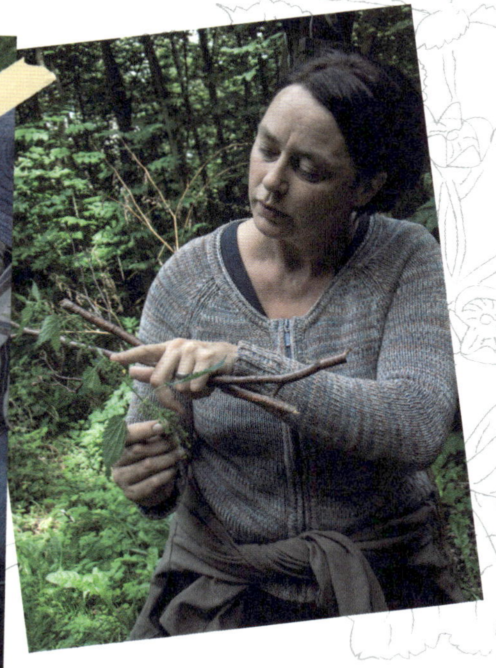

KRÄUTERWANDERUNGEN IM LÄNDLE
MIT CHRISTINA BENZ UND OLIVER HUBER

Liebe Leserinnen, liebe Leser,

die Idee zu diesem Buch erreichte uns, als wir uns zum ersten Mal in Olivers Kräutermanufaktur begegneten. Christina fragte: *„Woher nimmst du die Ideen für all deine Kreationen? Wie machst du das?"* Oliver antwortete: *„Keine Ahnung. Ich mache einfach."* Und Oliver fragte: *„Wie gelangen all diese Gedanken und Worte in Deinen Kopf?"* Christina antwortete: *„Keine Ahnung. Die fließen einfach, mal mehr, mal weniger."*

Wir stellten fest, dass uns ein lebensstarkes Element gemeinsam ist: Der Mut, Erwartungshaltungen, vorgegebenen Dosierungen, überlieferten Geschichten, bewährten Herangehensweisen und selbst dem Umgang mit dem Leben unsere eigenen, ganz persönlichen Rezepte, Interpretationen und Sichtweisen entgegenzusetzen. Auf gemeinsamen Kräuterwanderungen vertieften wir diese.

Glauben Sie nicht alles, was Sie denken. Denn alles Lebendige folgt Zyklen. Und was gestaltet das Leben interessanter, als sich diesem Naturgesetz anzuschließen und aus sich selbst heraus Neues zu erfahren und zu entwickeln? Uns allen inne wohnt unser erster Urahn, der irgendwann einmal den allerersten Gedanken dieser Welt gedacht hatte. Wir möchten Sie ermutigen, ihn aufzuwecken und zu fragen, ob denn alles wirklich noch seine Gültigkeit hat oder ob es Zeit ist, neue Gedanken zu schöpfen. Begeben Sie sich mit ihm hinaus in die Natur und anschließend in die heimische Küche und genießen Sie gemeinsam mit diesem inneren Lehrmeister kleine Kräuter- und Leseauszeiten.

Um Ihnen den Einstieg in die Welt der heimischen Heilpflanzen zu erleichtern, haben wir bewusst die sicher bestimmbaren und leicht zugänglichen vor Ihrer Haustüre ausgewählt. Die Beschäftigung und das Recherchieren, der Umgang mit diesen, wird Ihnen somit fließender von der Hand gehen. Es ist unser Wunsch, Sie zum Weiterdenken anzuregen, über die Höhe des Blütenkopfes hinaus. Sie zu motivieren, Ungewöhnliches auszuprobieren und selbstsicher Ihrem eigenen Gedankenweg zu folgen. Sei es in der Kräuterküche, im Wald oder während der Lesestunden auf dem

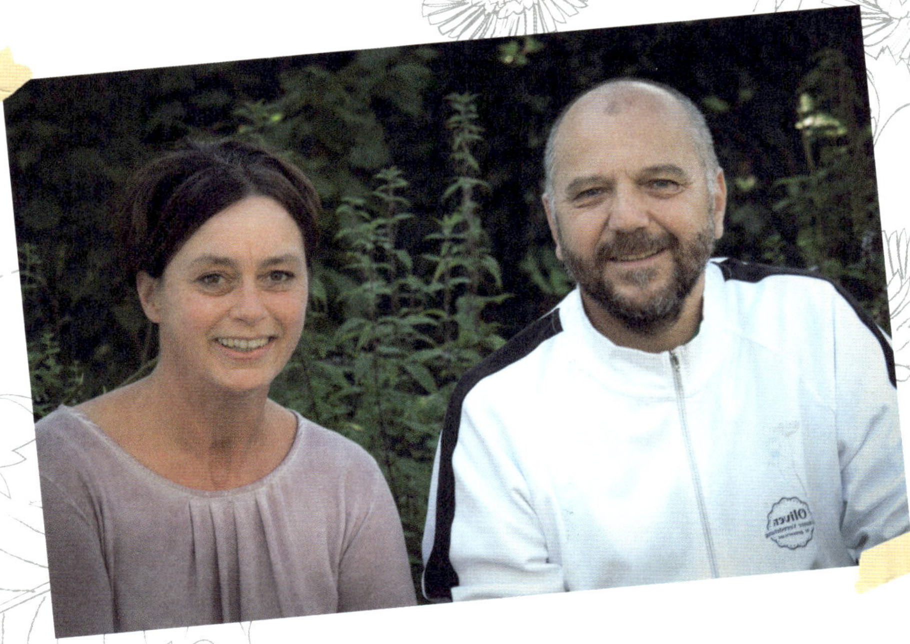

Sofa. Bewusst formuliert Oliver aus diesem Grunde auch keine Rezepte, sondern liefert stattdessen Denkanregungen. Und Christina bringt aus den gängigen Überlieferungen ihre eigenen Geschichten auf die Welt, zeigt auf, wie es sein könnte. Nehmen Sie Platz im Spielraum der Möglichkeiten. Setzen Sie sich neben Ihre Kreativität und hören Sie sich selbst zu.

Wir wünschen Ihnen kreative Lesestunden,

Christina Benz & Oliver Huber

im Oktober 2016

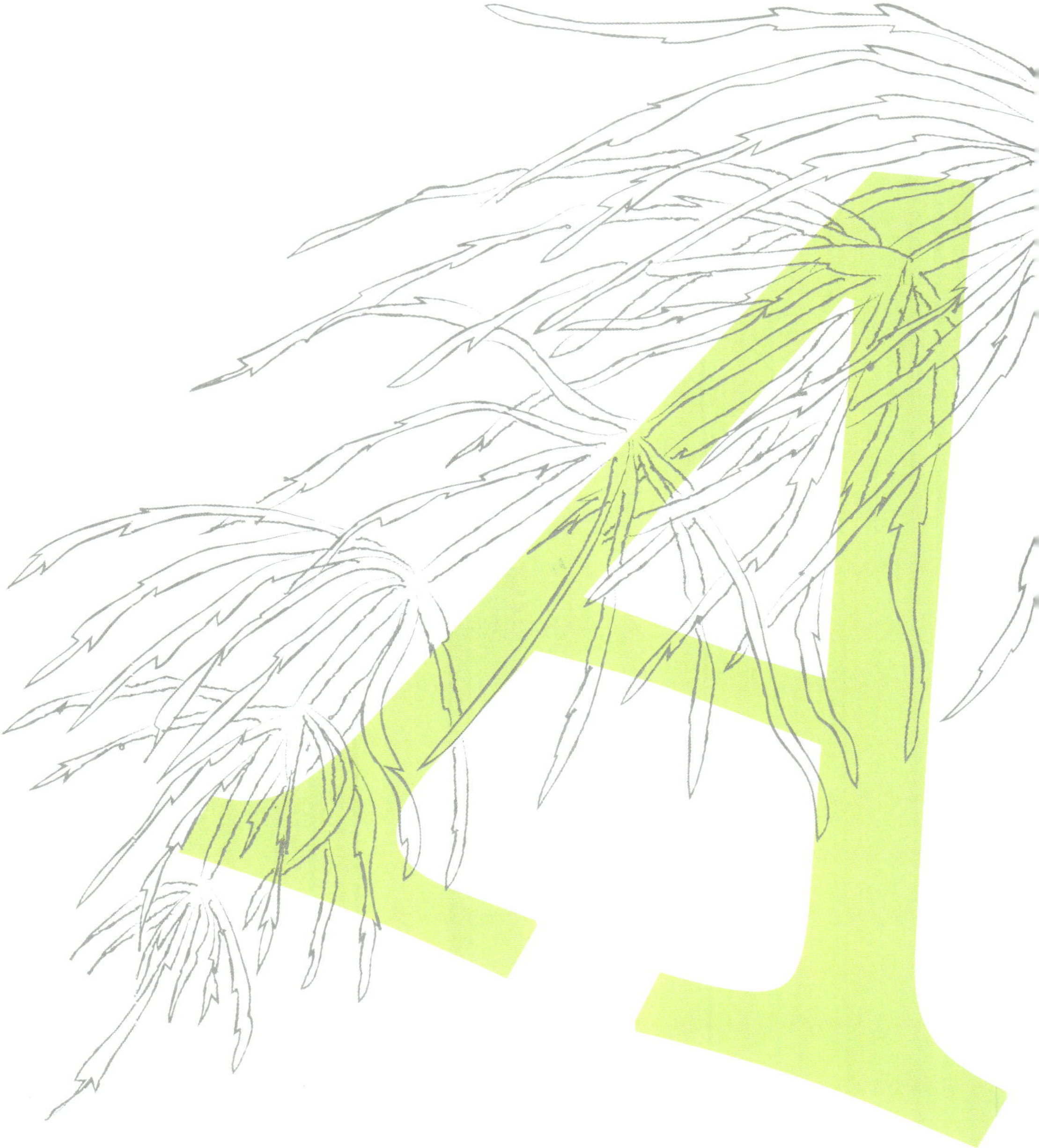

ACKERSCHACHTELHALM

Equisetum arvense

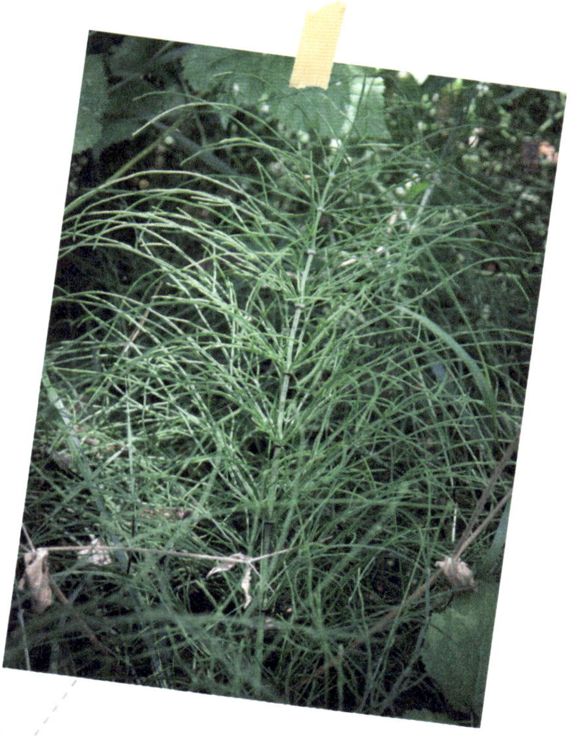

Der *SCHACHTELHALM* ist keine Blütenpflanze. Er bildet hell- bis dunkelgrüne Sporentriebe mit einer langen Ähre aus, die im Herbst an den Sollbruchstellen abfallen. Auch wenn der bis zu 80 Zentimeter hohe *ACKERSCHACHTELHALM* namentlich vorrangig auf Äckern zu finden ist, gedeiht die Pflanze auch an Bahngleisen, auf Wiesen und an Wegrändern ebenso wie auf Brachflächen.

ACKERSCHACHTELHALM gehört botanisch zu den Farnen, weiters zur Ordnung der Schachtelhalmartigen *(Equisetales)*, die geologisch mit zu den ältesten Landpflanzen der Erde zählen. Durch Fossilien ist belegt, dass es Schachtelhalmarten gab, die Wuchshöhen von über 30 Metern erreicht haben.

ACKERSCHACHTELHALM bildet keine Wurzeln im eigentlichen Sinne aus. Im Boden ist er durch ein Rhizom befestigt, welches Tiefen bis zu 2 Metern erreichen kann.

Das Kraut löst bei vielen Hobbygärtnern Angst und Schrecken aus. Das Gewächs werden sie nicht wieder los, auch nicht mit der chemischen Keule.

Der giftige Sumpfschachtelhalm *(Equisetum palustre)* sieht dem *ACKERSCHACHTELHALM (Equisetum arvense)* sehr ähnlich und wer sich nicht absolut sicher ist, sollte beide Pflanzen meiden.

Aus Olivers Kräuternotizbuch

» Der Ackerschachtelhalm findet in der Küche eigentlich keine Anwendung, außer zum Polieren von Zinn und Silber, wie uns ein weiterer Name der Pflanze, nämlich Zinnkraut, verrät. Der hohe Anteil an Kieselsäure macht das Kraut zu einem sehr sanften aber effektiven Poliermittel.

» Genau diese Kieselsäure macht ihn in der kosmetischen Anwendung so wertvoll zur Stärkung von Bindegewebe, Nägeln und Haaren. Äußerlich angewendet, als Bad oder Salbe, soll er sogar helfen Schwangerschaftsstreifen zu mindern. Er kräftigt empfindliche Haut, hilft bei juckenden Ekzemen sowie schlecht heilenden Wunden und pflegt trockene Haut.

Für ein Vollbad 100 Gramm Ackerschachtelhalm mit zwei Litern kochendem Wasser übergießen, einweichen lassen, nach einer Stunde den Ansatz zum Kochen bringen, weitere 15 Minuten vorsichtig weiterköcheln und dann dem Bad zusetzen. Badetemperatur nicht über 39 °C. Badezeit etwa 15 Minuten.

» Spätestens seit Sebastian Kneipp hat Ackerschachtelhalmtee bei rheumatischen Beschwerden und Gicht sowie als Blasen- und Blutreinigungstee vermehrt Anwendung gefunden. Der hohe Gehalt an Kieselsäure und Mineralstoffen wie Kaliumsalze, Kalzium, Magnesium, Aluminium, Eisen, Mangan erklärt die positive Wirkung auf Haut und Schleimhaut. Alle heilkräftigen Inhaltsstoffe können einfach in Form eines Tees genossen werden:

Frisches oder getrocknetes Kraut etwa fünf Minuten kochen und weitere 15 Minuten ziehen lassen.

Am besten täglich eine Tasse Ackerschachtelhalmtee soll laut Sebastian Kneipp die Gefäße geschmeidig halten und beugt dem Gedächtnisschwund vor.

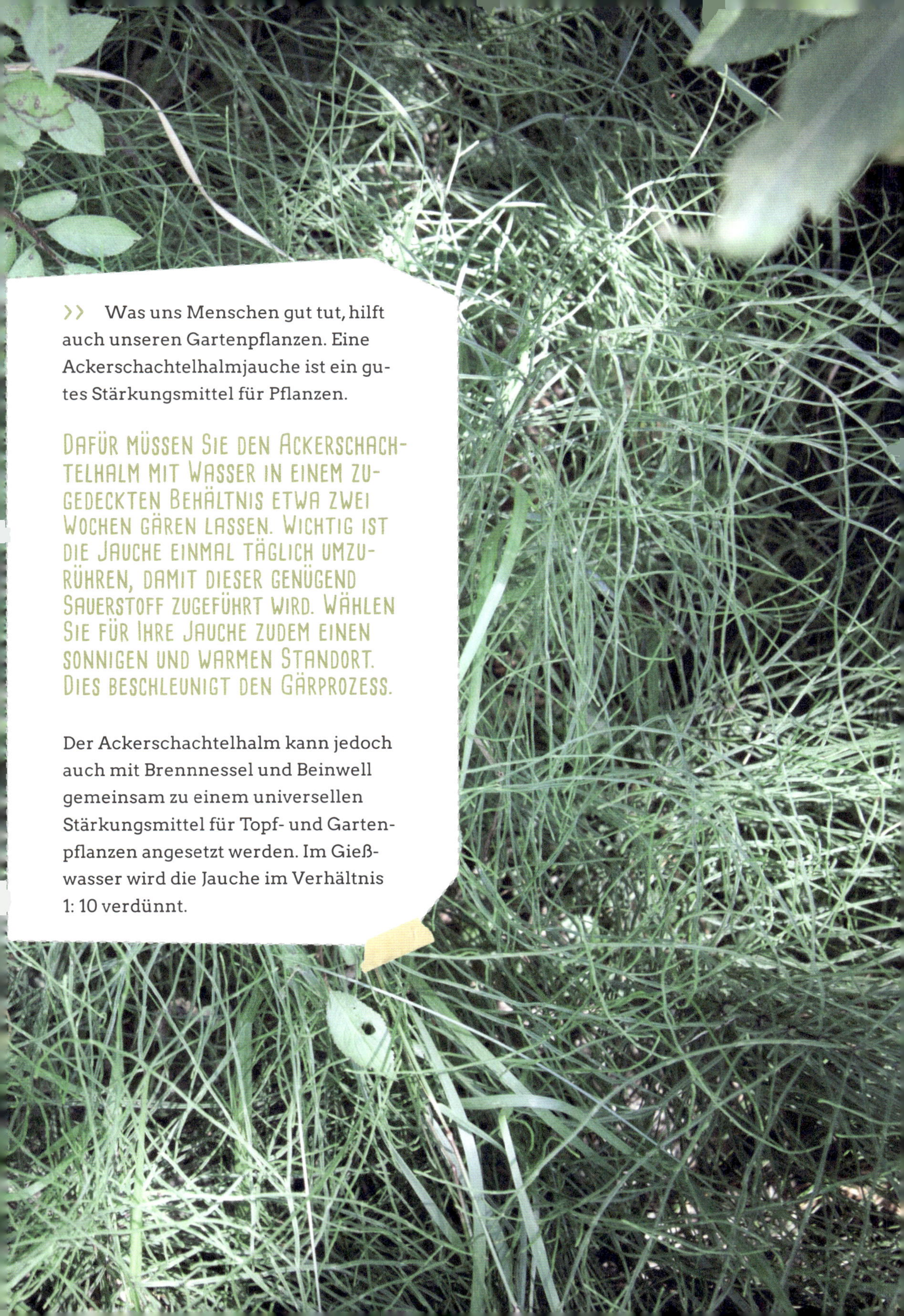

» Was uns Menschen gut tut, hilft auch unseren Gartenpflanzen. Eine Ackerschachtelhalmjauche ist ein gutes Stärkungsmittel für Pflanzen.

Dafür müssen Sie den Ackerschachtelhalm mit Wasser in einem zugedeckten Behältnis etwa zwei Wochen gären lassen. Wichtig ist die Jauche einmal täglich umzurühren, damit dieser genügend Sauerstoff zugeführt wird. Wählen Sie für Ihre Jauche zudem einen sonnigen und warmen Standort. Dies beschleunigt den Gärprozess.

Der Ackerschachtelhalm kann jedoch auch mit Brennnessel und Beinwell gemeinsam zu einem universellen Stärkungsmittel für Topf- und Gartenpflanzen angesetzt werden. Im Gießwasser wird die Jauche im Verhältnis 1: 10 verdünnt.

>> ***Lieber Oliver,*** ob es wohl sehr kalt in den Herzen der Menschen war, bevor der erste Funke flog und ein Lagerfeuer entfachte, an dem man Körper und Seele wärmen konnte? Aus welchem Motiv heraus hat der Mensch wohl tatsächlich das Feuer erfunden?

Und, lieber Oliver, war es denn der Mensch, der eine solch göttliche Gabe wie die Flamme zu schaffen vermochte? Oder war es nicht doch Prometheus, der Gott des Vorausdenkens? Könnte es sich nicht auch so zugetragen haben, dass dieser Menschenfreund sich dachte: *„Da unten auf der Erde fehlt doch noch was."* Dass er sich besann auf den ersten Funken, den es braucht, um eine ganze Flammensymphonie im Leben zu komponieren? Dass er den Menschen schützend und behütend die Klaviatur der Wärme in die Hände legte und sagte: *„Macht etwas Gutes draus"*? Könnte es nicht so gewesen sein?

Schlussendlich war Prometheus wohl nicht sein ursprünglicher Name. Überlieferungen erzählen von dem Sanskritwort Pramantha. Dies kann man in etwa übersetzen mit dem Reibholz, das man in den Händen dreht, um Feuer zu entzünden. War Prometheus gar ein Fruchtbarkeitsgott?

Manche erzählen, er habe den ersten Menschen aus Lehm geformt. Andere setzten ihn mit Luzifer gleich, Lux, das Licht, das Feuer, die Energie. Und dieses Feuer scheint Prometheus wohl sehr wichtig gewesen zu sein. Warum er wohl den Ackerschachtelhalm als Reibholz benutzt hat, wie es die Mythen erzählen?

>> **DEN ACKERSCHACHTELHALM** *ALS SYMBOL DER ERDE, DES LEHMS, DER MINERALIEN AUS DEM MUTTERBODEN, DER EBENSOLCHE ENERGIE DURCH ALLE FESTEN KÖRPERTEILE DER MENSCHEN SCHICKT WIE EINE WÄRMENDE FLAMME.* <<

Den ersten Menschen schuf Prometheus also aus Lehm. Dann benutzte er den Ackerschachtelhalm, um dessen

Seele Feuer einzuhauchen, damit er sich dem Leben zuwenden kann. Damit der Mensch handeln kann und lieben und lachen und schöne Erlebnisse suchen und finden in seiner Umgebung und seinen Mitmenschen. Damit er Kraft hat, auch die negativen Gefühle gestaltend in sich walten zu lassen. Damit er eine Welt aufbauen kann. Ohne Feuer kein Leben. Ohne Lehm keine Urzeugung. Feuer und Lehm sind nicht so gegensätzlich.

Ob Prometheus seinen Lehmmenschen im Feuer gebrannt hat wie eine Tonfigur, eine göttliche Figurine, um ihm Ewigkeit zu schenken, um das Feuer im Lehmelement, also dem Menschen, zu erhalten? Ob es eine Erinnerung war an die Urentstehung der Menschheit aus der Ursuppe, dem Schlick der Welt, der schleimigen Unterwelt als Bauch der gebärenden Erdmutter? Was meinst Du, Oliver?

Wenn man sich zum Ackerschachtelhalm setzt, gibt er einem Antwort darauf, wo das eigene Feuer liegt? Welchen Anteil von sich selbst man auf ewig in Lehm einbrennen möchte? Wo Wärme fehlt im Leben und wo wir unser Feuer noch schüren müssen, um uns wohlig zu fühlen? Meinst Du, Oliver, Prometheus lacht über uns Menschen in unserem getrennten Bewusstsein? Über die verlorene Erinnerung, dass wir alle, ob Tier, Mineral oder Mensch, aus derselben und einzigen Ursuppe stammen? Wo wir den Boden verloren haben, den Lehm unter den Füßen und Fingernägeln?

So sehr uns der Ackerschachtelhalm mit seinen Mineralien nährt, uns damit Energie und Mut und Schönheit schenkt, so oft sehe ich Prometheus mit übereinandergeschlagenen Beinen auf einem der Sporentriebe der Heilpflanze sitzen und beinahe wie Pan die Flöte spielen.

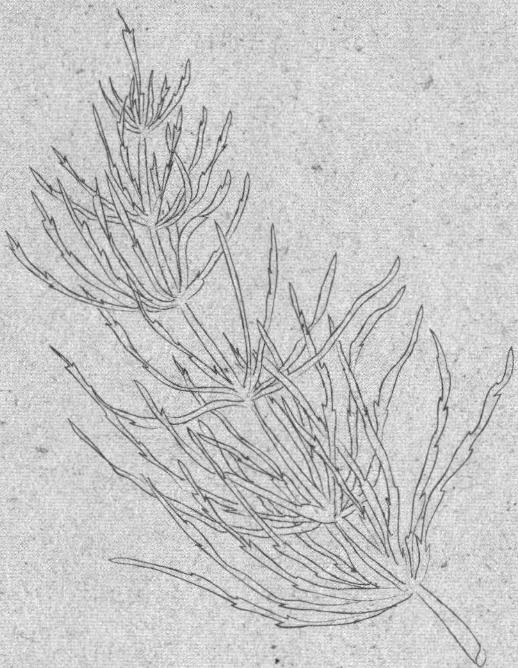

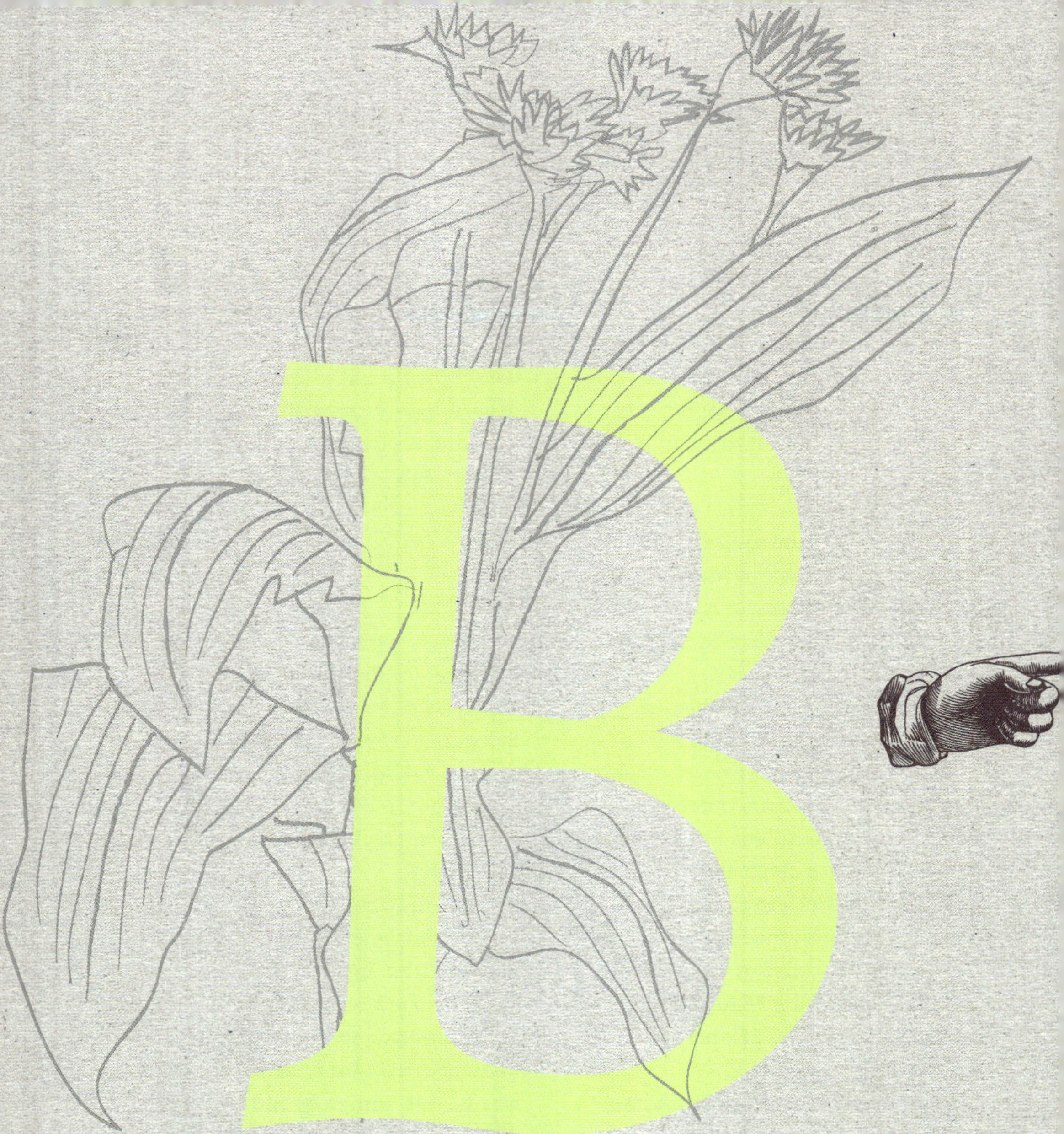

BÄRLAUCH

Allium ursinum

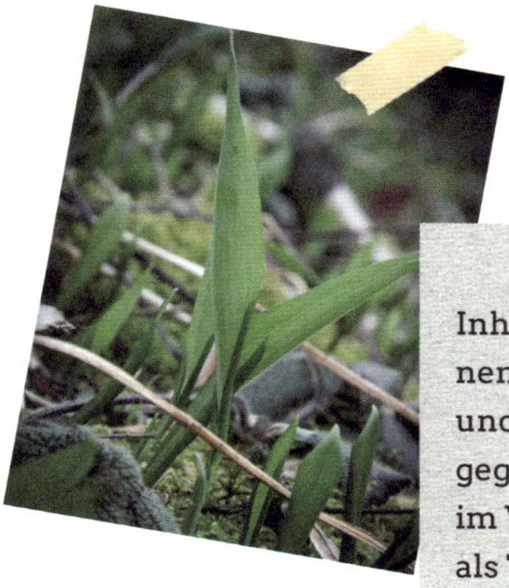

Mit seinen grundlegenden Inhaltsstoffen wie Bitterstoffe, Vitaminen, Mineralien, Schleimstoffen, Inulin und Flavonoiden wirkt er innerlich gegen Appetitlosigkeit, Beschwerden im Verdauungsapparat und generell als Tonikum.

BÄRLAUCH ist eine mehrjährige Pflanze und gedeiht von März bis Juni in schattigen und feuchten Gebieten wie etwa in Laubwäldern oder Auen sowie an Bachufern.

Die länglich-spitzen Blätter erreichen eine Länge von bis zu 25 Zentimetern. Die Blattoberseite glänzt und ist von dunklerem Grün als die matte Unterseite. Ein weiteres eindeutiges Erkennungsmerkmal ist, dass die grundständigen Laubblätter auf einem fünf bis 20 Millimeter langen Stiel sitzen.

BÄRLAUCH liefert viel Vitamin C, zudem enthält er die Mineralstoffe Kalium, Kalzium und Eisen. Diese tragen zum Charakter des ***BÄRLAUCHS*** als einer der ersten Kraft- und Vitalitätsspender nach dem Winter bei. So ist der Bärlauch auch zu seinem Namen gekommen *(Ursus = Bär)*. Durch das zeitlich perfekt abgestimmte und in großer Fülle vorhandene Kraut, kommt der Bär nach dem Winterschlaf schnell wieder zu Bärenkräften.

Der typische Geschmack und Geruch kommt durch das enthaltene ätherische Öl mit seinen flüchtigen Schwefelverbindungen zustande, was eine weitere eindeutige Bestimmung zulässt: Nur die Blätter des ***BÄRLAUCHS*** riechen und schmecken deutlich nach Knoblauch.

Die Blütenstände sind halbkugelig und haben viele weiße sternförmige Einzelblüten. Zwei bis drei Monate nach dem Austrieb vergilben die Blätter und verströmen dabei den typischen Knoblauchgeruch. Innerhalb dieser Zeit werden die Samen gebildet und der ***BÄRLAUCH*** verschwindet danach für den Rest des Jahres komplett von der Oberfläche. Erst im nächsten Frühling treibt er wieder aus der Zwiebel aus oder hat sich nach einer zweijährigen Keimzeit durch Samen vermehrt.

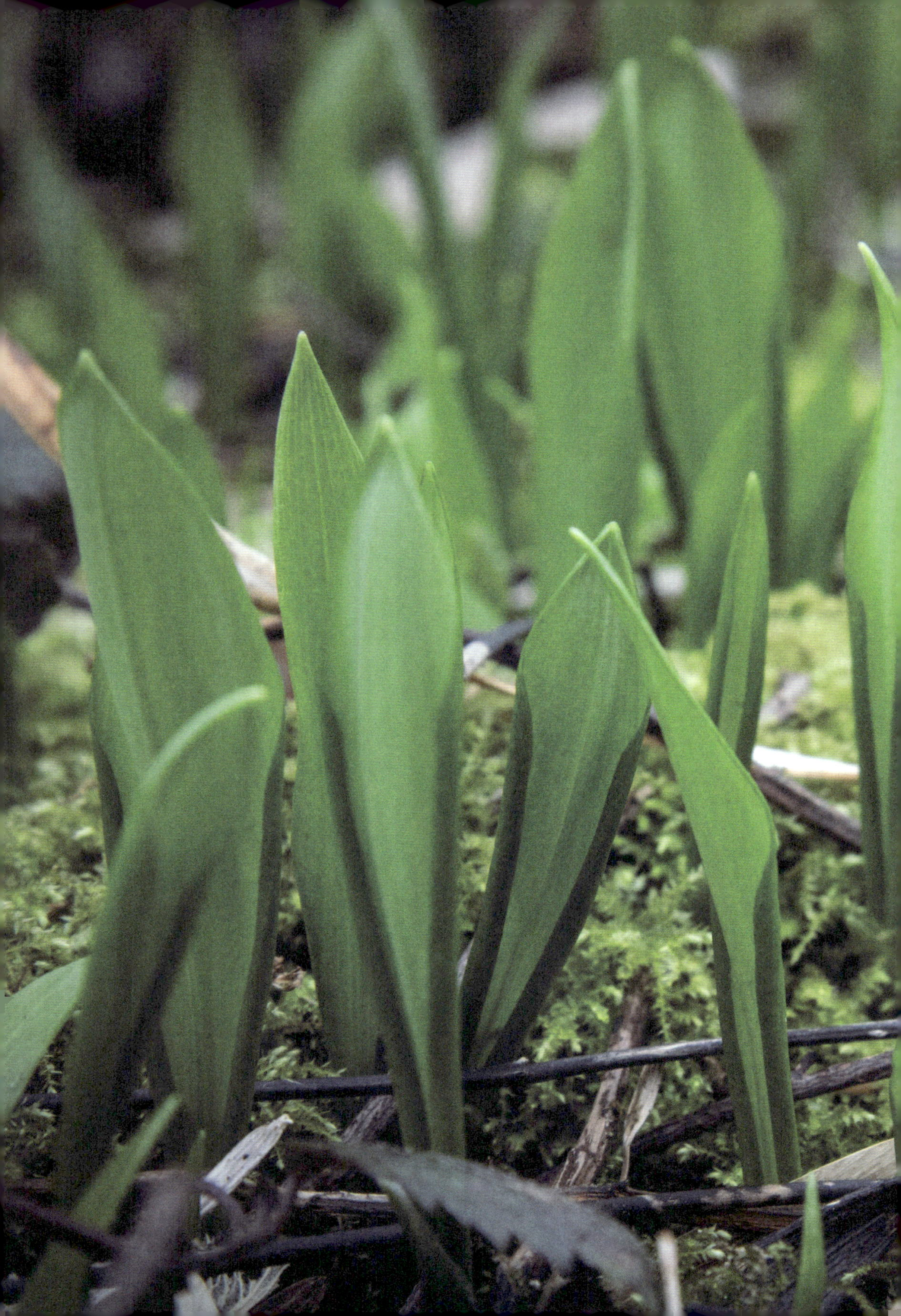

AUS OLIVERS KRÄUTERNOTIZBUCH

» Der Bärlauch ist eine altbekannte und beliebte Gemüse-, Gewürz- und Heilpflanze. Die gesamte Pflanze ist essbar, wobei vorwiegend die Blätter genutzt werden. Aber auch Zwiebel, Knospe und Blüten sind sehr bekömmlich. Durch Hitzeeinwirkung werden die schwefelhaltigen Stoffe verändert, wodurch der Bärlauch seinen charakteristischen Geschmack einbüßt. Daher soll er roh weiterverarbeitet werden.

» So verfeinert der Bärlauch kalte Zubereitungen mit Topfen oder Frischkäse und passt gut in diverse Salate sowie in Kräuterbutter. Es gibt wohl kaum jemanden im Ländle, der sich nicht auf den ersten Kartoffelsalat mit frischem Bärlauch freut.

» Ebenso gehört eine Bärlauch-Cremesuppe zum saisonalen Fixpunkt. In der Neunkräutersuppe ist er ohnehin ein fester Bestandteil.

» Zur Konservierung der Blätter eignet sich besonders die Herstellung einer Paste. Nur mit einem qualitativ hochwertigen Öl, Salz und einer Prise Zucker verarbeitet, bleibt diese Paste gekühlt über den Winter haltbar.

» Getrocknet oder tiefgefroren leidet das Aroma ein wenig, es ist aber dennoch eine gängige Methode.

» Eine weitere Möglichkeit ist die milchsaure Fermentierung. Wer mit Sauerkraut oder anderem Gemüse mit der milchsauren Vergärung schon Erfahrung gesammelt hat, sollte es unbedingt einmal mit Bärlauch versuchen.

» Die Knospen können direkt als Gewürz in den Speisen wie Salat oder Rührei verwendet werden. Je nach Entwicklungsstadium der Knospe ist der Geschmack von intensiv scharf bis angenehm zart. Am feinsten und auch ein wenig süßlich ist das Aroma der Blüten.

» Die essbaren Blüten in ihrer sehr hübschen Sternform sind eine Freude für das Auge und den Gaumen.

» Ein Ziegen-Frischkäse mariniert mit Olivenöl, Pfeffer aus der Mühle und einigen Bärlauch-Blüten, dazu noch eine Scheibe Schwarzbrot, ist ein herrlicher Znüner (morgentliche Jause).

» Die Knospen können zudem wie Kapern eingelegt und somit konserviert werden.

» Auch die Zwiebeln schmecken herrlich und werden wie Knoblauch verwendet. In Gebieten mit geringem Bärlauchvorkommen soll auf das Ernten der Zwiebeln völlig verzichtet werden, um ihn nicht in seinem Bestand zu gefährden.

» **Lieber Oliver,** um in einem gemeinsamen Kurs auf Verwechslungsgefahren bei der Bärlauchernte hinzuweisen, sammelten wir Blätter von Maiglöckchen, Aronstab und Herbstzeitloser. Da erreichte mich folgender Gedanke, auf den ich gerne hinweise, wenn eine Nachbarin auf mich zukommt, um zu erfahren, ob es sich bei der mitgebrachten Pflanze, gleich ob Bärlauch oder ein anderes Kraut, auch tatsächlich um das gesuchte Gewächs handelt.

» EINE ALTE ÜBERLIEFERUNG SAGT, NICHT WIR SUCHEN DIE PFLANZEN, DIE WIR VERMEINTLICH ZUR BEHANDLUNG DES EINEN ODER ANDEREN SYMPTOMS BENÖTIGEN, SONDERN **DAS HEILKRAUT FOLGT UNS.** FINDET UNS. «

Zieht unsere Wahrnehmung auf sich. Wächst scheinbar zufällig in unserem Garten, drängt sich plötzlich in unsere Gedanken, weckt unser Interesse oder begegnet uns vermehrt auf Spaziergängen.

Mit Freude stehe ich zur Seite bei der Beantwortung der Fragen bezüglich der sekundären Pflanzenstoffe und deren Anwendungsgebiete und Dosierung. Taucht allerdings die Frage nach dem Warum der Begegnung mit dieser Pflanze auf, weise ich stets darauf hin, sich intensiv ganzheitlich mit der Pflanze auseinanderzusetzen. Ich rate Pflanzenanfängern, sämtliches Material, das zur Verfügung steht, hinzuzuziehen. Die Inhaltsstoffe und deren Bedeutung zu untersuchen, Botanik und Signatur des Krautes zu studieren. Den Wachstumsort zu erforschen und nachzuschauen, welche weiteren Pflanzen, Bäume und Sträucher sich dort zu der Gefundenen gesellen. Manchmal vertieft sich das Interesse des Neugierigen, die Pflanze während eines gesamten Jahresverlaufs zu beobachten. Und dann rate ich zum Schließen aller Bücher und zum Öffnen eines Notizbuches. Kennt man die inneren und äußeren Charakterzüge eines Heilkrauts, dürfen nun eigene Bilder entstehen. Über diese beantworten sich im ganz persönlichen Wachstumsrhythmus sämtliche Fragen, die sich bezüglich der Begegnung mit der Unbekannten dem Menschen stellen.

Manches Mal stolpert man dann doch bei der Suche nach einer Pflanze, wie etwa dem Bärlauch, über das als toxisch deklarierte Pendant. Eine gefährliche Begegnung! Denn ist man über die Dosierung bei der Anwendung unserer heimischen Giftpflanzen nicht im Bilde, können bei Einnahme ein Flug durch äußerst unangenehme Nebenwirkungen oder gar die Reise in die Ewigkeit die Folge sein. Ist man sich über den falschen Fund bewusst, gebe ich den Tipp, die Pflanze nicht sofort zu entsorgen, sondern sich auch hier mit deren körperlicher und seelischer Wirkung auseinanderzusetzen. Im Anschluss beantwortet sich über bestimmte Fragestellungen der Hintergrund des Fundes meist wie von Pflanzengeisterhand geleitet im richtigen Augenblick.

Im Notizbuch können diese Gedanken und entstandenen Bilder nun mit einem Datum versehen und notiert werden. Vielleicht möchte man auch Tageserlebnisse rund um den Fund niederschreiben. Eventuell möchte man auch den Grund anmerken, warum man sich gerade zu diesem Zeitpunkt zum Wuchsort der Pflanze begeben hat. Vielleicht möchte man ein Lebensteilziel oder einen Wunsch vermerken, die einen zum Fundzeitpunkt begleitet haben. Blättert man zu einem späteren Zeitpunkt oder im Folgejahr noch einmal zurück, wird man überrascht sein, welche Erkenntnisse man aus seinen Aufzeichnungen schlussfolgern wird.

Warum nicht den Beginn der hellen Jahreszeit, zu deren frühen Pflanzenwelt der Bärlauch zählt, als Startzeitpunkt für ein solches Jahrestagebuch nutzen? Er, der wie der Frühling selbst Körper und Seele mit Erneuerungskraft durchdringt und aufgrund dieser Eigenschaft für Willenskraft, Tatendrang und Entscheidungskraft steht. Er, der sich flächenhaft im Wald ausbreitet und mit dieser Stärke dem Menschen rät, sich nach dem Rückzug im Winter wieder ein Stück von sich selbst zurückzuerobern. Der Bär gilt als das Fruchtbarkeitssymbol der Germanen. Kroch der Bär aus seinem Winterlager hervor, brachte er das Frühjahr mit. Das karge Leben nach dem Winter wurde wieder zu Licht. Schlagen wir also die erste Seite des Buches unseres neuen Lebens und unsere Pflanzennotizen auf.

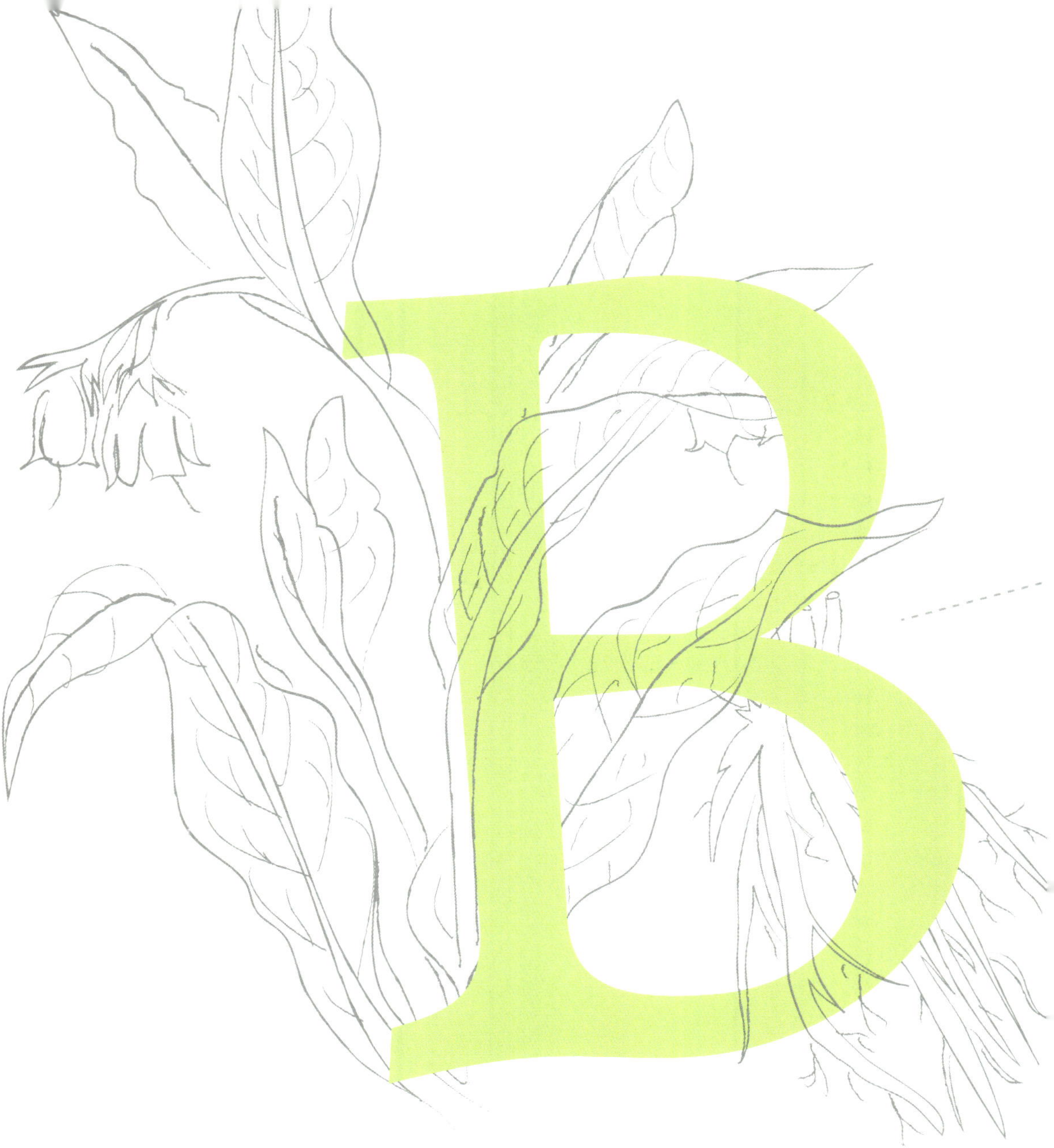

BEINWELL

Symphytum officinale

Die Nagestellen färben sich mit der Zeit bräunlich und sind ein typisches Merkmal des ***BEINWELLS***.

Der ***BEINWELL*** ist ein Angehöriger der Pflanzenfamilie der Raublattgewächse.

Er ist eine ausdauernde Pflanze und kann bis zu einem Meter in die Höhe wachsen. Die wechselständigen Laubblätter sind einfach. Die Grundblätter sind gestielt und die Stängelblätter sind sitzend bis am Stängel herablaufend. Es sind keine Nebenblätter vorhanden. Die Blätter sind besonders rau behaart oder sogar borstig.

Die dicke, spindelförmige Hauptwurzel des ***BEINWELLS*** hat viele kräftige Verzweigungen und wächst tief in den Boden hinein. Die Wurzel ist dunkelbraun bis schwarz, innen jedoch hellgelb bis weiß.

Zwischen Mai und September wachsen wunderschöne glockenförmige Blüten in kleinen Trauben, die violett, leicht rötlich, oder auch cremeweiß sein können. Der Nektar in den Blüten kann von Bienen nur schwer erreicht werden, weswegen der ***GEMEINE BEINWELL*** größtenteils von Hummeln bestäubt wird, die sich von unten an den Nektar annähern können. Hummeln können aber auch die Blüten am Ansatz annagen und so sich selbst und den Bienen den Weg zum Nektar in der Blüte freimachen, ohne sie dabei zu bestäuben.

Von den Ärzten im alten Griechenland stammt der Name *„Symphyton"* von symphyo = „ich wachse zusammen". Weitere gebräuchliche Namen waren *„Consolida"* oder *„Solidago"* (solido = „ich mache fest", „ich füge zusammen").

Der deutsche Name ***„BEINWELL"*** geht auf das altdeutsche Verb „wallen" zurück, das „zusammenwachsen" heißt und Pein (Bein) ist die altdeutsche Bezeichnung für Knochen. Nach Knochenbrüchen unterstützt ***BEINWELL*** an der Bruchstelle die Neubildung von Knochen (Kallusbildung). Die Wirksamkeit wird vor allem auf die Inhaltsstoffe Allantoin und Rosmarinsäure zurückgeführt.

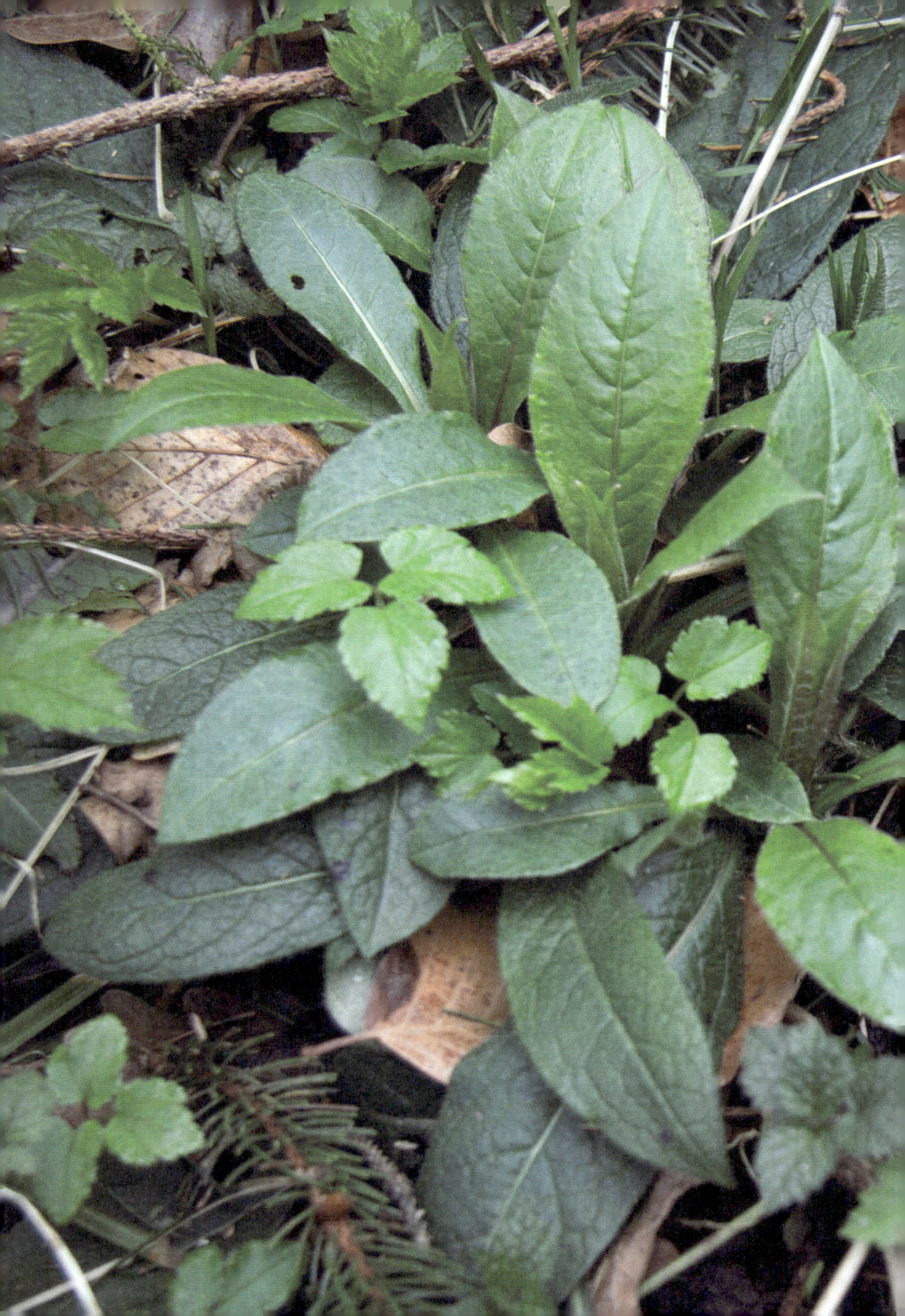

AUS OLIVERS KRÄUTERNOTIZBUCH

»Von einer innerlichen Anwendung, wie sie früher etwa bei Gastritis vorgenommen wurde, wird wegen des Gehalts an Pyrrolizidinalkaloiden von offizieller Stelle abgeraten. Beinwell enthält wechselnde Mengen von Pyrrolizidinalkaloiden, die in hoher Dosierung und als Einzelsubstanz eingenommen, leberschädigend und krebsauslösend wirken. Das gilt für den Konsum von Blättern und Wurzeln und den daraus hergestellten Produkten wie beispielsweise Tees. Wer auf der ganz sicheren Seite sein will, kann auf gezüchtete Formen zurückgreifen, die diesen Inhaltsstoff nicht bilden. In der freien Natur ist diese Form aber nicht zu finden.

» Vor allem unter Vegetariern sind die Blätter des Beinwells sehr beliebt, da sie einen sehr hohen Proteinanteil aufweisen. Diese Proteine sind biologisch derart hochwertig, dass ihr Nährwert mit tierischem Eiweiß verglichen werden kann.

» Die Blätter lassen sich wie Spinat verarbeiten und können roh im Salat oder in Bierteig getaucht und ausgebacken als feine Delikatesse zubereitet werden.

» Das Alleinstellungsmerkmal von Beinwell ist, wie schon beschrieben, die Fähigkeit, Knochen wieder zusammenwachsen zu lassen. Dazu stellt man einen Ölauszug her, den man direkt verwendet oder zu einer Salbe weiter veredelt. Berühmt und beliebt ist die Beinwellsalbe unter Sportlern und mit Händen hart arbeitenden Menschen.

» Als Soforthilfe kann auch aus der Wurzel ein Brei hergestellt werden, den man auf die betroffene Stelle bei Quetschungen, Blutergüssen, Venenleiden, Schleimbeutelleiden, Verstauchungen oder Rheuma auflegt.

DIE GEPUTZTE WURZEL MIT EINER FEINEN REIBE RASPELN UND MIT ETWAS WASSER ZU EINEM BREI VERRÜHREN, DER DURCH DEN HOHEN ANTEIL AN SCHLEIMSTOFFEN SEHR BREIIG WIRD. WER DIE WIRKUNG NOCH VERSTÄRKEN WILL, SPRICHT DAZU FOLGENDEN HEILSPRUCH: „BÊN ZI BÊNA, BLUOT ZI BLUODA, LID ZI GELIDEN, SÔSE GELIMIDA SIN!" AUF HOCHDEUTSCH: „BEIN ZU BEIN, BLUT ZU BLUT, GLIED ZU GLIED, ALS OB SIE GELEIMT SEIEN".

>> **Lieber Oliver,** jetzt wird es düster. Du hast mich gebeten, etwas über den Beinwell zu erzählen. Nicht über seine Heilsamkeit möchte ich für heute sprechen. Nicht über die Kunst der Wallwurz, Knochen zu wallen, also nach einem Bruch wieder zusammenzufügen. Nicht über seine Wohltat nach Zerrungen und Stauchungen, bei Verspannungen und Verhärtungen. Und doch steht dies alles in Zusammenhang mit der Geschichte, von der ich Dir berichten möchte.

Kennst Du die sogenannten Heldenpflanzen, lieber Oliver? Von Beinwell, der die Gebeine wieder well macht, liest man in historischen Büchern, die über mythologische Schlachten berichten. Kaum eine Heldensage aus unseren Breitengraden, in der nicht ein Soldat oder tapferer Krieger nach Behandlung mit dieser Heilpflanze weiterkämpfen oder seine Truppe zum Sieg gebracht hat. Nicht jeder Krieger überlebte, manch einer wurde hinterrücks ermordet, ein anderer Unbekannter fiel ehrenhaft und wurde anonym beerdigt, ein weiterer vielleicht vermisst.

>> IRGENDWANN ZU FRÜHERER ZEIT FIEL AUF, DASS AUF DEREN GRÄBERN DIE VOLLWURZ, **DER BEINWELL,** *SICH IN UNVERHÄLTNISMÄSSIG GROSSER MENGE VERBREITETE. <<*

Die Heiligsprechung der Heilpflanze lag nahe. War sie doch eine Medizin der Schlachtfelder, meist die letzte Rettung stark Verletzter. Sie schien die Toten bis zu ihrer letzten Stätte zu begleiten, sie dort zu schützen, auf dass sie in der anderen Welt, in die sie nun hinübergeschritten waren, siegreich weiterkämpfen konnten. Fortan erkannte man die auf Soldatengräbern wachsenden Beinwellwurzeln als besonders heilkräftig an.

Kaum jemand wagte es, sie mit bloßen Händen auszugraben. Stahlschwerter wurden zum Ausheben benutzt. Nur wenigen Auserwählten war es erlaubt, sie mit der rechten aktiven Hand zu pflücken. Zur Heldenpflanze wurde sie erhoben. Und mit ihr noch weitere: Auch Brennnessel, Taubnessel, Melde, Guter Heinrich und das Bilsenkraut, um nur einige wenige zu nennen, wuchsen dort, wo verstorbene Menschen begraben lagen, ungewöhnlich üppig. Ein äußerst trauriges Kapitel der Menschheit entfaltet sich mit dieser Geschichte.

Dennoch sollen Forscher nach dem Ersten Weltkrieg losgezogen sein, um diese Behauptung zu überprüfen. Und tatsächlich seien sie fündig geworden, selbst dort, wo kein Kreuz an den Gefallenen erinnerte. Fortan sprach man von Leitpflanzen der Soldatengräber. Und in so manches Volkslied gingen diese Heilkräuter zum Gedächtnis und zur Ehre der Gefallenen ein.

Aber wie kann dies sein? Folgen tatsächlich Pflanzengeister jenen, denen sie zu Lebzeiten keine Hilfe mehr bieten konnten, auf ihrem letzten Weg? Oder handelt es sich wiederum um einen Aberglauben, der der Basis einer biologisch-botanischen Gegebenheit entspringt? Tatsache ist, dass es sich bei den Heldenpflanzen um Kräuter handelt, die einer großen Menge an Stickstoff bedürfen, der in den Gräbern aufgrund des Zerfallsprozesses vermehrt lagert. So hat den Erzählungen nach der Beinwell schon oft zu Orten geführt, an denen ein Mord stattgefunden hatte.

Hast Du nun Gänsehaut, lieber Oliver, rau, wie die Blätter der Hasenwurz? Nun, hätte ich Dir diese Geschichte besser zum keltischen Samhain, zum christlichen Allerheiligen erzählt. Denn rund um diesen Tag beginnt die Grabezeit der Wurzeln. Schlussendlich, um diesen Brief zu einem schönen Ende zu führen, möchte ich noch anmerken, dass auch in dieser Erzählung der Beinwell den Lebenskreis zu schließen vermag. Er heilt selbst das, was nicht mehr zu dieser Welt gehört und begleitet es an jenen Ort schützend, wo es nun sein soll. Er wallt alles, was entzwei ist, wieder zusammen, rückt es in die ursprüngliche Ordnung: Gliedmaßen, Nerven, Muskeln und selbst gebrochene Herzen.

Und noch einen Ratschlag eines Apothekers des 18. Jahrhunderts möchte ich Dir nicht vorenthalten: Sollte eine junge Witwe oder ein, wie man früher sagte, gefallenes Mädchen zu heiraten wünschen, helfe ihr ein Bad in Beinwell zur Jungfräulichkeit zurück.

KLEINE BRENNNESSEL

Urtica urens

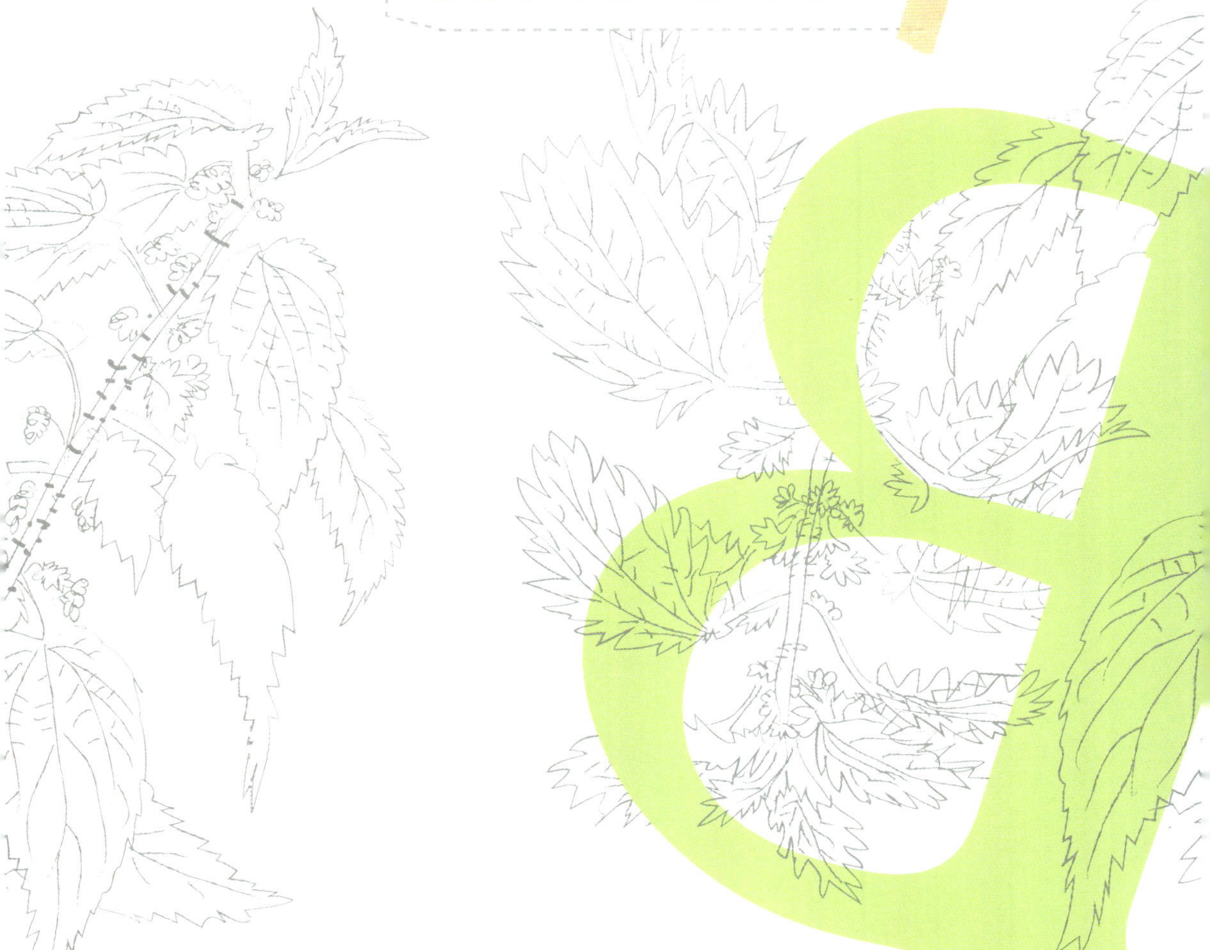

GROSSE BRENNNESSEL

Urtica dioica

Die Schreibweise der ***BRENNNESSEL*** gemäß der neuen Rechtschreibregeln zeigt mit ihren drei „N" in der Mitte des Namens bereits: Diese Pflanze kann etwas, und dies sehr nachhaltig.

Und der botanische Name der ***KLEINEN BRENNNESSEL***, der *Urtica urens*, verrät es ebenso: Urticare bedeutet auf Latein brennen. Es ist also ein doppeltes Brennen, das sie uns beschert. Wer ihr mit Achtsamkeit und Vorsicht begegnet, bleibt jedoch zumeist verschont von ihren Injektionskanülchen, die Stängel und Blätter überziehen, deren Spitze bei Berührung abbricht, sich in die Haut bohrt und ein brennendes Stoffgemisch aus Acetylcholin, Histamin, Serotonin und Ameisensäure injiziert. Dies löst bei den meisten Menschen eine Phytodermatitis, also eine durch die Pflanze ausgelöste Hautreaktion, aus und lässt die typischen brennenden und juckenden Quaddeln auftreten.

Freiwillig erleben dies nur die Mutigsten oder jene, denen die ***BRENNNESSEL*** Linderung ihrer rheumatischen Symptome schenkt.

Als Gichtrute, das heißt als Büschel gebunden und die betroffene Körperregion damit geschlagen, schenkt sie auch heute noch in mancher heilpraktischer Anwendung Linderung bei Rheuma oder Gicht.

Die **BRENNNESSEL** liebt einen feuchten, stickstoffhaltigen Boden. Mit ihrem leuchtend grünen Kleid, dessen Blätter länglich eiförmig und gesägt den vierkantigen, unverzweigten Stängel hinaufwachsen, gehört sie zum Bild der warmen Jahreszeit bis weit in den Herbst hinein.

Sie begleitet den Menschen mittlerweile bis zu seiner Haustür, dorthin, wo sie heilen möchte. Aber auch auf Ruderalflächen, an Steinbrüchen, auf Müllhalden lässt sie sich nieder. So kann man sagen, sie heilt dort, wo der Mensch Brachflächen oder Müll hinterlässt. Und dies tut sie mit ihren sekundären Pflanzenstoffen wie Gerbstoffe, Eisen, Kieselsäure, Flavonoide, Essigsäure, Kaffeesäure, Magnesium, Eisen, Kalium, Silicium, Natrium, Vitamin B, Phytohormone und Enzyme auch im Körper: Sie befreit von Überschüssigem, Unnützem und räumt Platz frei für Neues, Gesundes, Lichtes.

Sie regt den Stoffwechsel an, senkt den Blutdruck, wirkt harntreibend, blutbildend bei leichter Anämie, gewebeentwässernd, entzündungshemmend, stärkend und blutreinigend.

Sie gleicht bei Frauen den Östrogenhaushalt aus und wirkt beim Mann vorbeugend und unterstützend bezüglich Prostatavergrößerung. Ob sie nun gegen Haarausfall hilfreich ist, gilt als umstritten. Häufig wird der etwas längere Erhalt der noch verbleibenden Haare der gefäßverengenden Wirkung des Alkohols in der **BRENNNESSEL**tinktur bei regelmäßiger Anwendung zugeschrieben.

Diese omnipräsente Mitbewohnerin unserer Erde weiß nicht nur, wie sie uns als eine der größten pflanzlichen Heilerinnen in unserem Alltag unterstützen kann, sondern tut es uns auch gleich in ihrer Unterteilung in Frau und Mann. Ihr Name verrät es: *Dioica*, die Zweihäusige. Die weiblichen Pflanzen erkennt man an den Blütenrispen, die vom Stängel über die Blätter wie langes Haar einer Frau wallen. Die Samenrispen der männlichen Pflanze stehen sportlich, keck und fortpflanzungsfreudig in die Höhe.

Bemerkenswert, dass sich oft beide Pflanzen in Gruppen gegenüberstehen, wie einstmals Mädchen und Buben in der Tanzschule vor der Damen- oder Herrenwahl. Die Aufforderung zur Wahl der Partnerin gibt der Hochsommer. Wolken von männlichen **BRENNNESSEL**samen machen sich auf den Weg, um ihr weibliches Pendant zu finden.

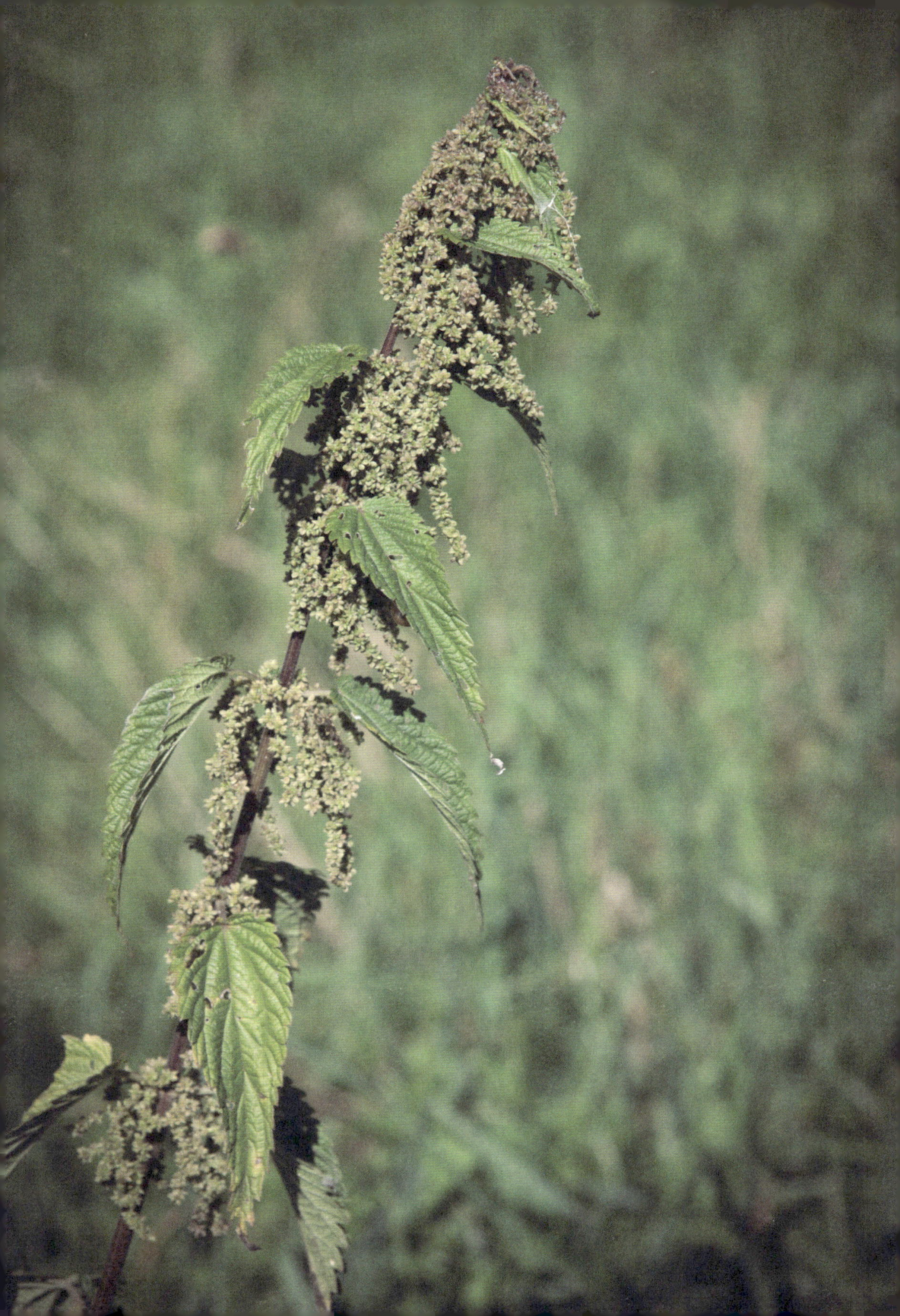

Aus Olivers Kräuternotizbuch

»D ie Brennnessel ist eine der vielseitigsten Pflanzen überhaupt. Sie ist ein genialer Rohstoff für Textilien – das Nesseltuch, kulinarisch ein schmackhaftes Wildkraut und für die Ernährung generell ein regionales, kostenloses Superfood.

» Derzeit in aller Munde, im wahrsten Sinn des Wortes, ist die Brennnessel als Smoothie. So kann sie alle ihre Inhaltsstoffe zu Verfügung stellen, ohne der Gefahr, sich die Lippen zu verbrennen. Für Smoothies gibt es unendlich viele Variationen, Rezepte bzw. Mischungen.

» Die frischen hellgrünen ersten drei Reihen inklusive Stängel im Frühling sind die saftigsten und besten. Haben Sie keine Angst davor, die Pflanze im Wachstum zu hemmen, ganz im Gegenteil, die Brennnessel bringt danach neue Seitentriebe hervor, die wiederum geerntet werden können.

» Eine weitere ,sehr leckere Verarbeitungsform ist Brennnessel-Spinat. Pur oder mit anderen Wildkräutern gemischt wie z. B. Guter Heinrich, Spitzwegerich, Käsepappel. Um möglichst viele der Pflanzen-Inhaltsstoffe zu erhalten, ist eine schonende Behandlung bei der Zubereitung von Vorteil.

Am besten die Blätter nur einige Minuten dämpfen und dann mit etwas Butter, frischem Knoblauch und einer Prise Salz kurz anschwitzen.

» Mit etwas Käse oder Topfen vermischt hat man blitzschnell eine hochwertige Füllung für Ravioli oder Maultaschen.

» Als Rohkost für Salate, Kräutertopfen oder Kräuterbutter eignen sich ebenfalls die jungen saftigen Blätter.

Um unangenehmes Brennen beim Verzehr zu verhindern, einfach die Blätter auf dem Küchentisch ausbreiten, Geschirrtuch darüberlegen und dann mit einem Nudelholz ein paar Mal überrollen. Nach dieser Prozedur sollten alle Injektionskanülchen entschärft sein und der Genuss bleibt schmerzfrei.

» Ein richtiger Klassiker ist inzwischen die Brennnesselcremesuppe.

» Generell ist Brennnessel eine Aufwertung für Suppengrün. Neben Petersilie, Liebstöckel und Giersch bringt die Brennnessel auch noch ihre geballte Ladung an Mineralien mit in die Suppe. Hierfür können auch schon etwas ältere, dunkelgrüne Blätter verwendet werden.

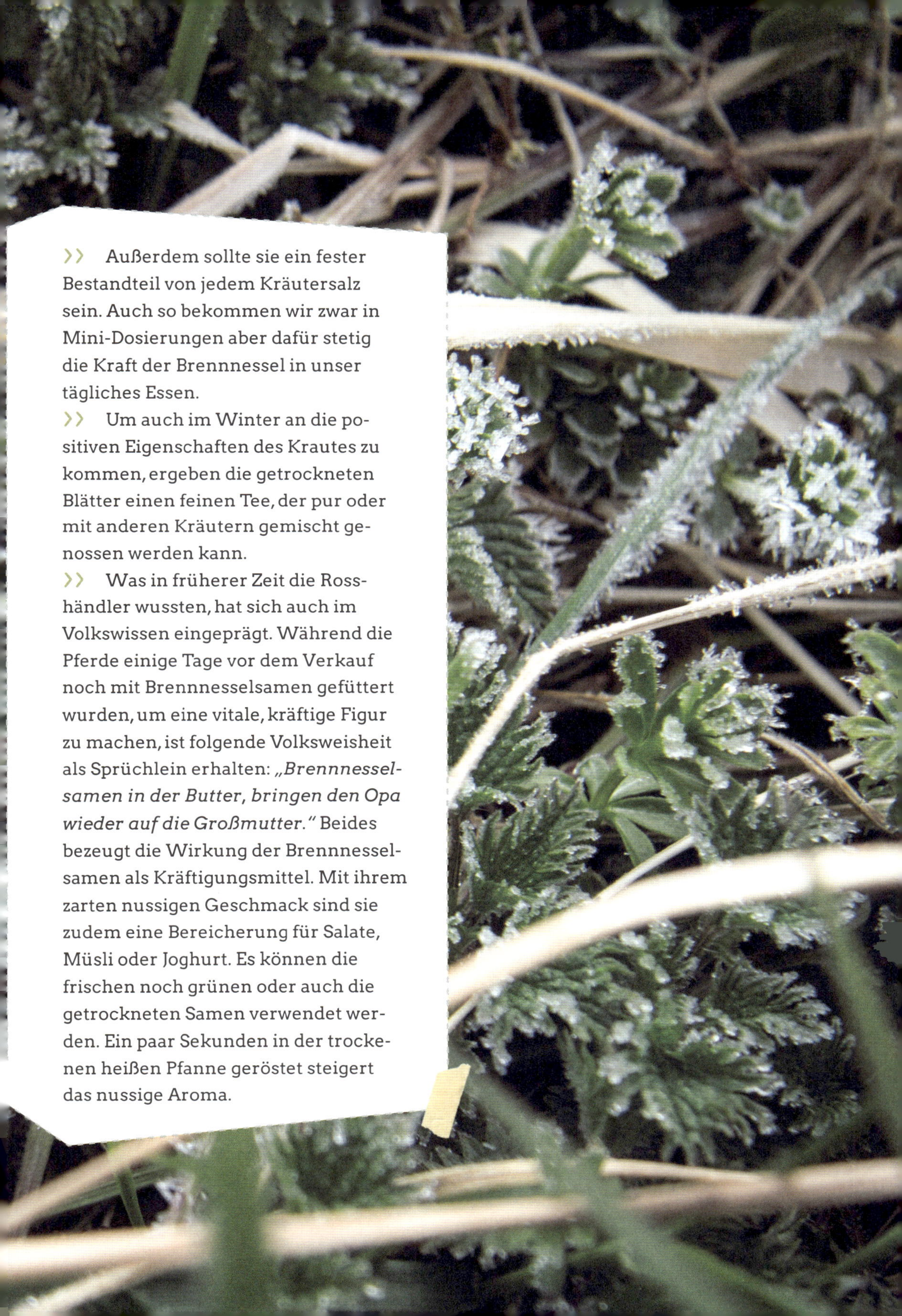

» Außerdem sollte sie ein fester Bestandteil von jedem Kräutersalz sein. Auch so bekommen wir zwar in Mini-Dosierungen aber dafür stetig die Kraft der Brennnessel in unser tägliches Essen.

» Um auch im Winter an die positiven Eigenschaften des Krautes zu kommen, ergeben die getrockneten Blätter einen feinen Tee, der pur oder mit anderen Kräutern gemischt genossen werden kann.

» Was in früherer Zeit die Rosshändler wussten, hat sich auch im Volkswissen eingeprägt. Während die Pferde einige Tage vor dem Verkauf noch mit Brennnesselsamen gefüttert wurden, um eine vitale, kräftige Figur zu machen, ist folgende Volksweisheit als Sprüchlein erhalten: *„Brennnesselsamen in der Butter, bringen den Opa wieder auf die Großmutter.“* Beides bezeugt die Wirkung der Brennnesselsamen als Kräftigungsmittel. Mit ihrem zarten nussigen Geschmack sind sie zudem eine Bereicherung für Salate, Müsli oder Joghurt. Es können die frischen noch grünen oder auch die getrockneten Samen verwendet werden. Ein paar Sekunden in der trockenen heißen Pfanne geröstet steigert das nussige Aroma.

>> Lieber Oliver, *„in der Brennnessel wohnen die Geister"*, munkelt man hier im Oberschwabenländle. Weist diese Ehrfurcht gegenüber dieses äußerst wehrhaften Gewächses nicht auf ihre Persönlichkeit als eine der größten Heilerinnen unserer einheimischen Pflanzenwelt hin?

Ich kann bestätigen, dass so allerhand Gespenstisches der Brennnessel innewohnt und nenne es Lebensgeister. Einst lehrte ein weiser Kräuterpfarrer, die Brennnessel sei derart heilsam, dass man sie bereits ausgerottet hätte, wären nur ihre Brennhaare nicht.

Zwei weitere Redewendungen aus unserer Pflanzenheilkunde kommen mir in Bezug auf die Brennnessel in den Sinn. Ob unsere Vorfahren bereits den Ausspruch *„Gleiches mit Gleichem heilen"* kannten, als die Germanen den Unholden ihrer Dörfer mit Brennnesselpeitschen Untugenden austrieben?

Eine andere, glücklicherweise widerlegte Annahme lautet: *„Viel hilft viel"*. Und dies erfuhr ich auf einer Wanderung auf der Schwäbischen Alb am eigenen Leibe. Einige Wochen zuvor zog ich mir einen Tennisarm zu. Wohl eher einen Apfelbaumarm. Denn nichts linderte vollständig die im Alltag sehr hinderlichen Beschwerden in meinem rechten Arm nach dem Schnitt unseres Gartenbaumes. Da mich die Schmerzintensität an rheumatische Erkrankungen erinnerte, die man in früheren Zeiten und auch heute noch in heilpraktischen Anwendungsverfahren durch Beschlagen der betroffenen Körperstelle mit Brennnesselbüscheln in

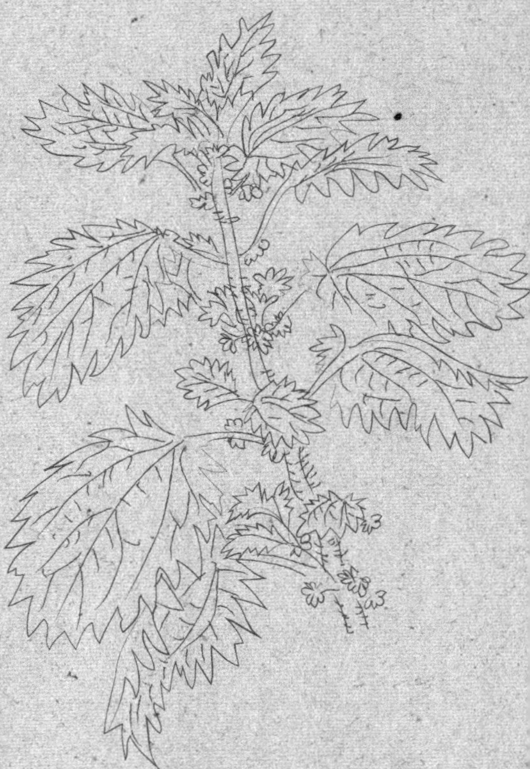

der Heilung unterstützt, wurde ich bei meiner Wanderung am Wegesrand auf die Pflanze aufmerksam. Ich pflückte ein Sträußchen und pinselte meinen Arm damit ab. Das bekannte Brennen erfolgte auf der Stelle, aber die Schmerzen waren für eine Weile kaum mehr spürbar, um eine Stunde später wieder zurückzukehren. Nun wurde ich mutiger und pflückte kein Sträußchen mehr, sondern einen großen Strauß und rieb meinen Arm vollständig mit der Nessel ein. Mein Arm wurde feuerrot und war überzogen von etlichen Quaddeln. Der Schmerz meines Apfelbaumarms war allerdings die nächsten zwei Tage nicht mehr spürbar. Er wurde nun überlagert von einem dauerhaften Brennen kaum gekannter Intensität, das sich beim Versuch des Abwaschens der Nesselhaare oder beim Auflegen auf den Schreibtisch noch verstärkte. So wurde mein Arm in jene Schonung gezwungen, die ich vor der Behandlung nicht einhalten wollte. Und je mehr das Brennen nachließ, desto flüchtiger wurde auch der Schmerz meines Apfelbaumarmes, bis beides zeitgleich komplett verschwunden war. Ich rate allerdings nicht zur Nachahmung. So wurde ich von der Pflanze darauf hingewiesen, Schonung einzuhalten. Ich wurde mit dem Hier und Jetzt konfrontiert.

» WOHL AUCH DESHALB GILT **DIE BRENNNESSEL** SEIT JEHER ALS PFLANZE DER WIEDERGEBURT. «

Sie zeigte mir auf, wie die Dinge sich aktuell verhalten und brachte mich ins Handeln. Und dies ist auch eine der vielseitigen Aufgaben der Brennnessel. Besonders zeigt sie sich, wenn sie den Spaziergänger aus tiefen Gedanken oder Gesprächen weckt, indem er aus Versehen mit der Hand oder dem Fuß die Nesselhärchen in Form kleiner, mit einem Gemisch aus Ameisensäure, Histamin und Acetylcholin gefüllten Injektionskanülen streift. Die Kleine Brennnessel übrigens in wesentlich lauterer Weise als ihre große Schwester. Der Name ***URTICA URENS***, abgeleitet vom lateinischen urere, brennen, weist bereits darauf hin, dass die kleinere der beiden doppelt brennt. Die Kanülen brechen bei Berührung auf und schießen wie winzige Nadeln in die Hautoberfläche. Sofort erwacht der Spaziergänger durch den Schreck ins Hier und Jetzt und versinkt während der Zeit des Brennens auch nicht mehr in trübes Gedankenkreisen. So bleibt ihm nun die Zeit, zu vergessen, sich neu auszurichten und wieder in die Gegenwart zu bringen.

» DIE BRENNNESSEL MÖCHTE HEILEN. «

Sie zieht die Wahrnehmung dessen, dem sie auf schmerzhafte Weise begegnet, unwillkürlich in die Gegenwart und erdet. Hast du, lieber Oliver, schon einmal nachgespürt, welchen Gedanken du gerade folgtest, bevor Dich die Brennnessel weckte? Es lohnt sich, hier einmal nachzuschauen. Du wirst überrascht sein. Und ebenso wirst du staunen, wenn Du einmal beobachtest, wie oft Du gerade störenden Gedanken folgst oder in eine nicht konstruktive Diskussion vertieft bist, während Du an einer Brennnessel vorbeiziehst. Es ist wirklich erstaunlich!

Ihre Aufgabe ist das Umwandeln von Unbrauchbarem in Brauchbares. So folgt sie uns bis zur Haustüre und lässt sich gerade dort nieder, wo der Mensch zuvor Unrat hinterlassen hat, wo etwas zerstört wurde, brachliegt oder baufällig ist. Wie kaum ein anderes Kraut heilt sie den Boden, indem sie ein Zuviel an Stickstoff fruchtbar umwandelt.

Und wie sie mit ihren langen Pfahlwurzeln den Humus für die Folgeblüher zubereitet, so bereitet sie im Frühjahr als eine der ersten Pflanzen nach dem Winter den Menschen auf die aktive Jahreszeit vor, gibt Lebenskraft und Lebensfreude, aktiviert den Stoffwechsel, schickt ein Gähnen und Strecken durch die kältemüden Glieder und den ersten Frühlingsgeschmack auf die Zunge.

Die Liebe aktiviert sie übrigens auch: Erleichtert man sich am Freitag, dem Tag der Göttin Freya, Hüterin der Ehe und Gemeinschaft, über einer Brennnessel, spricht währenddessen den Namen des angebeteten Menschen aus und streut Salz auf die Hinterlassenschaft, zaubert man seinem Objekt der Begierde ewige Liebe an.

Zum Schluss möchte ich Dir noch eine Achtsamkeitsübung mit auf den Weg geben, lieber Oliver. So oft sehe ich Dich an den Brennnesseln Blätter und Samen für Deine Veredelungsküche mit Handschuhen sammeln. Um Fingerspitzengefühl zu entwickeln, darf man bei der Ernte ruhig einmal die Handschuhe abstreifen und versuchen, die Blätter so zu pflücken, dass Brennen vermieden wird. Dazu bedarf es einiges an Konzentration und Sanftheit. Während dieser Zeit ist es beinahe unmöglich, in Gedankenschleifen zu geraten.

DIE NEUNKRÄUTERSUPPE

Im Schwabenländle kommen traditionell am Gründonnerstag die Hergotts-b'scheißerle, die Selbergmachte, auf den Tisch. Es handelt sich hier nicht um ein blasphemisches Ritual, sondern um hausgemachte Maultaschen, ein herzhaftes schwäbisches Nudelgericht mit Brät- und Kräuterfüllung.

An den Zutaten für diese grandiose kulinarischer Erfindung mangelte es unseren Vorfahren zu vorchristlicher Zeit. Überhaupt kann man die Winter der einfachen Kelten und Germanen als entbehrungsreich beschreiben. Hungersnöte plagten das Land, die Vorratsspeicher hielten zumeist nur selten bis zur erneuten Ernte. Nährstoffmangel und die damit verbundenen Erkrankungen bis hin zu Todesfällen zählten zum Alltag. So begingen die Menschen um den 20. März, der Frühlingstagundnachtgleiche, ein Freudenfest zur Begrüßung der zurückgekehrten Sonne. Nach der grauen Winterzeit spross Kraut um Kraut aus der noch winterkargen Erde. Die Frühlingsgöttin zeigte Erbarmen und schenkte Vitamine, Mineralien und Vitalstoffe, enthalten in den einschießenden Säften des ersten Grüns. Vielleicht gilt gerade aus diesem Grund die Farbe Grün als Symbol der Lebenskraft der Natur, der Hoffnung, des Wohlbefindens, der Willenskraft und als Synonym für den ewigen Kreislauf der Natur. Mit der Farbe Grün assoziieren die meisten Menschen sauer und gesund, frisch, aber auch bitter und unreif. Die Erfahrung zeigte damals, dass Überleben nur durch Grünkraft aus dem Erdboden gewährleistet ist. Und so begann man zu sammeln, was vor der Haustür wuchs.

Entsprechend uralter Zahlenmystik wählte man drei mal drei Kräuter aus: Jeweils drei wurden für ein bestimmtes körperliches Anliegen verarbeitet. Mit diesen bereitete man mit wenig Zutaten ein einfaches gesundes Mahl zu: die *Neunkräutersuppe*. Vermutlich fehlten die Zutaten Butter und Salz, Pfeffer und Muskat damals in den allermeisten Suppentöpfen. Jedoch freute man sich über jeden Schluck Gesundheit, den man Löffel für Löffel achtsam zu sich nahm und der einen stärkte für das kommende Jahr.

Nach der Christianisierung wurde diese Tradition übernommen. Die Suppe serviert man am Gründonnerstag vor dem ersten Vollmond nach der Frühlingstagundnachtgleiche, als Ostern bezeichnet. Manche Gesundheitsbewusste nehmen sie auch über die gesamte Frühlingszeit einmal pro Woche oder gar täglich zu sich. Das verwendete Wildgemüse ist von Region zu Region unterschiedlich. Gesammelt wird, was einem an Heilkräutern begegnet. Zumeist sind die Basiskräuter regional einheitlich, das sie beinahe überall zu finden sind und zu diesem Zeitpunkt wachsen: Brennnessel, Vogelmiere, Gänseblümchen, Giersch, Löwenzahnblätter, Wegerich, Taubnessel, Sauerampfer, Gundelrebe, Brunnenkresse und Scharbockskraut sind nur einige Vorschläge.

Die Suppe wirkt vitalisierend bei Frühjahrsmüdigkeit und entgiftend, spendet neue Lebenskraft und macht fröhlich. Vermutlich sitzt die Erinnerung an dieses uralte Rezept in unserer Seele.

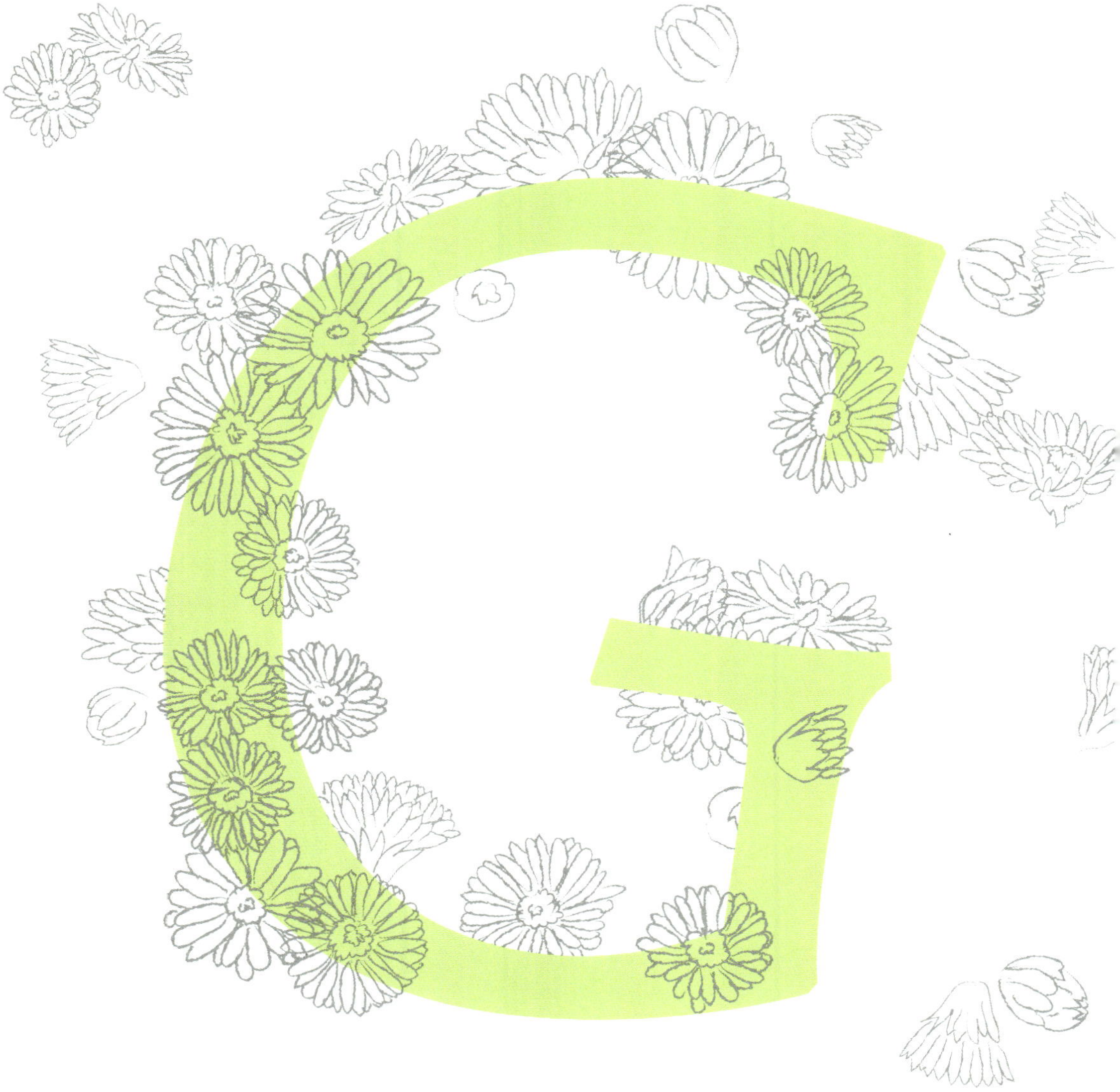

GÄNSEBLÜMCHEN

Bellis perennis

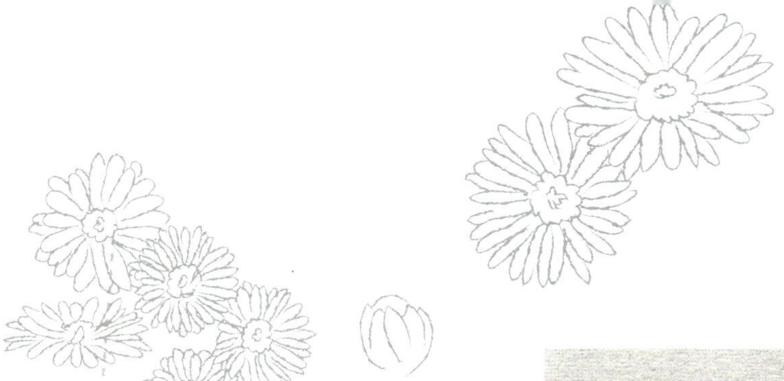

Vermutlich existiert kaum eine weitere Pflanze, die sich an solch unterschiedlichen Orten wohlfühlt, wie das *Tausendschön*. Seine Genügsamkeit bezüglich der Bodenbeschaffenheit und Umgebung macht den gelb-weißen Korbblütler zu einem ständigen Begleiter vom frühen Frühjahr bis oft in den tiefen November hinein. Sein botanischer Name *Bellis perennis*, die ganzjährige Schönheit, erzählt davon.

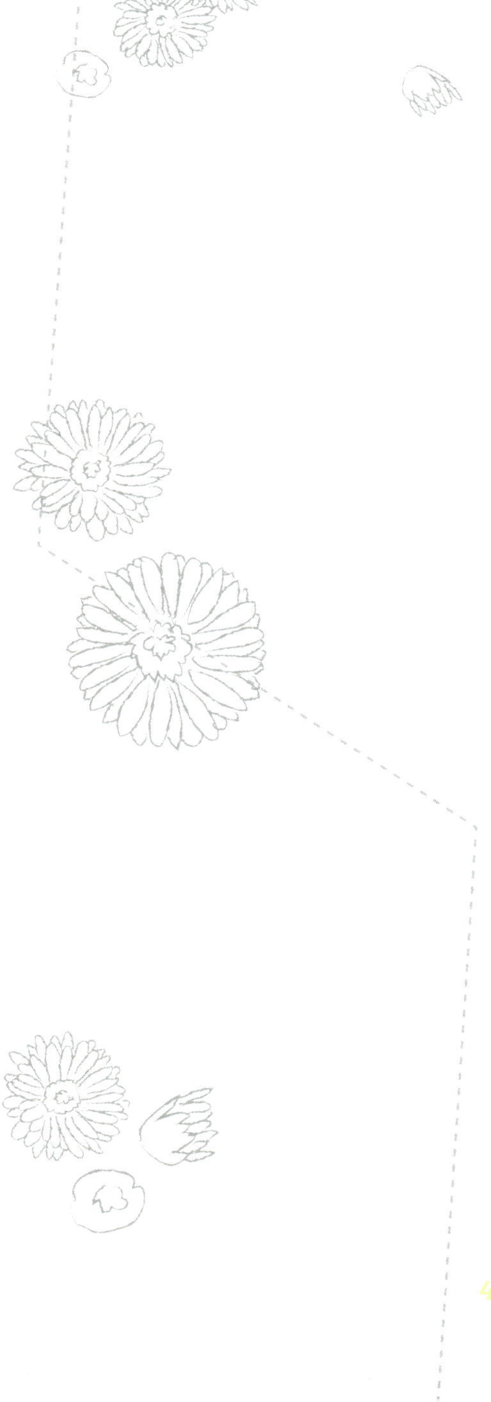

Auf ebenso vielfältige Weise wissen sie sich zu verbreiten. Wind, Niederschlag, Tier und Mensch helfen den Samen, neue Zuhause zu finden. Der Duft der Gänseliese ist lediglich für sensible Nasen wahrnehmbar. Ihr nussiger Geschmack allerdings macht sie zu einer Spezialität in der Kräuterveredelungsküche.

Mit seinen Inhaltsstoffen wie Saponine, Bitterstoffe, Gerbstoffe, ätherische Öle, Flavonoide, Schleimstoffe und Inulin wirkt das ***GÄNSEBLÜMCHEN*** unter vielen anderen wohltätigen Wirkungen blutreinigend, krampflösend, wundheilend und leicht harntreibend.

Als *„Arnika der Gebärmutter"* unterstützt es in der Frauenheilkunde.

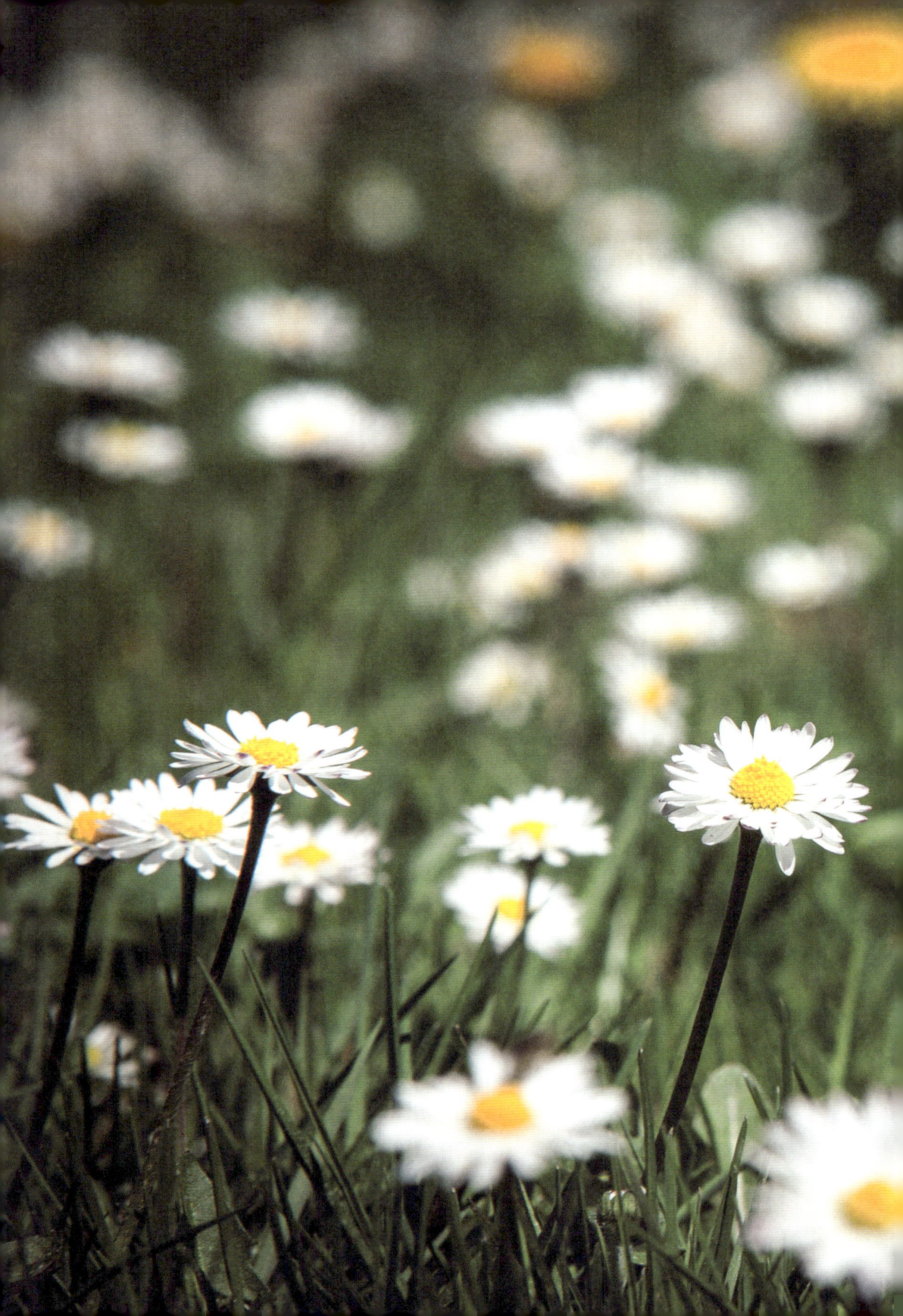

AUS OLIVERS KRÄUTERNOTIZBUCH

» Das kann nicht sein, dass das Gänseblümchen zu denjenigen Wildkräutern gehört, die kaum Beachtung finden. Es sollte kein Geheimtipp unter Wildkräuterliebhabern bleiben, die das zarte Pflänzlein, besonders die Blüten schätzen. Das Gänseblümchen kann beinahe ganzjährig geerntet werden und ist auf noch so kleinen Grünflächen und sogar mitten in Städten zu finden.

» Es lassen sich sowohl die Blätter als auch die geschlossenen Blütenknospen und auch die geöffneten Blütenknöpfchen verwerten. Die Verwendung in der Küche ist sehr vielseitig.

» Alle Teile werden roh verarbeitet, was auch den Vorteil hat, dass das reichlich enthaltene Vitamin C nicht zerstört wird.

» Die Knospen werden besonders jenen, die es gerne pikant mögen als Kapern eine Freude bereiten.

» Die Blüten veredeln jeden Salat, Saucen und Suppen, oder man gibt sie einfach auf das Butterbrot.

» Auch Kräutertopfen und Dips bereichert das Gänseblümchen mit ihren Blüten und Blättern. Während die Blüten eher nussig schmecken, sind die rundlichen Blätter leicht säuerlich.

» So lässt sich aus den Blättern und ein paar Blüten eine vorzügliche Paste herstellen. Zusammen mit Spitzwegerich, Löwenzahn und Gundelrebe zaubert man ein schmackhaftes und gesundes Wiesenpesto.

NEHMEN SIE FEINES OLIVENÖL, ETWAS PARMESAN, EINIGE TROCKEN GERÖSTETE SONNENBLUMENKERNE UND DAS WIESENPESTO. MIT NUDELN SERVIERT HABEN SIE EIN VOLLWERTIGES SOMMERGERICHT.

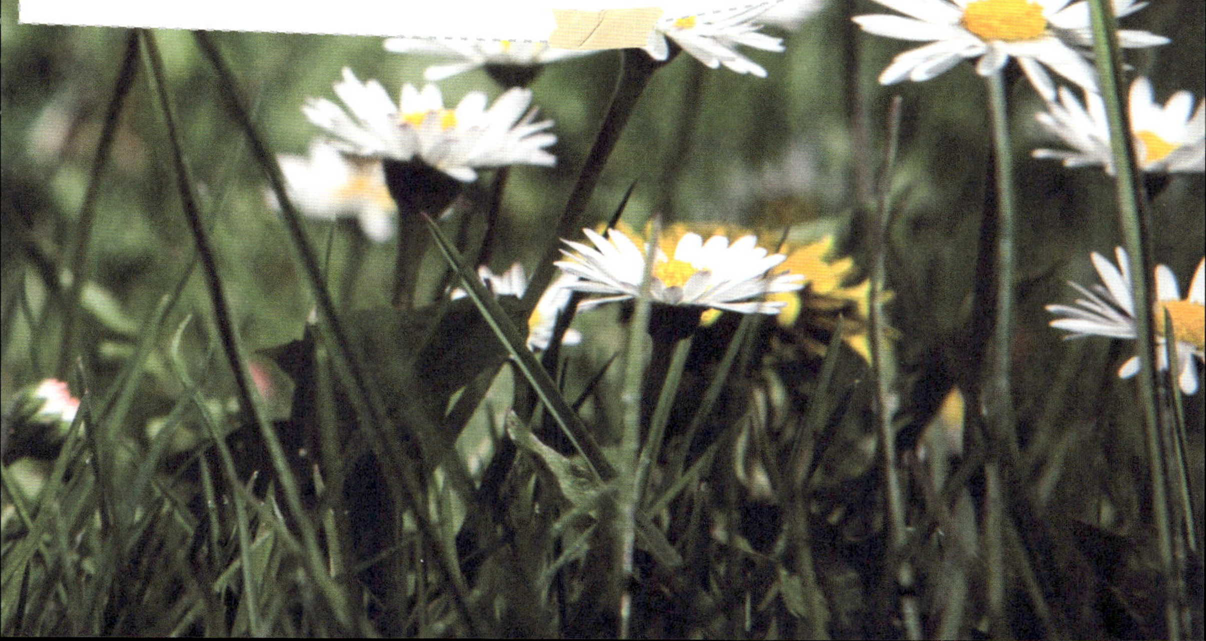

>> Lieber Oliver, wenn Du das nächste Mal ein gutes Glas Wein genießt, denke doch daran, im Anschluss ein Gänseblümchen anzuhauchen und zu beobachten, was passiert. Das Maßliebchen, das Tausendschön, mag nämlich keinen Alkoholatem. Es wird sich mit dem Blütenköpfchen von Dir abwenden. Vielleicht verhält die Gänseliese sich auf diese Weise, weil sie eine Kinderpflanze ist.

In der Heilkunde hilft sie bei seelische Traumaten unserer kleinen Mitmenschen. Aber auch Erwachsenen steht sie bei psychischen Erschütterungen, die aus der Kindheit rühren, zur Seite.

Analog zu den blauen Flecken, die so mancher Mensch auf seiner Seele trägt, unterstützt das Gänseblümchen im Heilungsprozess bei Hämatomen. Vielleicht streichelt es mit seiner Erinnerung an unser inneres Kind die Seele jedes Menschen, der sich mit ihm thematisch befasst und somit auch seine inneren Bilder betrachtet, die zu Melancholie, Angst oder Blockaden geführt haben. Beinahe all die Geschichten, die sich um das Gänseblümchen ranken, beschäftigen sich mit der Kindheit.

Während man landläufig sagt, das Frühjahr beginne, wenn sieben Gänseblümchen in einer Gruppe unter den eigenen Fuß passen und man drei davon essen solle, wohlbemerkt auf allen Vieren und direkt mit dem Mund gepflückt, um über das ganze Jahr die eigene Gesundheit zu erhalten, hörte ich hier im Ländle folgende Sage: Eine Frau aus einem oberschwäbischen Dorf war voller Angst, ihre Kinder könnten sie eines Tages verlassen. Sie wünschte sich, ihre Zöglinge sollten niemals erwachsen werden. So gab sie ihnen täglich Gänseblümchen zu essen. Zwar wurden die Kinder trotzdem flügge, blieben aber Zeit ihres Lebens kleinwüchsig und kindlich in ihrem Verhalten.

Auch in der Frauenheilkunde wird es als sogenannte kleine Arnika der Gebärmutter angewandt.

Und auch in keinem Kindertee sollte es fehlen, da es Kindertränen trocknet. So darf man sagen, das Gänseblümchen hilft, das innere Kind zu besuchen, das vom Alltag oftmals einfach niedergetreten wird. Das Maßliebchen, das Liebchen auf der Wiese, misst mit innerem Maß und richtet sich nach jeder Mahd wieder auf. Dies auf eine äußerst lebensintelligente Weise: Unter der Höhe der regelmäßigen Einstellung des Rasenmähers entfaltet es seine Blüten, um beim nächsten Mähen nicht wieder erwischt zu werden. Diesen Regenerationswillen zeigt es, wenn wir durch das Heilkraut unsere kindliche spielerische Freude wieder entdecken dürfen. Dem inneren Kind zu begegnen bedeutet nicht, einer gewissen Naivität Tür und Tor in unseren Alltag zu öffnen oder sich seinen Verpflichtungen und Verantwortungen zu entziehen, sondern sich wie eine liebende Mutter selbst an die Hand zu nehmen, die eigene Persönlichkeit zu akzeptieren, den inneren Kritiker abzustellen und, ganz wie ein Kind, unvoreingenommen auf die eigenen Lebenspläne zuzugehen.

» **DAS GÄNSEBLÜMCHEN** FÖRDERT UNS, EINEN MUT ZU ENTWICKELN, DER FREI IST VON AUFERLEGTEN GLAUBENSSÄTZEN. «

Der keinerlei Blockaden aus gesellschaftlichen Zwängen erlaubt. Der uns motiviert, einfach auszuprobieren und bei einem vermeintlichen Fehlschlag auf neue Weise nochmals von vorne zu beginnen. Es erinnert uns, Zeit für uns selbst zu finden, für Gedankenspiele, für Regeneration. Es treibt uns an, im Hier und Jetzt, im Heute, im Moment zu leben, Genussfähigkeit zu trainieren, uns das Gute und Leichte im Leben zu erlauben, uns einen Wert beizumessen, der uns erlaubt, uns selbst zu lieben. Es bewirkt in uns, Dinge zu unternehmen, die wir lieben, ohne Kritik, die eventuell von außen auf uns einwirkt, allzu großen Raum in unseren Vorlieben einnehmen zu lassen.

Daisy wird es im englischsprachigen Raum genannt. Das Auge des Tages. Unsere keltischen Vorfahren ehrten **BALDUR** als Licht- und Tagesgott, als Herr der Sonne und des Frühlings. So liegt es nahe, dass Daisy auch gerne mit Auge des Baldurs übersetzt wird. Nicht zuletzt ist Daisy eine Frühlingsbotin, die uns erinnert, dass nach jeder Dunkelheit, den Naturgesetzen entsprechend, auch wieder Licht folgt. Lieber Oliver, ist dieses kleine Pflänzchen also nicht eine Heilerin mit innerer Größe? Es trägt wohl eine äußerst große Botschaft in sich und lässt sich deshalb kaum aus den Gärten vertreiben. Noch nicht einmal von Knoblauch, dem es, wie kaum eine andere Pflanze, standhält.

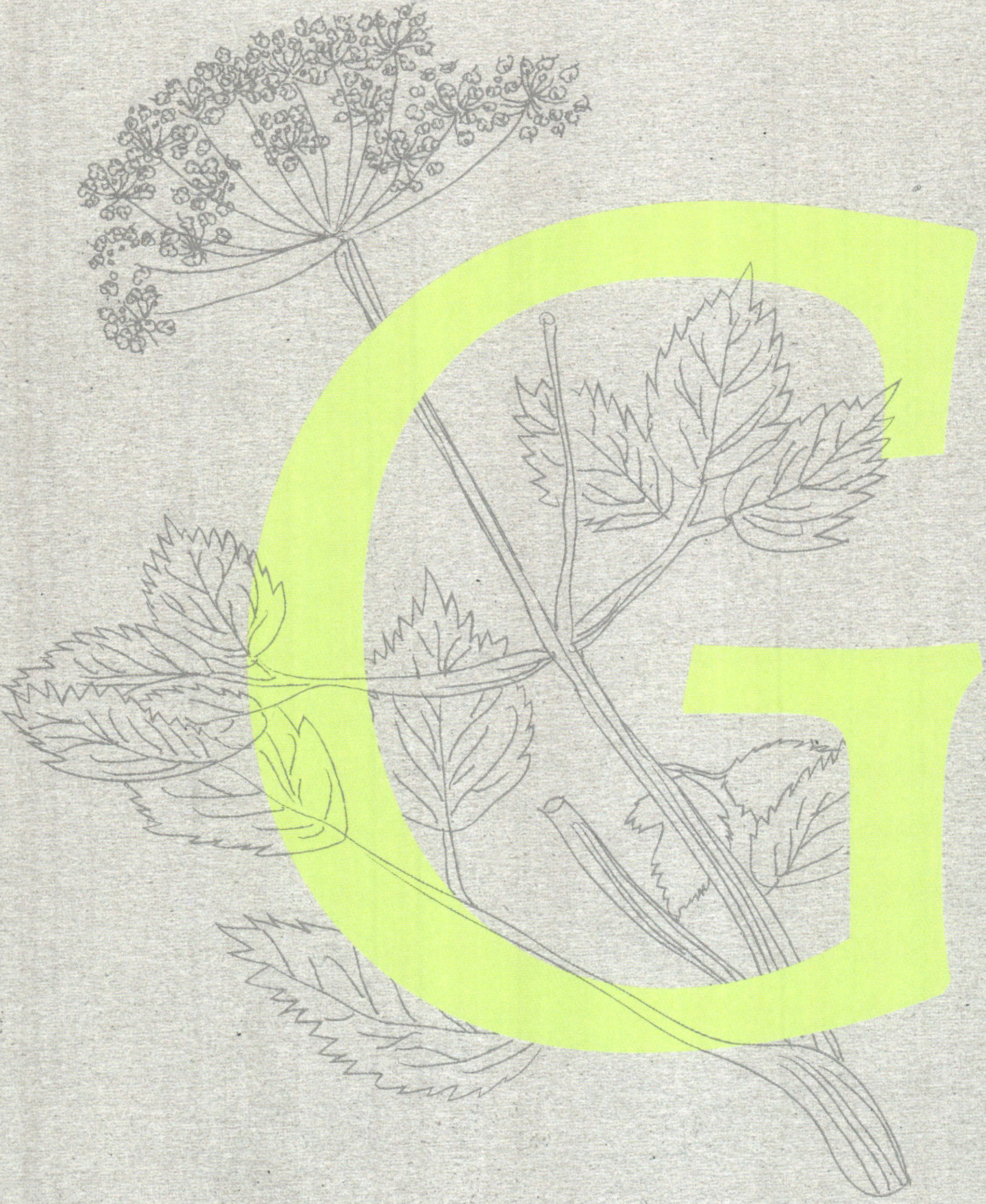

GIERSCH

Aegopodium podagraria

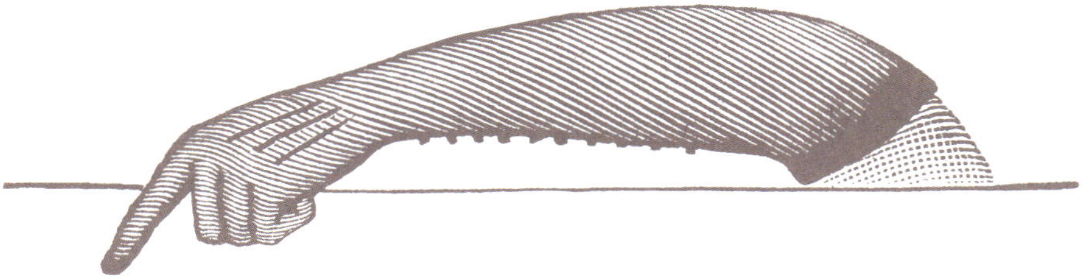

Der ***GIERSCH*** ist eine ausdauernde Staude mit langen unterirdischen Ausläufern. *Gärtnerschreck* ist daher sein Beiname, wenn er sich im heimischen Grün zu wohl fühlt. Nichts hilft dort gegen den Doldenblütler, der dem Menschen folgend seine Heilwirksamkeit ins Haus bringen möchte. *„Ausziehen oder aufessen"*, gilt als einzig wirksamer Ratschlag.

Erdholler wird er aufgrund seiner Ähnlichkeit mit den Blättern des Holunders genannt.

Von der Waldengelwurz unterscheiden ihn auf den ersten Blick das Fehlen ihrer markanten Blattscheiden und sein kantiger Stängel.

Drei mal drei mal drei lautet der Zauberspruch für das Erkennen dieser entsäuernden, stoffwechselanregenden, vitalisierenden und nach Karotte schmeckenden Heilpflanze. Mit seinem dreikantigen Stängel im Querschnitt, dem dreilappigen Blatt und seinen dreigeteilten Einzelblättern gibt er sich an Waldrändern, unter Büschen und Bäumen sowie im häuslichen Garten überall zu erkennen.

Als Allheilmittel ab dem Zeitpunkt des Vorfrühlings und dann bis zu seinem Verblühen im Herbst als *Zipperleinskraut* bezeichnet, setzte man ihn in alten Zeiten als Mittel gegen die Gicht, Podagra genannt, ein. In seinem Namen *Aegopodium* liegt das griechische Wort aigos verborgen, die Ziege. Entnimmt man dem Boden den gesamten Stängel, erkennt man am Fuße den Ursprung des Rhizoms, der an einen Ziegenfuß erinnert. Heilsam wirkt er durch seine Mineralien wie Eisen und Mangan, Karotinoide und eine relativ große Menge an Vitamin C.

AUS OLIVERS KRÄUTERNOTIZBUCH

» Giersch ist schon lange unter Liebhabern von Wildkräutern und Wildgemüse sehr beliebt.

» Besonders die jungen hellgrünen kleinen Blätter sind am zartesten und eignen sich besonders als Zugabe zu Salaten.

» Das Aroma kann man am besten als Mischung zwischen Petersilie und Sellerie beschreiben. Daher passt er auch vorzüglich in Kräutertopfen, Kräuterbutter und Kräutersalz.

» Werden die Blätter älter und dunkler, wird ihr Geschmack intensiver und strenger. Dann kann der Giersch noch tadellos als Spinat oder Suppengrün verwendet werden.

» Auch für Tee muss man keine Rücksicht auf das Alter der Pflanze nehmen.

» Mittelalterliche Quellen belegen, dass er in Klostergärten und Bauerngärten eigens angebaut wurde und in keiner Suppe fehlen durfte.

» Zusammen mit Brennnessel als Smoothie verarbeitet, vertreibt er die hartnäckigste Frühjahrsmüdigkeit.

AUFGRUND SEINES HOHEN VITAMIN C- UND EISENGEHALTS IST ER SEHR GESUND UND VERLEIHT FRISCHE KRÄFTE.

» Die Trivialnamen Podagrakraut, Zipperleinskraut oder Geißfuß weisen darauf hin, dass Giersch ein traditionelles Mittel gegen „Podagra“ also Gicht war. Über Jahrhunderte galt Giersch bei Patienten, die unter Gicht oder Rheumatismus litten, als Heilmittel.

» Heute ist der Giersch, eigentlich völlig zu Unrecht, bei vielen Gärtnern nur als beinahe unausrottbares Unkraut verschrien. So kann es vorkommen, dass er unter der Rubrik „Wirtschaftliche Bedeutung“ so beschrieben wird: *„Zu Massenentwicklung neigender Platzräuber und Nährstoffzehrer von mäßiger bis erheblicher Schadwirkung“*. Da kann ich nur folgenden Tipp geben: aufessen.

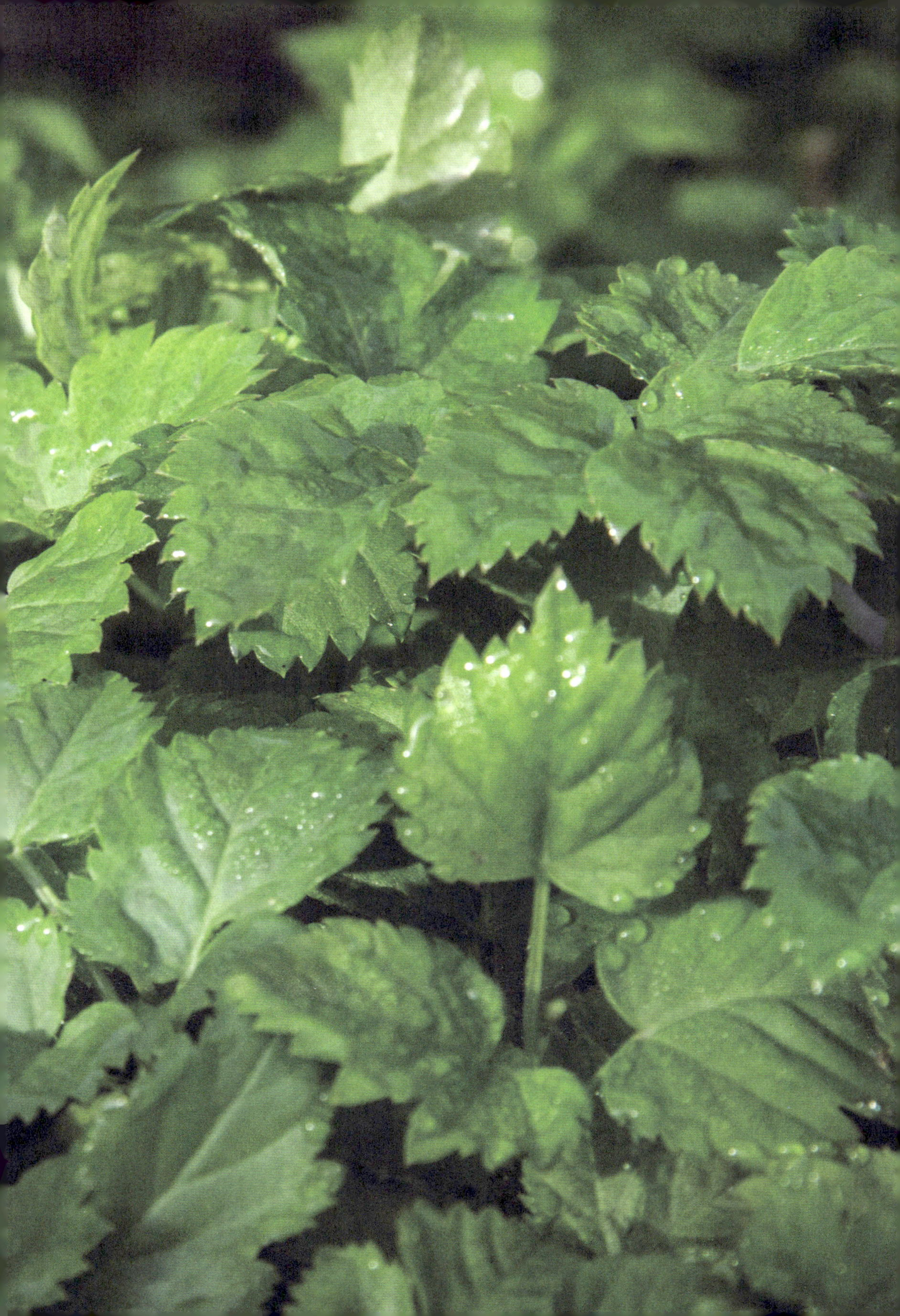

>> ***Lieber Oliver,*** auf unserem vergangenen Spaziergang in den kleinen Waldungen entlang des Bodenseeufers machten wir uns auf die Suche nach einer der Hauptzutaten für unser Küchengewürz, dem Erdholler, der Kleinen Angelika oder dem Dreifuß, wie er im Volksmund auch genannt wird, dem Giersch. Belustigt erläuterten wir diese Bezeichnungen dem neugierigen Spaziergänger auf seine Frage hin, warum wir gerade jenes Kraut zu uns ins Haus holen, das aufgrund seiner Wachstumshartnäckigkeit auch Gärtnerschreck genannt wird. Weit mussten wir ausholen, um dem Interessierten all seine Fragen zu beantworten.

Und wir begannen mit der Zahl ***DREI***. In keinem weiteren Kraut ist diese magische Symbolik derart sichtbar als im Giersch. Sein dreigeteiltes Blatt, das dreimal gefiedert wächst sowie sein dreikantiger Stängel unterscheiden ihn deutlich von weiteren Doldenblütlern.

Das nach Karotte duftende Kraut ist Hauptbestandteil der Neunkräutersuppe, die mit ihrer Anzahl an Zutaten ebenfalls die Drei dreimal in sich birgt.

Nicht nur im Märchen sind aller guten Dinge drei, sondern die Zahl taucht in beinahe allen Grundmustern von Sagen und Mythen, Zaubersprüchen und Orakeln auf. Die heilige Dreifaltigkeit, die dreifache Göttin, die drei Lebensphasen, die drei Basiselemente Schwefel, Salz und Quecksilber in der Alchemie sowie die Drei als wichtige mathematische Größe für viele Berechnungsarten, sind nur wenige Hinweise auf die schon seit Urzeiten lebendige Integration der Zahlensymbolik der Drei in den menschlichen Alltag.

Auch an einer weiteren Stelle kann man den Geißfuß, wie er aufgrund des Aussehens seines Rhizoms auch genannt wird, in eine Dreierreihe eingliedern. Er besitzt eine ähnlich ausgeprägte Wirkung wie die Angelika, also die Waldengelwurz, oder der Holunder, mit denen sein Blattwerk gerne verglichen wird, gegen allerlei Zipperlein. Und von daher rührt auch sein Beiname Zipperleinskraut. Alle drei Pflanzen sind große Heilerinnen und gesellen sich auch am Waldrand gerne zueinander. Diese Lebensgemeinschaft verdeutlicht auch umfänglich die Redewendung *„Die Natur rezeptiert"*. Was nebeneinander wächst, darf, abgesehen von als toxisch deklarierten Pflanzen, sich gerne auch gemeinsam in einer Teemischung, einer Tinktur oder Salbe finden. Blättert man in den Nachschlagewerken nach der jeweiligen Heilwirkung, wird man überrascht sein, wie heilsam sich die Pflanzennachbarn einerseits untereinander, andererseits in ihrer Wohltat für Mensch und Tier ergänzen.

Im botanischen Namen der Pflanze ist die Bezeichnung für einen akuten Gichtanfall verborgen, *Podagra*. Aufgrund seiner sekundären Pflanzenstoffe wurde er in früheren Zeiten zur Behandlung dieser Erkrankung eingesetzt.

» GENERELL SIND ABER GERADE JENE PFLANZEN, DIE RUND UMS HAUS IMMER WIEDER WACHSEN, DIE SICH STARK IN DEN GARTEN DRÄNGEN ODER FÜR DEN GÄRTNER NUR SCHWER ZU BEWÄLTIGEN SIND, JENE MIT DEN STÄRKSTEN UND ALLTÄGLICHSTEN HEILWIRKUNGEN. «

Nicht schlecht staunte auch der Spaziergänger, als wir ihm zu den beiden einzigen Handlungen rieten, die den Giersch im Garten im Zaum zu halten wissen: wegziehen oder aufessen.

Die Lebensfreude und Lebenskraft, mit denen diese Kräuter uns ihre Gesellschaft beinahe aufdrängen, zeigt sich in ihrem Übertragen von dieser Vitalität und Fülle auf den Menschen, wenn er sie in seinen täglichen Speiseplan integriert. Sie weisen uns darauf hin, sich dem Leben nicht zu verschließen, sondern mit Selbstbewusstsein Gesellschaft zum und im Leben zu suchen und grenzenlos sein Tagwerk ausdauernd zu erfüllen. Nie jedoch ohne Rücksicht auf Verluste, sondern immer im Bewusstsein, dass alle Handlungen, durch die wir in Interaktion mit dem Gegenüber treten, gleich ob Mensch, Tier oder Situation, auch heilsam und ausgewogen, im steten Wechsel von Geben und Nehmen dem Leben zugewandt sein sollen.

» **GIERSCH** WEIST UNS DARAUF HIN GESELLSCHAFT ZUM LEBEN ZU SUCHEN UND GRENZENLOS SEIN TAGWERK ZU ERFÜLLEN.

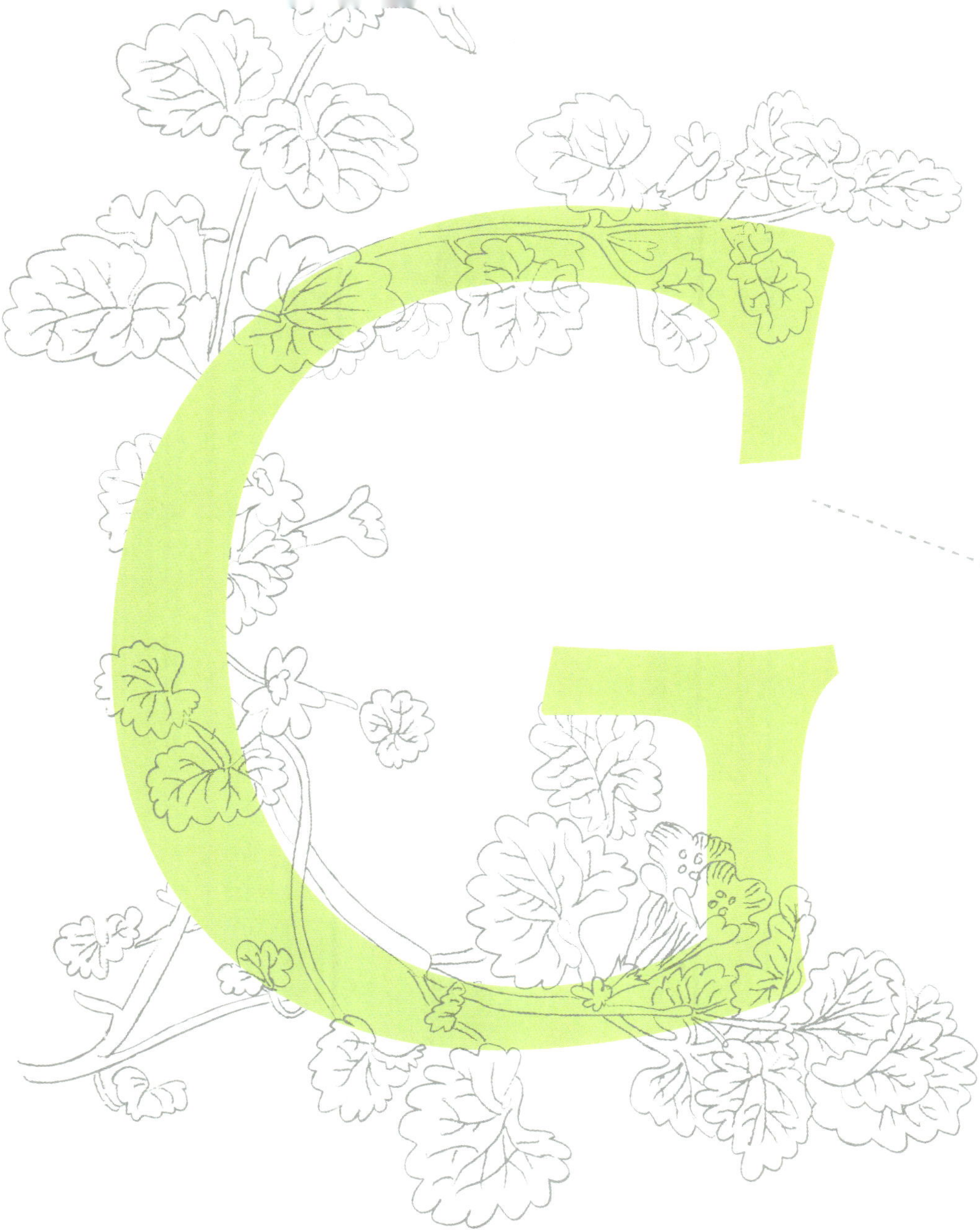

GUNDELREBE

Glechoma hederacea

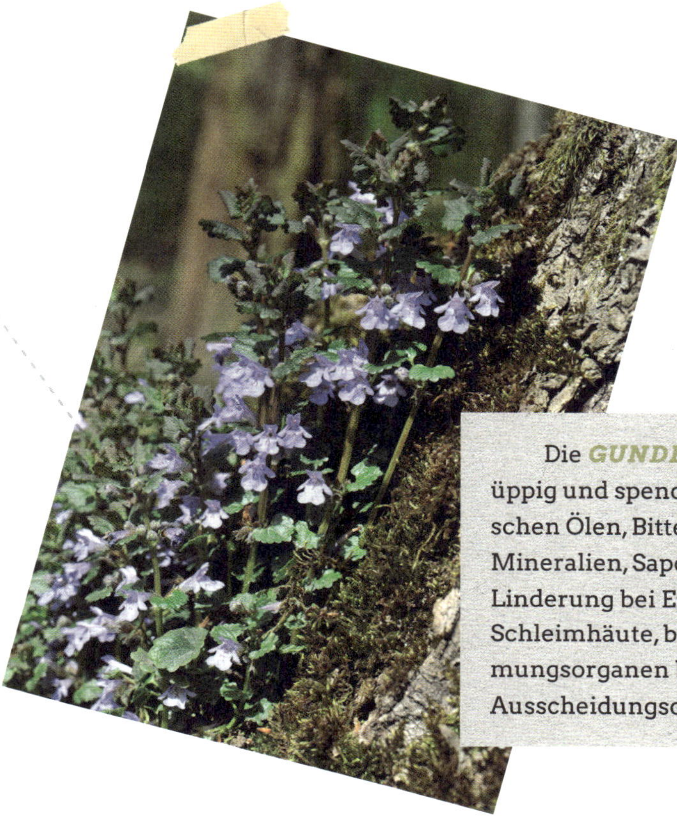

Die **GUNDELREBE** verbreitet sich üppig und spendet mit ihren ätherischen Ölen, Bitter- und Gerbstoffen, Mineralien, Saponinen und Vitamin C Linderung bei Entzündungen der Schleimhäute, begonnen bei den Atmungsorganen bis zur Blase und den Ausscheidungsorganen.

Das gesamte Jahr hindurch, selbst unter dem Schnee, sieht man die **GUNDELREBE** an schattigen Stellen durch den Garten kriechen.

Ihren intensiven Duft aus einer Mischung von Minze, Schokolade und einem für jeden Menschen anders wirkenden typischen Aroma verbreitet sie außerhalb des heimischen Grüns auf Wiesen, Wegrändern und Wäldern.

Ihre hübschen, leuchtend blauen Lippenblüten sind gekennzeichnet durch eine kleine dunkle Markierung an der Unterlippe. Die Oberlippe ist so klein, dass sie optisch fehlt.

Die an Efeu erinnernden Blätter, die ihr den Beinamen *hederacea*, efeuartig, gaben, sitzen gegenständig an den Stängeln, die sich nur dort aufrichten, wo Blüten hervortreten.

Zu Recht trägt sie den Begriff *Gund* in ihrem Namen, der aus dem Althochdeutschen stammt und Eiter bedeutet. Eitrige Wunden und Entzündungen bei Mensch und Tier wurden früher damit geheilt. *Stinkender Abbatz* wird die bis zu 40 Zentimeter große Staude auch genannt. Der Name dürfte ihrer Heilkraft gegen den übelriechenden Eiter entsprungen sein.

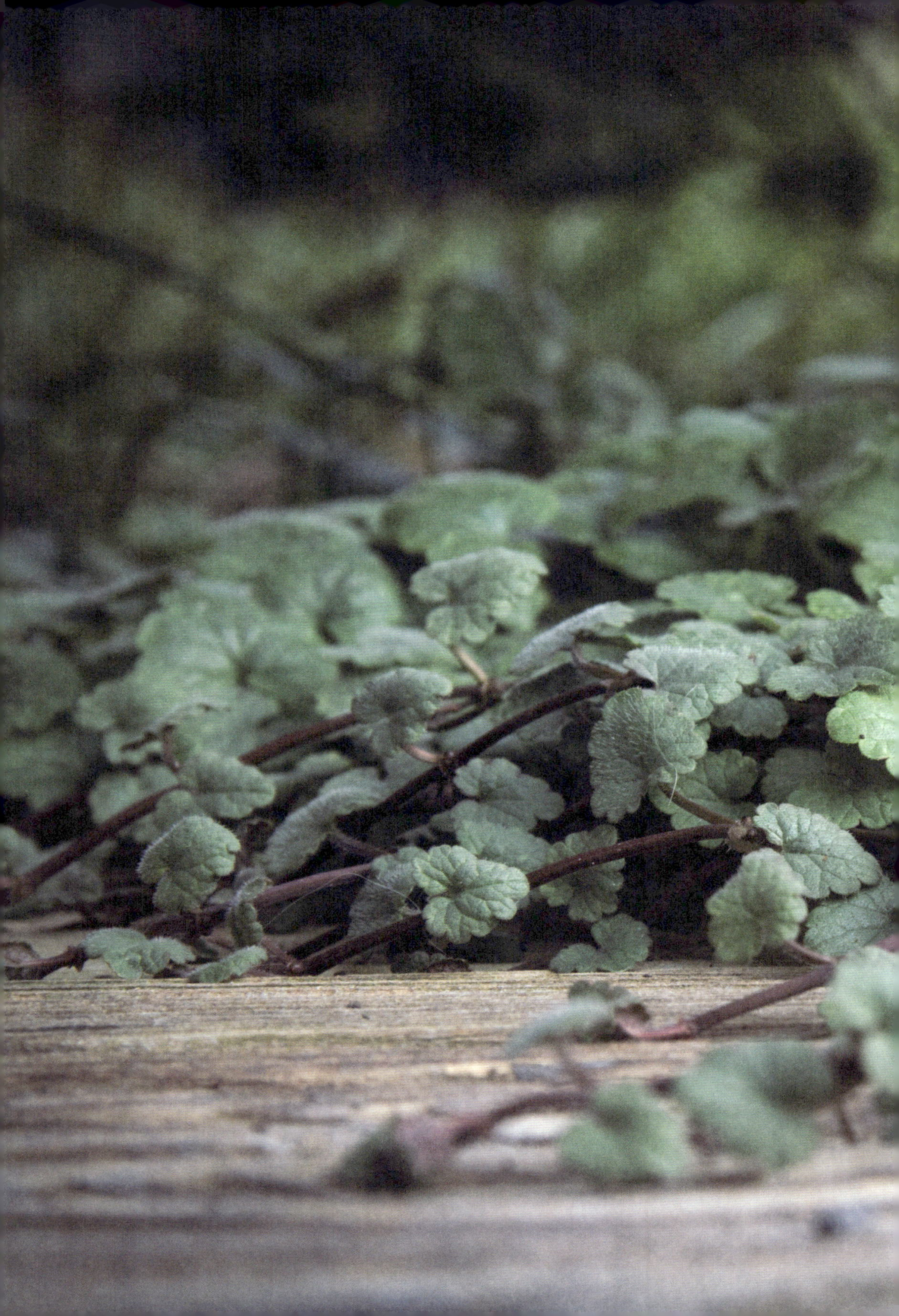

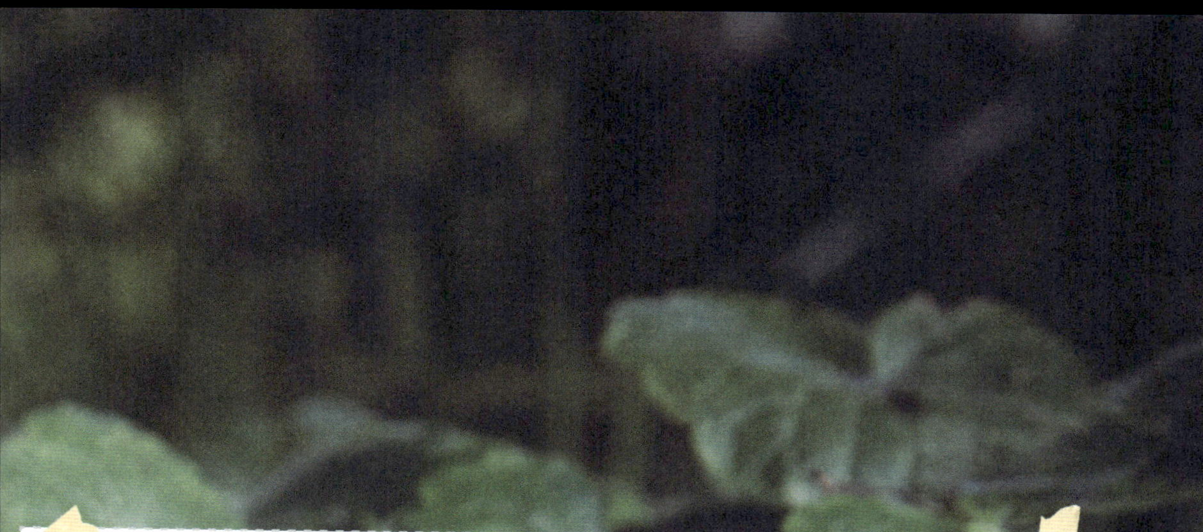

AUS OLIVERS KRÄUTERNOTIZBUCH

» Gundermann oder Gundelrebe ist ein wichtiger Bestandteil der Gründonnerstagssuppe, die aus neun Kräutern am Gründonnerstag zubereitet wird und in vielen Gegenden eine regelrechte Renaissance erlebt. Bei allen Anwendungen werden die Blätter, Triebe und auch die Blüten genutzt.

» Wegen seines Vitamin C-Gehalts machte sich Gundermann einen Namen als Soldatenpetersilie und hilft auch sonst gegen einige Leiden. So vielfältig die Petersilie in der Küche verwendet wird, so kann auch der Gundermann verwendet werden. In Suppen, Salaten, Kräuterbutter, Dips aber auch Bratkartoffeln oder Eierspeisen.

» Etwas ganz Besonderes ist seine Harmonie mit süßen Gerichten. Es ist erstaunlich, wie gut das Aroma von einem grünen Kraut zu Süßem passt. Ein Beispiel ist das „Wiesen After Eight“:

DABEI TAUCHT MAN DIE BLÄTTER DER GUNDELREBE IN GESCHMOLZENE SCHOKOLADE UND LÄSST SIE AUF BACKPAPIER ERHÄRTEN. ÜBERRASCHEN SIE IHRE GÄSTE DOCH EINMAL MIT DIESER SELBSTGEMACHTEN WIESEN-KÖSTLICHKEIT.

» Der Gundermann ist ein Kraut gegen Entzündungen und Abszesse. Hiefür wird er als Tee oder Bestandteil von Kräuterbädern verwendet.

>> ***Lieber Oliver,*** hab ich Dir schon einmal erzählt, dass das Beobachten von Pflanzen und Tieren in ihrer Funktion als Wetterboten eines meiner weiteren Interessensfelder ist? Vögel, Insekten und Pflanzen kündigen Wetterveränderungen an, die sich manchmal sogar auf die Stunde genau mittels ihres Verhaltens vorhersehen lassen. Dieses Wissen mutet als eine der ältesten Orientierungshilfen in der Wetterkunde an.

Selbst in der Mythologie ist von ihr die Rede: Trägt eine Pflanze den Begriff Donar in ihrem Namen, darf man davon ausgehen, die Bekanntschaft mit einer großen Heilerin oder einem Wetterkraut zu machen. ***DONAR*** ist der Donnergott, ein weiterer Name für Thor, dem Herren über Blitz und Ungewitter. So mächtig und ehrfürchtig wirkte er, dass ihm sogar ein Wochentag gewidmet wurde, der Donnerstag. Und die Gundelrebe, die Donnerrebe, war sein Kraut, wie auch alle blaublühenden Pflanzen er sein Eigen nennen durfte. Die Blütenfarbe soll an einen Blitz erinnern. Nun erscheint uns aus heutiger Sicht ein Gewitterblitz nicht als blau, sondern in den Farben Weiß oder Gelb. Allerdings existieren etymologische Belege desselben Wortursprungs der Farbe Blau und des Wortes Blitz. Zu irgendeiner Zeit muss wohl dennoch eine Assoziation zwischen beiden existiert haben.

Blaue Naturphänomene galten stets als bedrohlich. Man denke beispielsweise an Elmsfeuer auf dem Meer, Irrlichter im Wald, Klabautermänner und Berggeister. Allesamt stellen Künstler sie in ihren Werken in der altbekannten Farbe des Blitzlichtes dar. Vor allem galt das Gewitter zu alten Zeiten als beängstigend. Von der Güte des Wettergottes hing Gedeih und Verderb der überlebenswichtigen Ernte ab. Aufgrund der Machtlosigkeit gegenüber den Kapriolen des Wetters erwuchs der damaligen Bevölkerung eine große Ehrfurcht vor jenen, die das Wetter zu erschaffen wussten. Und so las man die Botschaften der blitzenden und donnernden Kommunikationswerkzeuge zwischen Himmel und Erde, deutete aus ihnen die Zukunft und hörte ihre Mahnungen und Drohungen. Zum Schutz vor ihnen entwickelte man sogenannte Sympathiezauber, die besagten *„Gleiches mit Gleichem abwenden"*.

Ein solcher stellte das Abbrechen blaublühender Pflanzen dar. Indem man deren Stängel brach, holte man das Gewitter herbei oder wusste es, je nach Volksglauben in der Region, zu verhindern.

Das Abbrechen der Pflanzen minderte sich im Laufe der Zeit zu einem liebevolleren Umgang mit diesen Heilkräutern. Durch das Anpflanzen dieser an gewünschter Stelle, war der Schadenszauber gebrochen oder man durfte, solange die Pflanze lebte, sich in Sicherheit gegenüber allen Ungemachs wiegen.

Eine dieser Pflanzen ist die Gundelrebe. Wie das Wetter sich in Zyklen ändert und unsere Jahreszeiten bestimmt, wächst der ***ERDEFEU***, wie sie aufgrund ihrer Blattform auch genannt wird, das ganze Jahr hindurch, selbst unter dem Schnee. Kein Wunder also, sprach man ihr eine enorme Machtkapazität zu, wusste sie doch auch das Vieh zu heilen, von dem man sich ernährte. Gundmilch, eine blutige bis eitrige Entzündung der Kuheuter, wurde mit Gundermann behandelt. Gundmilch musste verworfen werden, wenn die Entzündung so weit vorangeschritten war, dass sich Wundsekret und Hautpartikel darin befanden.

Neben der Behandlung des Milchviehs mit der Rebe bei Erkrankung wurde den Kühen beim Almauftrieb bereits zum Schutz vor allem Übel ein Kranz aus Gundelrebe um die Hörner gelegt. Aber auch junge Mädchen wanden sich während der Frühlingsfeste Kränze um den Kopf. Hellsichtig konnten sie so ihren zukünftigen Liebsten erkennen. Ältere Frauen erblickten durch die Kränze hindurch, wer von den Nachbarinnen eine Hexe ist.

Heute binden sich manche naturorientierte Menschen bei Wanderungen ein Zweiglein ins Haar, um klaren Bewusstseins auch zwischen den Zeilen der Botschaften des Waldes lesen zu können. Ob der wunderbare Duft der Gundelrebe, der *Glechoma*, abgeleitet von der wohlduftenden Glechomaminze, zuständig für den klaren Geist ist? Gleichgültig!

*» WIE EIN BLITZ KOMMUNIZIERT UND VERBINDET SOMIT **DIE GUNDELREBE** NOCH HEUTE ZWISCHEN OBEN UND UNTEN, INNEN UND AUSSEN. «*

Über Jahrtausende nimmt sie ihre Aufgabe wahr, den Menschen an die Wahrheit zwischen den Dingen zu führen. Und wenn es auch nur die ganz persönliche ist.

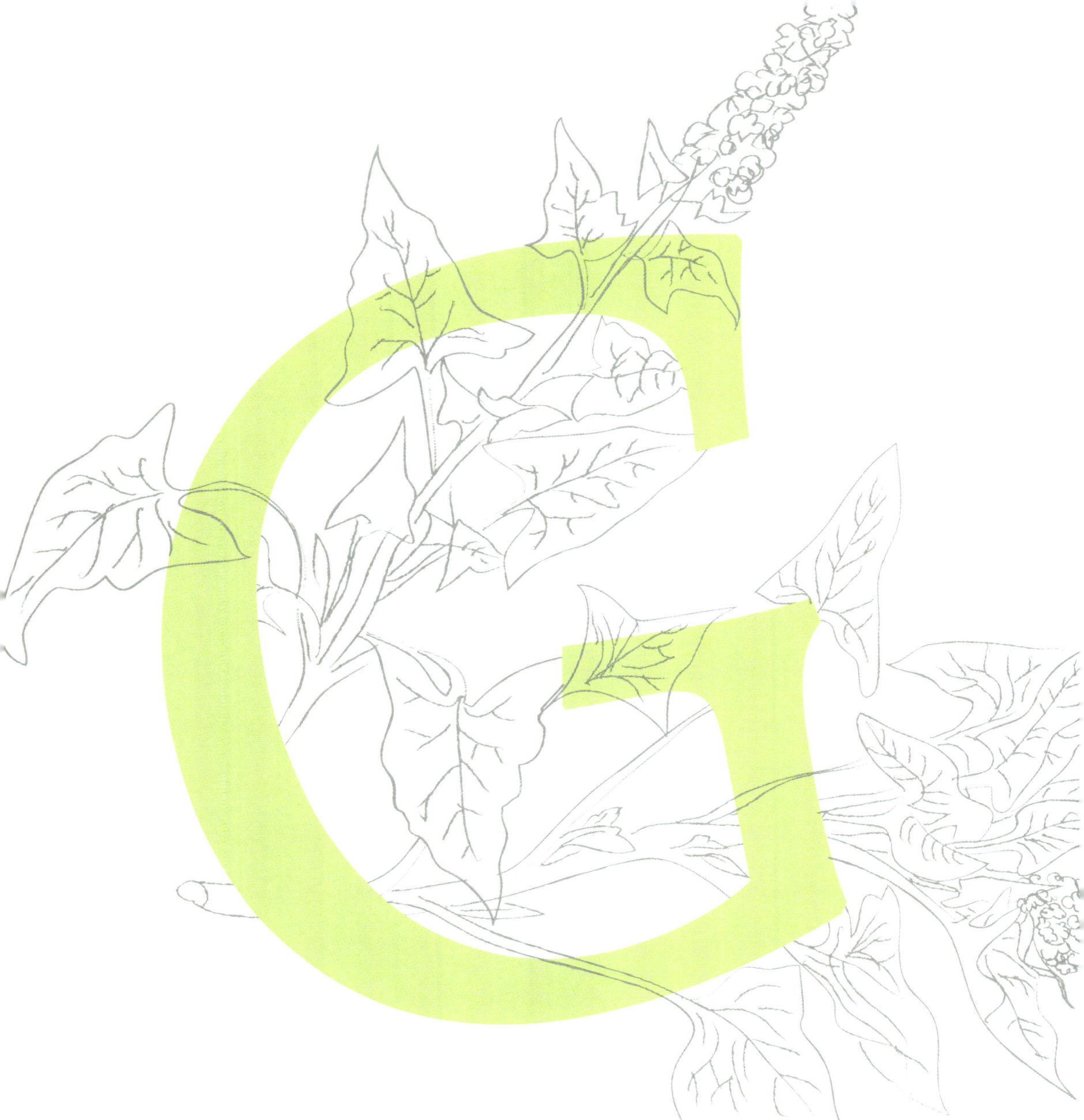

GUTER HEINRICH

Blitum bonus-henricus

In der Naturheilkunde verwendet man vom **GUTEN HEINRICH** das gesamte Kraut.

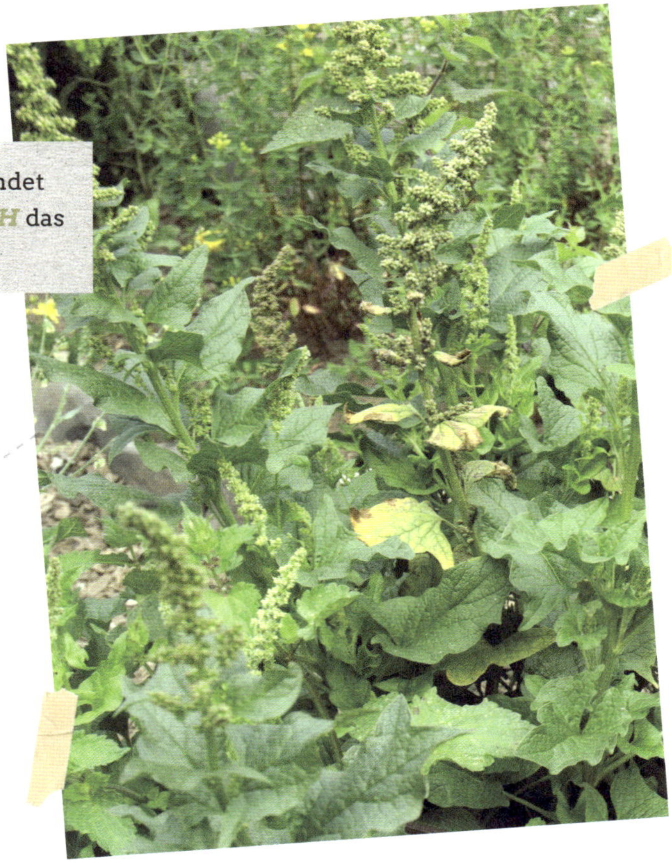

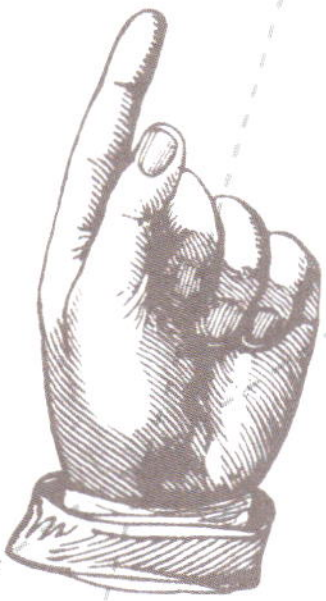

Er wächst gerne an exponierten, windigen Stellen, an Plätzen, wo sich andere Pflanzen nicht gerne aufhalten. Dort hat er Ruhe und muss keine Konkurrenz ertragen. Allerdings schätzt er die Gesellschaft der Brennnessel. Und so findet man beide häufig nebeneinander.

Seine hauptsächlichen heilwirksamen Inhaltsstoffe sind Bitterstoffe und Mineralien.

Die ausdauernd krautige Pflanze kann Wuchshöhen von bis zu 80 Zentimetern erreichen und zeichnet sich durch bis zu zehn Zentimeter große, in etwa pfeilförmig anmutende Laubblätter aus. Die kleinen und unscheinbaren Blüten lassen sich anfangs farblich kaum vom Blatt unterscheiden und werden mit der Reife bräunlich.

Im alpinen Gebiet wird der **GUTE HEINRICH** noch sehr oft rund um Alphütten, Sennereien und Ställe angetroffen.

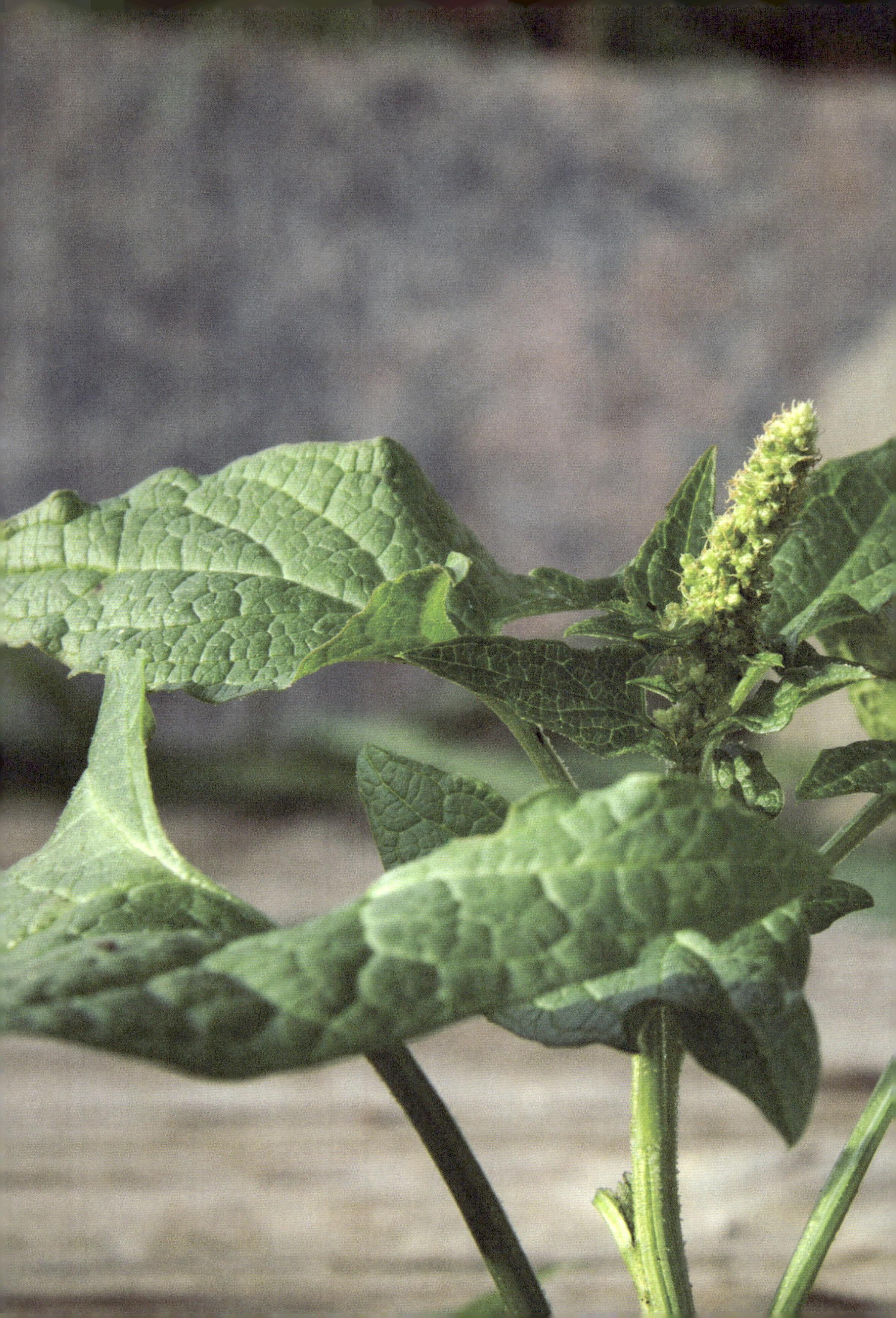

AUS OLIVERS KRÄUTERNOTIZBUCH

>> Unser heutiger Spinat ist direkt aus dem Guten Heinrich gezüchtet worden. Hauptziel der Kultivierung war es, die Bitterstoffe herauszuzüchten. Dies ist wohl gelungen, aber mit den Bitterstoffen sind auch andere sekundäre Pflanzenstoffe und damit auch viele geschmackliche Nuancen verloren gegangen. Der Gute Heinrich ist einer der besten Beispiele für die Überlegenheit der Wildart gegenüber der Kulturpflanze. Wenn man den herben und fein bitteren Geschmack der Wildkräuter einmal lieben gelernt hat, will man nicht mehr darauf verzichten.

>> Die Blätter und sogar die ganzen Triebe vor der Blüte sind meiner Meinung nach der beste Spinat, den es gibt.

NUR KURZ GEDÄMPFT UND DANACH MIT EIN WENIG KNOBLAUCH IN HEIßER BUTTER GESCHWENKT IST DER GUTE HEINRICH EINE DELIKATESSE.

>> Er kann auch roh in Salate beigemischt werden.

>> Ungekocht hat er einen leicht scharfen Nachgeschmack und ist generell viel herber. Wer das gerne mag, ist mit dem Guten Heinrich sehr gut bedient.

>> Ich schätze ihn mit seinem kräftigen Geschmack sehr im Kräutertopfen.

>> Guter Heinrich wird nur frisch verwendet, dafür ist er vom Frühling bis in den Herbst verfügbar. Beim Ernten darf man sich nicht wundern, dass er sich vor allem an der Blattunterseite mehlig anfühlt. Das ist ein sicheres Erkennungsmerkmal für dieses Kraut.

>> Die alten und schon sehr bitteren Pflanzen eignen sich noch als Naturfärbemittel. Je nach Material, das eingefärbt werden soll, ergibt es ein schönes Gelbgrün, Goldgrün oder Hellgrün.

>> ***Lieber Oliver,*** als wir den Spitzwegerich sammelten, unterhielten wir uns bereits über den Namensteil *-rich* als Bezeichnung für Könige, deren Reichtum und all den wortgeschichtlichen und symbolischen Verknüpfungen. Nun trafen wir in Deinem Garten zum erneuten Male auf einen Herrscher, den Guten Heinrich.

Man kannte ihn bereits „in alten Zeiten, in denen das Wünschen noch geholfen hat", wie so viele Märchen erzählen.

Das heute nur noch selten wild auffindbare Heilkraut umrundete damals wohl die Hütten der Armenviertel und versorgte so die weniger wohlhabende Gesellschaft das ganze Jahr über mit seiner Heilkraft, als Ersatzgemüse und als Spargel der einfachen Leut'. So gehen manche davon aus, der Heinrich als Pflanze sei ebenso wohltätig wie der damalige König Heinrich der IV., der sich gutmütig um die Belange seines Volkes gekümmert haben soll.

Das Wort *heinen* stammt vom Begriff *hegnen* ab. Dieses wiederum bedeutet hegen, pflegen oder schützen.

Andere Stimmen deuten den Namen aus der Mythologie, in der Elfen und Kobolde häufig als Heinrich, Hein oder Heinzel benannt werden. Denken wir nur einmal an die Heinzelmännchen, lieber Oliver, deren Hilfe wir uns im Alltag oft so sehr herbeisehnen. Diese Erd- und Hausgeister aus den nordischen Sagen sind winzig, aber sieben Mal stärker als ein Mensch. Ihre phantastische Existenz birgt den uralten Traum der Menschheit in sich, niemals mehr arbeiten zu müssen oder magische Unterstützung in scheinbar ausweglosen Situationen zu erhalten. Diese Heinze und Heine lebten auch in besonderen Pflanzen und gaben ihnen ihre Heilkraft.

Die Inhaltsstoffe eines Krautes als Heilwirkungsursache zurückzuführen, lag außerhalb der Vorstellungskraft der damals bildungsfernen Gesellschaft. So mancher zeigte sich auch verängstigt vor solcher Macht und sprach gar von Dämonen, die in der Pflanze leben und unter Umständen auch den Tod bringen können.

Diese *„Pflanzen des einfachen Mannes"*, wie sie aufgrund ihres leicht zugänglichen und erschwinglichen Vorrats auch genannt wurden, die viele teure und seltene Heilkräuter in ihrer Wirkung ersetzten, erhielten oft den volkstümlichen Namen Heinrich. Denken wir einmal an den Stolzen Heinrich, also das Johanniskraut oder an den Sauerampfer, der auch Roter Heinrich genannt wird, den Feldsalat als Wilden Heinrich und den Bösen Heinrich, der mit seinem furchterregenden Beinamen Erbsenwürger einigen

Sommerwurzarten ihren Übernamen gab. So lag auch das Gegenteil nahe, nämlich Begriffe aus dem Alltag, die man einem Fluch folgend oder aufgrund einer sogenannten Beschreiung nicht aussprechen durfte, mit dem Namen Heinrich zu überdecken, um das Unaussprechliche zu verschweigen oder zu verniedlichen. Hein der Teufel oder Freund Hein als Name für den Tod sind nur zwei bekannte Beispiele von zahllosen.

Mein allerliebster Heinrich ist der Eiserne aus dem Märchen „Der Froschkönig" der Gebrüder Grimm. Jener, der sich vor Sorge und Schmerz dreifach, also dreifaltig Eisenketten um sein Herz band. Diese Ketten sprangen laut hörbar auf, als Liebe wieder ins Leben einkehrte und der Eiserne Heinrich seine emotionalen Blockaden in seinem eigenen Heil- und Ganzwerden erlösen konnte. Ein Rich, ein König des Herzverstandes war Heinrich wohl, lebensweise und geduldig ausharrend, bis er an jener Lebenskreuzung mit seinem Wagen angelangte, an der er zum rechten Zeitpunkt den richtigen Weg zu seiner seelischen Befreiung einschlug. Vielleicht kann man ja den Guten Heinrich auch einmal aus diesem Aspekt betrachten.

» SO SELTEN WIE ER HEUTE AUFZUFINDEN IST ODER ALS GEMÜSE VERKAUFT WIRD, IST ER WIEDER ZU EINER BESONDERHEIT, EINER RARITÄT GEWORDEN, DIE EINLÄDT, ETWAS EBENSO WERTVOLLES IN SEIN LEBEN ZU LADEN: DAS GEFÜHL, RICH ODER HERRSCHERIN IM EIGENEN LEBEN ZU SEIN. «

Angstvolles und Herausforderndes, seine Schattenseiten und inneren Dämonen nicht totzuschweigen oder ihnen abmildernde Ersatznamen zu geben, sondern mutig und selbstbewusst bei ihrem wirklichen Namen zu benennen, anzuschauen, um geduldig abzuwarten, bis der Zeitpunkt kommt, um belastende Ketten um sein eigenes Herz aufzusprengen und sich befreit wieder dem Leben widmen zu können.

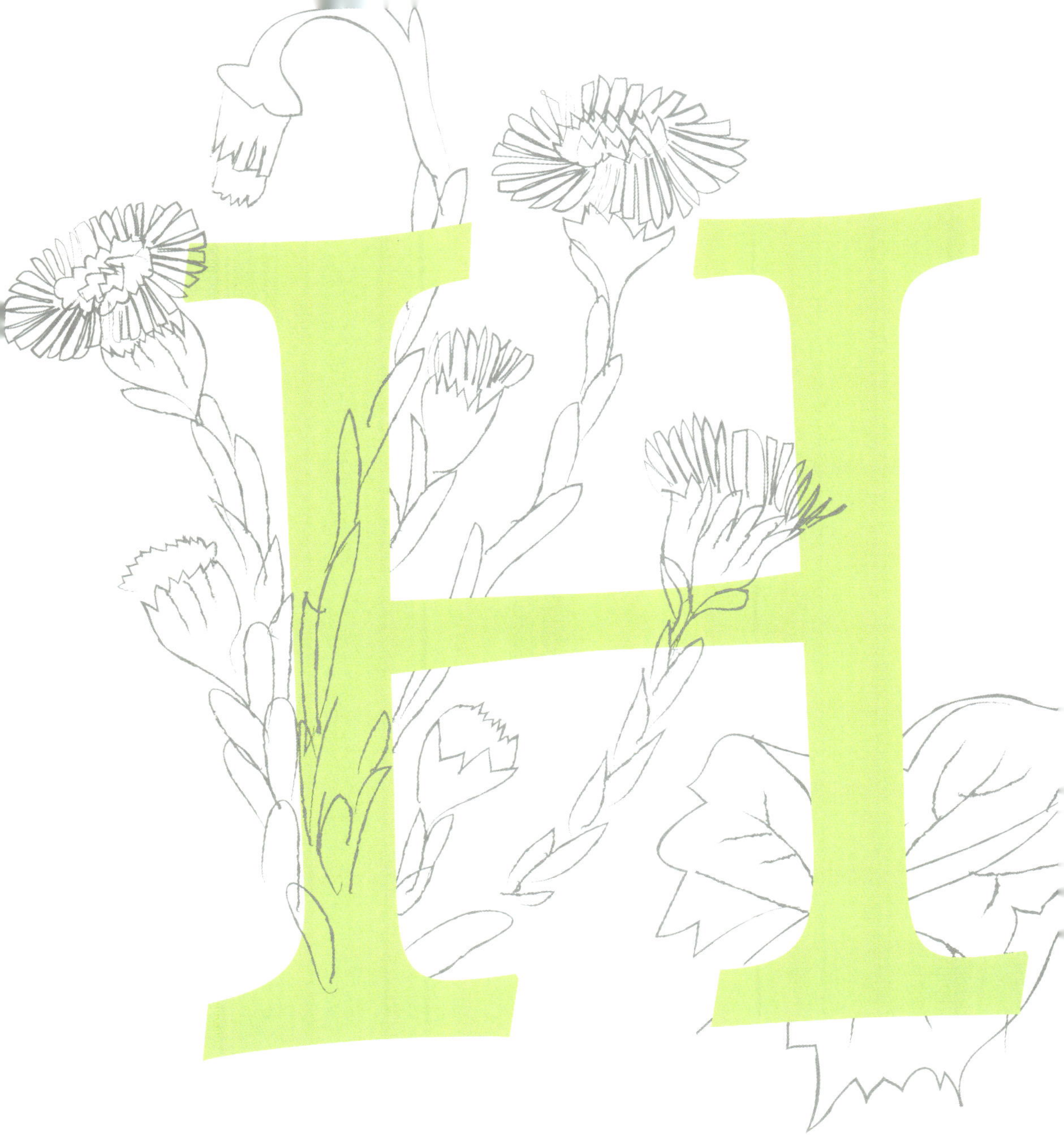

HUFLATTICH

Tussilago farfara

HUFLATTICH zählt zu den Pflanzen, die sich als erste auf den unwirtlichsten Untergründen ansiedelt – egal ob Kiesbett oder harter Straßenrand. **HUFLATTICH** mag karge Böden und besiedelt vorrangig Steinbrüche, naturbelassene Pfade und Wege, Bach- und Flussufer. Er ist widerstands- und äußerst anpassungsfähig. **HUFLATTICH** wächst nahezu überall, sowohl im Flachland als auch in den mittleren Lagen der Hochgebirge.

Er ist mit seinen strahlend gelben Blüten einer der ersten Farbtupfer nach dem langen Winter in der meist noch grauen Umgebung. Der Namenszusatz der botanischen Bezeichnung *farfara* enthält eine direkte Beschreibung der Blätter. *Farfara* – „Von Mehl getragen", die weiße, wegen der feinen Härchen fast ein wenig pelzige Unterseite des **HUFLATTICHS** erscheint, als wäre sie mit Mehl bepudert.

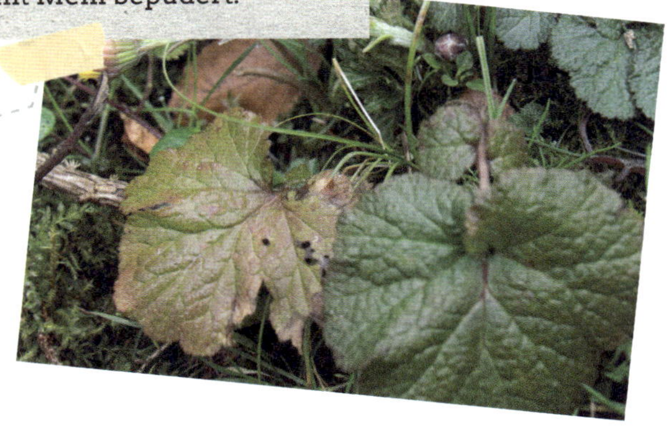

Dass die Gestalt der Blätter hufförmig ist, verrät die Vorsilbe des Namens **HUFLATTICH**, während *„lattich"* vom Lateinischen vermutlich nicht für Milch steht und auf den Milchsaft der Pflanze hinweist. Da der **HUFLATTICH** nicht zur Gattung der echten Lattiche gehört, deren Name vom hohen Gehalt an Milchsaft herrührt, geht der Name auf das lateinische *lapaticum* zurück, mit dem man ursprünglich verschiedene großblättrige Pflanzen bezeichnete.

„Ich vertreibe den Husten" – so lautet die Übersetzung des botanischen Namens *Tussilago* und verweist so unverblümt auf die Heilwirkung der Pflanze.

Der **HUFLATTICH** ist ein klassischer Frühblüher, der zwischen Februar und April zum Vorschein kommt. Deswegen wird er im Bregenzerwald auch „Märzablümle" genannt. Die Blüten verschwinden nach der Blüte vollständig, und es kommen dann die zum Teil tellergroßen Blätter für den Rest des Jahres zum Vorschein.

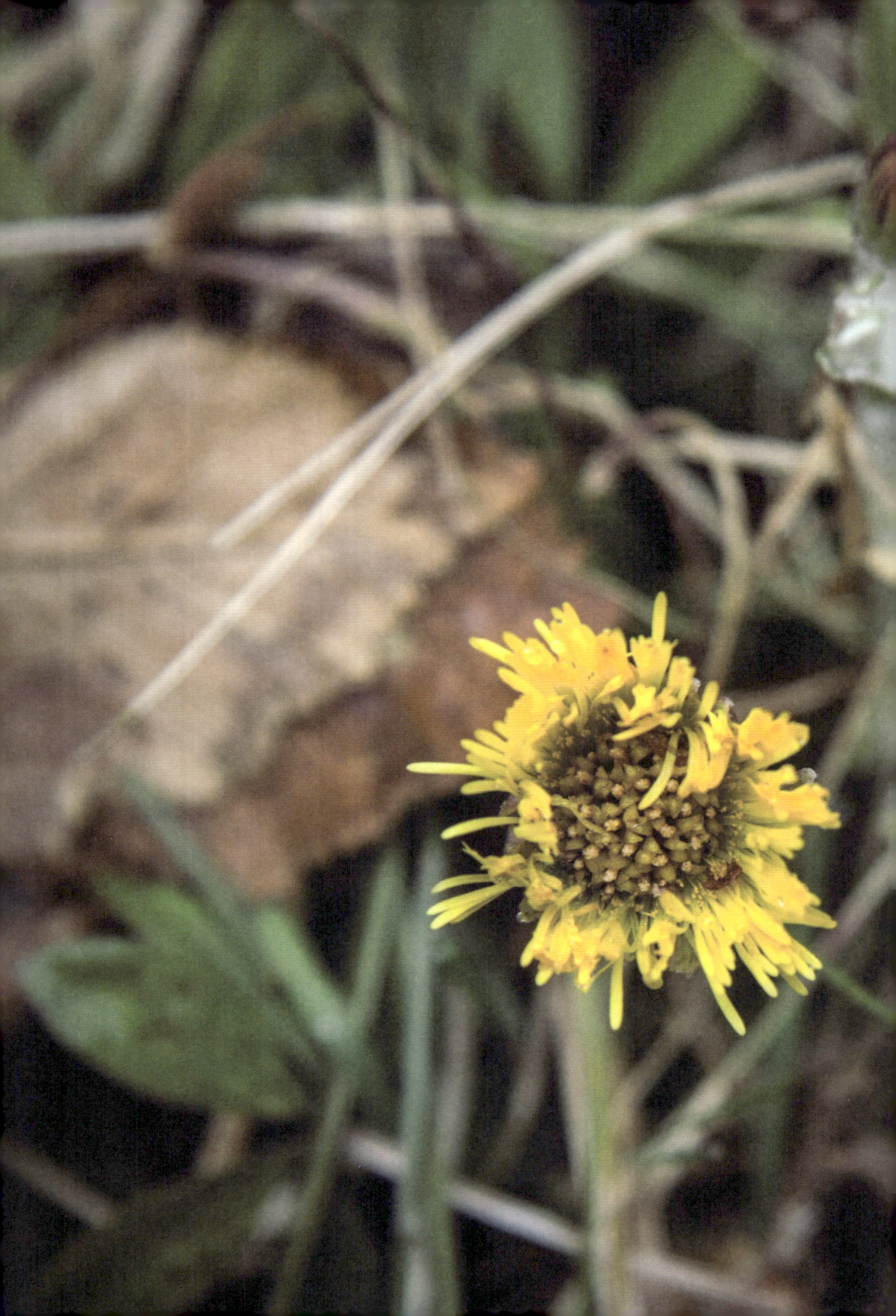

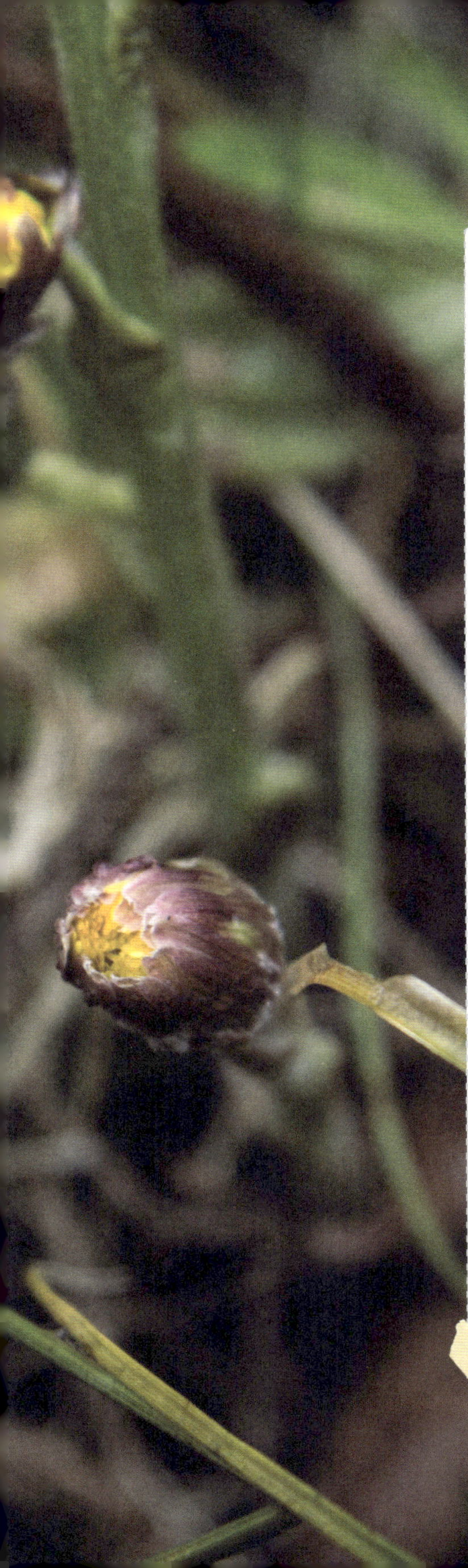

Aus Olivers Kräuternotizbuch

»Der Huflattich mit seinen schleimlösenden Inhaltsstoffen ist ein seit alters her erprobtes Heilkraut bei Leiden im Bereich der Bronchien. Er löst den festsitzenden Husten und lindert das Kratzen im Hals.

» Ein weiterer Name „Tabakkraut" zeugt davon, dass in früheren Tagen das Kraut auch zu Heilzwecken geraucht wurde. Das gehört heute nicht mehr zu den gängigen Anwendungen. Ich denke, dass die Nachteile bei dieser Art von „Genuss" eher überwiegen.

» Zurecht überliefert hat sich im allgemeinen Gedächtnis die Verwendung als Tee und Gurgellösung. Dafür werden neben den Blättern auch die Blüten genutzt – sowohl getrocknet als auch frisch.

» Wie bei fast allen „Hustenpflanzen" kann auch aus dem Huflattich ein wohlschmeckender Blütenhonig hergestellt werden.

Entweder als Schichthonig oder die einfachere Variante, in Bienenhonig einlegen und nach vier bis fünf Wochen absieben.

>> **Lieber Oliver,** bei uns im Ländle ist der Huflattich der Vorlauteste im Wald, an Wegrändern und Ruderalflächen, der die Hand hochstreckt, wenn der junge Frühling beginnt, Sonnenstrahlen an die Pflanzen zu verteilen.

Auch sonst ist er ein vorwitziger Kerl. Selbstbewusst und lebensklug erhebt er sich bereits in jungen Jahren über seinen Vater: *„filius ante patrem"* nennt man seinen mutigen Charakterzug: der Sohn vor dem Vater. Noch vor dem Blatt setzt der Huflattich bereits im Februar seine leuchtend goldene Blüte auf einen flaumig-weichen schuppigen Stängel. Erst später entfaltet der Vater gähnend seine Blätter rund um den Sohn. Jedoch kann sich der Filius noch so sehr bemühen, der Vater trägt dennoch reiferes Wissen in sich: Das Blatt des Huflattichs ist heilkräftiger als die Blüte.

Sein Name rührt von der Form seiner Blätter, die an die Hufe des Pferdes der Frühlingsgöttin erinnern, aus deren Abdrücken auf ihrem ersten Ritt durchs noch junge Jahr die Heilpflanze erwächst.

Lieber Oliver, hast Du auch schon so oft wie ich gerätselt, warum Pflanzen in ihrem Aussehen mit einem bestimmten Gegenstand verglichen werden und Du diesen optisch gar nicht wirklich erkennen kannst? Das Huflattichblatt trägt in meinen Augen zum Beispiel Ähnlichkeit mit einem Herz. Eine Hufe ist hier für mich nur mit viel Phantasie erkennbar. Der Namensgeber muss sich also etwas dabei gedacht haben. Betrachtet man das Sinnbild der Hufe, gelangt man zum Pferdekult, als die Götter noch die Erde bewohnten.

Zu dieser Zeit verkörperte das Tier allgemein Gottheiten oder Eigenschaften, die man ihm aufgrund seines Äußeren, seines Verhaltens und seiner Lebensweise zusprach. Deren Kraft sollte in vielseitigen Ritualen auf den Menschen übergehen. Eine davon war beispielsweise die Kraft des Pferdes, seine Geschwindigkeit, die Wind und Sturm symbolisierte. Beide Wettererscheinungen standen wiederum für Zorn, Erregung, aber auch Kreativität, Schöpfertum und geistige Ekstase.

Einer der bekannten Götter mit Hufen ist vielleicht der zottige Wald- und Weidegott Pan. Seine Zeit ist der Frühlingsbeginn um den 21. März, wenn zur Frühlingstagundnachtgleiche die Sternzeichenfolge in das astrologische Bild Widder wechselt.

» UND WÄHREND DIESES ZEITRAUMS FINDET MAN AUCH ***DEN HUFLATTICH****, DAS KRÄFTIGE, LEBENSSPENDENDE HUSTENKRAUT, DAS KOSTBARE, DAS WINTERERKRANKUNGEN HEILEN UND NEUE FRÜHLINGSKRAFT SPÜREN LÄSST. DAS MIT BEINAHE GÖTTLICHEN EIGENSCHAFTEN UND DER KRAFT EINES PFERDES ERKÄLTUNGEN VERTREIBT. «*

Wind und Sturm sind gleichzusetzen mit dem Element Luft, das wir zum Atmen, also Überleben brauchen. Unser Atem verbindet unseren inneren Körper mit der Außenwelt. Er spendet Energie und lässt uns mit dem Gegenüber kommunizieren. Ohne Luft keine Lebendigkeit. Wem vor Schreck der Atem stockt, verharrt bewegungslos. Fühlt man sich außer Atem, ist es momentan nicht möglich, den nächsten Schritt zu unternehmen, bis man wieder zu Atem kommt. Das freie und bewusste Atmen steht als Symbol für Lebenskraft und fröhliche Weiterentwicklung. Das Ein- und Ausatmen steht für den Ausgleich der Gegensätze, für seelisches und körperliches Gleichgewicht, den Wechsel der Jahreszeiten, lebendige Veränderungen, die zur Weiterentwicklung notwendig sind.

Lieber Oliver, dies soll lediglich ein kleines Beispiel veranschaulichen, wie man sich dem Namen einer Pflanze und deren Wirksamkeit über ihr Äußeres oder ihre Symbolik im Selbststudium annähern kann. Gewiss wird man auf verblüffende Übereinstimmungen stoßen, wenn man seine Studien später in Fachbüchern vergleicht. Keck wie der Sohn Huflattichblüte, der sich vor dem Vater Huflattichblatt aus dem Boden schlängelt, auf der Suche nach Neuheiten, die er später mit dem alten Wissen des Vaters sicher abgleichen wird.

JOHANNISKRAUT

hypericum perforatum

An Wegrändern, auf Ruderalflächen und Magerwiesen leuchtet im Sommer um die Johannizeit bis in den September hinein die *„Arnika der Nerven"* in goldgelben Trugdolden.

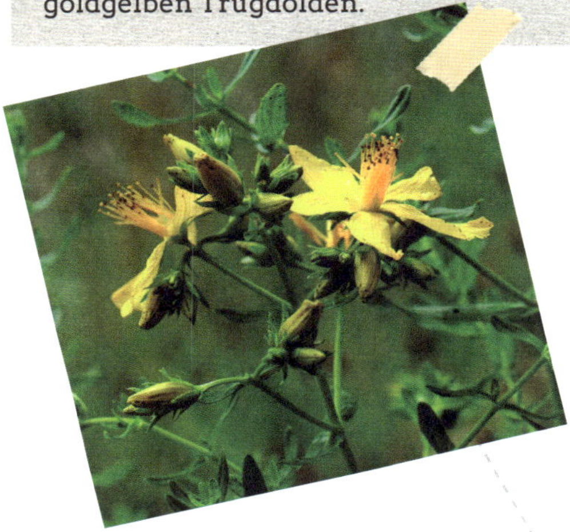

Ihr Erkennungsmerkmal sind die Öldrüsen in Form von kleinen schwarzen Pünktchen, die an Blüten- und Blattrand wie winzige Perforierungen einen Kranz bilden, die, ins Gegenlicht gehalten, durchlässig sind. Bei deren Zerreibung färben sich die Finger. Rot ist die Farbe des Hypericins, des hauptwirksamen Inhaltsstoffes der Staude. Neben dem kantigen Stängel und den Öldrüsen gelten als weiteres Erkennungsmerkmal die roten Samenkapseln, die bei Reife aufspringen und dunkelbraune Samen freilegen.

Die Sonnenpflanze für die Seele lindert unter anderem leichte bis mittlere depressive Episoden, beruhigt die Nerven und verhilft dadurch zum entspannten Schlaf, mildert Spannungskopfschmerzen, Erschöpfungszustände und Wetterfühligkeit.

Das äußerlich angewandte ***JOHANNISKRAUTÖL***, auch als Rotöl bekannt, hilft bei leichten Verbrennungen und Schnittwunden. Es ist einen Versuch wert, es ebenfalls bei Infektionen mit Herpesviren anzuwenden.

JOHANNIKRÄUTER

Zur Sommersonnwende, um den 21. Juni, zur Johannizeit, wenn die Sonne ihren höchsten Lauf und ihre stärkste Kraft erreicht hat, blühen sie: die Johannikräuter. Sie baden in der Sommerzeit, in der Wärme, im Licht und speichern die Kraft dieser Jahreszeit in ihrem Pflanzenkörper. Die Johannikräuter bilden einen heilwirksamen Reigen aus Johanniskraut, Schafgarbe, Arnika, Beifuß, Ringelblume, Eisenkraut, Kamille, Königskerze, Klette und Quendel. Zahlreiche weitere Kräuter reihen sich von Region zu Region in die Aufzählung ein. Ihnen schreibt man aufgrund ihres Vorrats an Sonnenenergie die höchste Heilkraft zu.

AUS OLIVERS KRÄUTERNOTIZBUCH

>> Schon in der vorchristlichen Zeit verehrten unsere Ahnen das Johanniskraut als Lichtbringer und Symbol für die Sonne. Geerntet wurde es zur Sommersonnenwende am 21. Juni. Mit der Christianisierung verschob sich die rituelle Bedeutung auf Johannes den Täufer.

>> Das Johanniskraut stellt uns seine vielen Talente und besonders seine „erhellende“ Fähigkeit gerne als Tee oder Tinktur zu Verfügung.

>> Es kräftigt empfindliche Haut, hilft bei juckenden Ekzemen sowie schlecht heilenden Wunden und pflegt trockene Haut.

>> Am bekanntesten und am tiefsten im Bewusstsein verwurzelt ist das Johanniskrautöl oder auch Rotöl genannt. So gehörte ein Fläschchen Rotöl in jede Hausapotheke.

>> Äußerlich als Wundöl oder bei leichten Verbrennungen und Sonnenbrand schworen noch unsere Großeltern auf die gute Wirkung.

>> Innerlich hilft das Johanniskraut bei Magen-Darmbeschwerden, vor allem bei sogenanntem Reizmagen soll es sehr hilfreich sein.

>> Beim Johanniskrautöl gibt es einen ganzen Komplex an wirksamen Inhaltsstoffen. Dazu zählt zum Beispiel Hyperforin, welches nicht nur für die antidepressiven Effekte von Johanniskraut verantwortlich ist, sondern auch abtötend auf Bakterien und Viren wirkt.

>> Wer einen guten Zugang zu Pflanzen hat und mit ihnen über ihre bloße Wirkung der Inhaltsstoffe hinaus Erfahrungen machen kann, wird das Johanniskraut lieben. Kaum eine andere Pflanze speichert so viel Licht der Sonne und gibt es bereitwillig an Bedürftige weiter.

>> Für die Zubereitung von Tee, Tinktur und Öl werden Blüten, Blätter und Knospen verwendet.

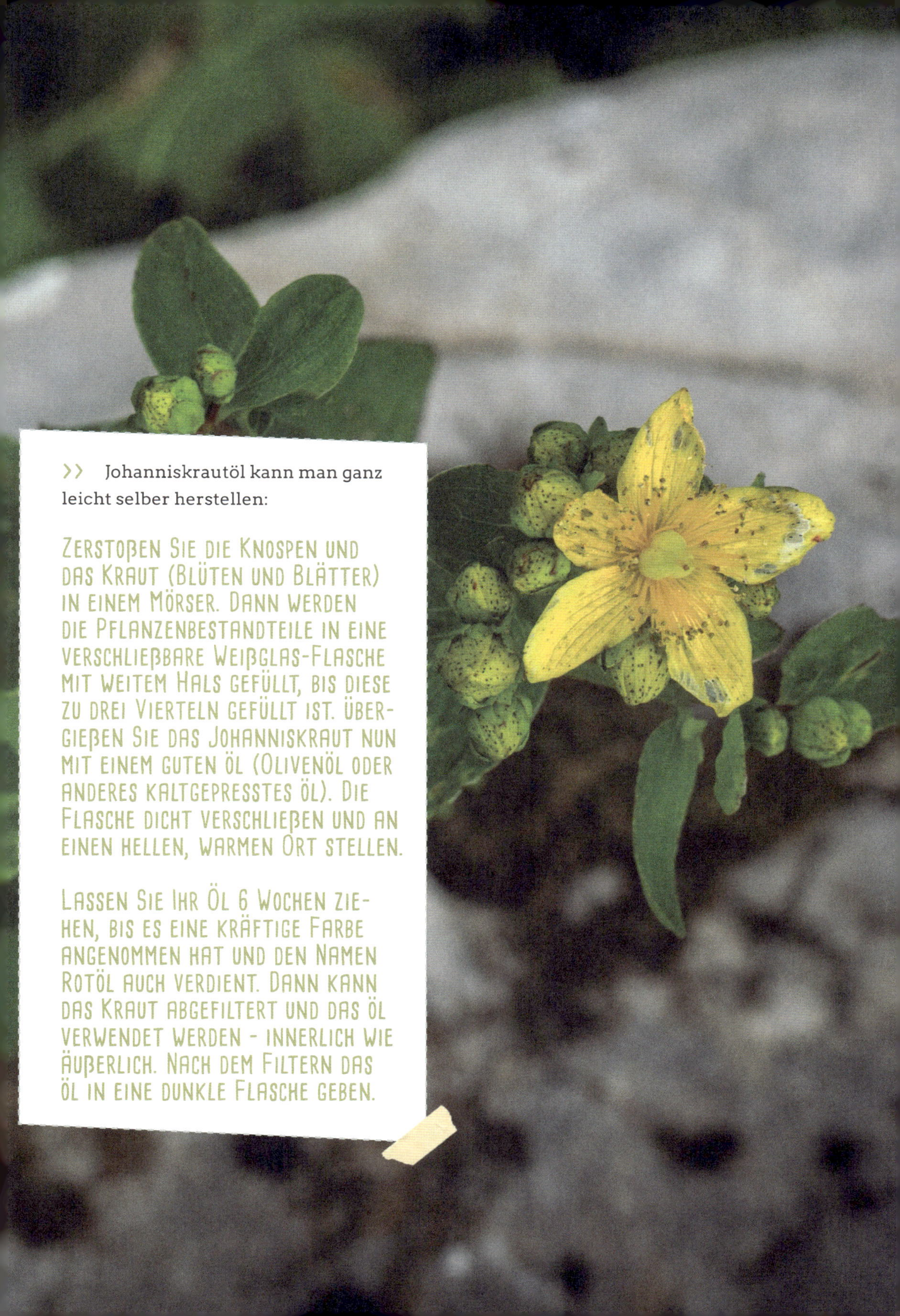

>> Johanniskrautöl kann man ganz leicht selber herstellen:

Zerstoßen Sie die Knospen und das Kraut (Blüten und Blätter) in einem Mörser. Dann werden die Pflanzenbestandteile in eine verschließbare Weißglas-Flasche mit weitem Hals gefüllt, bis diese zu drei Vierteln gefüllt ist. Übergießen Sie das Johanniskraut nun mit einem guten Öl (Olivenöl oder anderes kaltgepresstes Öl). Die Flasche dicht verschließen und an einen hellen, warmen Ort stellen.

Lassen Sie Ihr Öl 6 Wochen ziehen, bis es eine kräftige Farbe angenommen hat und den Namen Rotöl auch verdient. Dann kann das Kraut abgefiltert und das Öl verwendet werden – innerlich wie äußerlich. Nach dem Filtern das Öl in eine dunkle Flasche geben.

>> **Lieber Oliver,** besonders wohltuend an unserem heutigen Naturgang zur Sommersonnwende empfand ich das Spazierenführen unserer beider Gedanken. Dieses Mal nicht auf der Suche nach einer Pflanze machten wir uns in der Mittagshitze auf den Weg entlang steiniger Wege und Geröllflächen, die in Wald- und Wiesenränder mündeten. Und mit der wechselnden Landschaft veränderten sich auch Form und Farbe der Bilder, die während des Gehens in uns entstanden. Tiefer Austausch, ein freies Assoziieren wechselte mit befreiendem Lachen, Schauen löste das Hören ab, selbst ein Singen alter Wanderlieder floss einem von uns immer wieder über die Lippen. Es wurde gesagt, gefühlt und getan, was uns in den Sinn kam, unbewertet und dahinfließend, einströmend und ausatmend in die lebendige Wärme der Sommersonne auf ihrem höchsten Jahresstand.

Und dann stand es plötzlich vor uns. Als hätte es unsere Gedanken gehört, das *Albblut*, das *Hartheu*, der *Jageteufel*, der *Stolze Heinrich*, die *Arnika der Nerven*: Das *Johanniskraut*, das *Hypericum*, das den griechischen Begriffen hyper und eikon, übersetzt mit den Worten über und Bild, abgeleitet ist. Ich bin mir nicht sicher, wer zuerst an diesem Zwischenziel angelangte: die Pflanze, die uns über unsere inneren Bilder hinaushebt, sie, die unsere stillen Bilder in ihrer Wurzel hegt wie ein inneres Kind und sie dann durch ihren rötlichen Stängel hinauf in ihre goldenen reichblütigen Trugdolden betet der Sonne zur Lichttaufe entgegenhält, oder wir auf unserem Gedankenspaziergang. Ein Überbild, was auch immer dies für jeden einzelnen bedeutet, das uns über unsere inneren Bilder und Projektionen hinausheben möchte.

Da standen wir nun und staunten ob dieser Pflanze, die uns passenderweise im richtigen Moment zugefallen war. Ein Jageteufel, der es einst mutig selbst mit Dämonen auf sich nahm, deren Kraft nicht ausreichte, ihrem größten Pflanzenfeind mit Nadeln das Blattwerk zu durchlöchern und ihn somit in seiner Heilsamkeit zu bezwingen, das Albblut, das mit seinem blutroten Pflanzensaft auch Nachtalbe und Geister vertreiben kann, die Arnika der Nerven, die uns heilwirksam aus Stimmungsschwankungen, depressiven Episoden und Ängstlichkeit wieder zum Heinrich werden lässt, der hoch erhobenen Hauptes durchs Leben stolzieren kann.

Lieber Oliver, galten nicht in alten Zeiten bestimmte seelische Erkrankungen wie auch Depressionen als Dämonen? Als sogenannte Besetzungen? Denen der Jageteufel, unser Johanniskraut, Herr werden konnte? Und gehen

Stimmungsschwankungen, sofern nicht klinisch begründet, nicht unseren eigenen inneren Bildern, Vorstellungen und Wahrnehmungen voraus, wirken ein auf unsere Gefühlsklaviatur und lösen dann Traurigkeit, Verunsicherung, Ängstlichkeit, Schlafschwierigkeiten und Konzentrationsmangel aus? Um zu heilen, ist es für mich manchmal gar nicht nötig, die Pflanze zu pflücken.

» OFTMALS REICHT MIR AUS, SIE ZU BESUCHEN, MICH NEBEN SIE ZU SETZEN, DAS ALLTÄGLICHE UND VORDERGRÜNDIGE DENKEN ZUR SEITE STRÖMEN ZU LASSEN, ZUR RUHE ZU KOMMEN UND IHR VON INNEREN BILDERN, ZWEIFELN UND ÄNGSTEN ZU ERZÄHLEN. ABER AUCH VON TRÄUMEN, WÜNSCHEN UND WAHRNEHMUNGEN. »

Es ist auch eine schöne Begegnung mit sich selbst und der Pflanze, in dieser entspannenden Auszeit einmal nachzuspüren, wo im eigenen Körper die Angst, die Traurigkeit, die Unsicherheit spürbar ist. Sitzt sie vielleicht in den Unterarmen? In den Beinen? In der Bauchmitte? Hier darf man sich dann getragen fühlen, sicher und geborgen eingebettet in die Wurzel des Johanniskrauts und darum bitten, nun angenehme Bilder, die Umkehrversion der Ängste, Sorgen und der Traurigkeit genau an jene Körperstellen zu schicken und sie heil zu streicheln. Diese sogenannten Heilbilder sorgen mit einiger Übung für neue Kraft und neuen Lebensmut, frischen Lebenssaft, der durch die Adern fließt, rot wie das Hypericin.

Bei der Pflanzenbetrachtung fällt das Bestimmungsmerkmal des Echten Johanniskrauts direkt ins Auge, nämlich die Öffnungen der Öldrüsen auf den Blüten und dem Blattwerk. Dieses Öl, das Hypericin, besitzt die Fähigkeit, die Innen- und Außenwände unserer Seele auszukleiden, sie vor Außenreizen zu schützen und sie mit ihrer roten Farbe zu wärmen. Dicht an dicht sitzen die kleinen gelben Sonnen auf ihren Scheindolden, speichern das Sonnenlicht des Mittsommers in einer gelben Wolke von Blütenköpfen, unterstützt und optisch getragen vom Blattmeer in glücklich machendem Grün. Nach und nach öffnen sich immer weitere kleine Sonnen, als höre der Zyklus von Werden und Vergehen, Fröhlichkeit und Traurigkeit niemals auf. Alte Blüten werden durch neue abgelöst in ihrer unaufhörlichen Tätigkeit, Sonnenlicht und Lebensfreude zu speichern.

Die schwarzen Flecken auf den kleinen Sonnen, die unsere dunklen Flecken auf der lebensunmutigen Seele bildhaft darstellen, verwandeln sich in Gutes: das heilsame Rotöl. Während bei der Einnahme von Johanniskraut lichtempfindlichen Menschen ein Zuviel an Sonne nicht zuträglich ist, löscht das Rotöl kleinere Hautverbrennungen. Es heilt, wo das Leben karg ist. Und wahrscheinlich blüht es auch deshalb am liebsten auf Ruderalflächen auf.

Zu dieser Gegensätzlichkeit möchte ich sagen:

» **DAS JOHANNISKRAUT** GIBT VON AUSSEN DORT, WO ZU WENIG UND NIMMT GLEICHZEITIG DORT, WO EIN ÜBERSCHUSS LEBT. «

Es ist also auch ein Schwellenkraut, das uns hilft, Übergänge von der einen in die andere Lebenssituation zu meistern, auch in den Wechseljahren. Nicht nur einen Zauber zur Beschwörung von Gewitter sehe ich in folgendem Spruch, sondern seinen Charakter als eines der Bettstrohkräuter, die nicht nur im Wochenbett oder zur Geburt, sondern im ganzen Lebenszyklus einer Frau hilfreich sind: *„Ist denn keine einzig Frau, die da weiß von Hartenau?"*

Weiter zum Gewitter: Bei Wetterfühligkeit ordnet es uns wieder ein in den Lauf der Natur, in Sturm und Regen im Sommer und in die Dunkelheit des Winters, wenn wir uns im Herausfallen aus dem Gewünschten oder Gewohnten nicht zurechtfinden.

Lieber Oliver, Johanniskraut ist für mich die sonnigste Pflanze der einheimischen Pflanzenwelt. Zu den Sonnwendkräutern zählend speichert sie in ihren Zellen die Wärme und die Intensität der Sonne auf ihrem höchsten Stand im Jahreslauf. Zu diesem Zeitpunkt sammle ich das blühende Kraut, um mit seiner Unterstützung meinen Weg durch die dunkle Jahreshälfte zu erleuchten. Sicher hast Du für unsere werte Leserschaft einige Rezepte aus Deiner Veredelungsküche notiert.

ZUM TEETRINKEN

Jedes Land hat seine kleine Teezeremonie. Viele Rituale des Genießens eines mit Kräutern aromatisierten heißen oder kalten Wassers haben sich heute überschnitten. Aber allen ist eines gemeinsam: Die Stärkung mit einem Heiltee geschieht in Ruhe und Rückzug, Konzentration und Achtsamkeit. Ein heilkräftiges Heißgetränk wird in unserer Kultur normalerweise im Turnus von drei Mal täglicher Einnahme verschrieben. Man trinkt ihn morgens auf nüchternen Magen, eine Stunde vor dem Mittagessen und die letzte Tasse kurz vor dem Schlafengehen über eine Zeitspanne von sechs Wochen.

Warum eigentlich? Gemäß dem natürlichen Biorhythmus steht der Mensch mit dem nautischen Sonnenaufgang, also wenn das erste schwache Sonnenlicht am Horizont erscheint auf. Dies ist die Zeit, in der die Erde ausatmet, gähnt und sich dem neuen Tag entgegenreckt. Für uns Menschen steht zu diesem Zeitpunkt alles noch in den Anfängen, gleich dem Zeitpunkt der Geburt. Der Geist ist noch unbelastet, die Tageserlebnisse warten von einem geweckt zu werden. Der Körper ist maximal erholt und aufnahmebereit. Zu dieser Zeit nimmt man die erste Tasse Tee ein.

Zur Mittagszeit, wenn die erste Tageshälfte die Schwelle zur zweiten überschreitet, erwacht im Körper und Geist das Bedürfnis kurz auszuruhen und Kraft für die Aufgaben am Nachmittag zu sammeln. Der Mittag unterteilt den Tag in der Mitte in zwei Hälften. Eine angenehme Zeit, um in Ruhe und Entspannung die zweite Tasse Heiltee zu sich zu nehmen.

Den Feierabend leitet entweder die natürliche Dämmerung oder die persönliche Tageskonstitution ein. Die Ruhe, die allmählich in der Natur einkehrt, um sich auf die Nacht vorzubereiten, nimmt auch in unserem Inneren Platz. Das Tagwerk ist erledigt. Was heute nicht mehr erfüllbar ist, darf man getrost auf morgen verschieben. Denn morgen ist die Zeit nach der Nachtruhe, wenn wir frisch und erholt uns wieder in den Lebenskreis einfügen können. Jeder Mensch genießt ein Abendritual, sei es das Essen mit der Familie oder ein ruhiges Abendessen mit sich alleine. Ein Spaziergang vor dem Schlafengehen, ein angenehmes Buch, das einen mit guten Gefühlen in die Nacht entlässt.

Nach diesem Ritual nimmt man kurz vor dem Zubettgehen die dritte und letzte Tasse Heiltee ein. Der Körper findet nun im Schlaf ausreichend Zeit und Ruhe, um die Heilkräfte wirken zu lassen. Ich halte es für ratsam, einmal auszuprobieren, den Tee genau an die zu heilende Stelle zu schlucken. Ich gebe zu, es bedarf ein wenig an Übung, die Flüssigkeit bis zu den müden Füßen hinunter, dem rasenden Herz in die Mitte oder den Stirnkopfschmerzen hinaufzuschlucken. Man kann es erproben, indem man sich zum Beispiel eine Thymian- oder Pfefferminztee zubereitet, etwa einen Tee mit starken ätherischen Ölen, die auf die Atmungsorgane einwirken, und beobachtet, was im Hals- oder Brustbereich passiert, was der Tee im Magen auslöst. Und so kann man sich immer weiter in Richtung der zu behandelnden Körperregion schluckweise nähern, um die Wirkung des jeweiligen Krautes nicht nur in Kopf, Seele und Herzen, sondern auch im Wissen abzuspeichern.

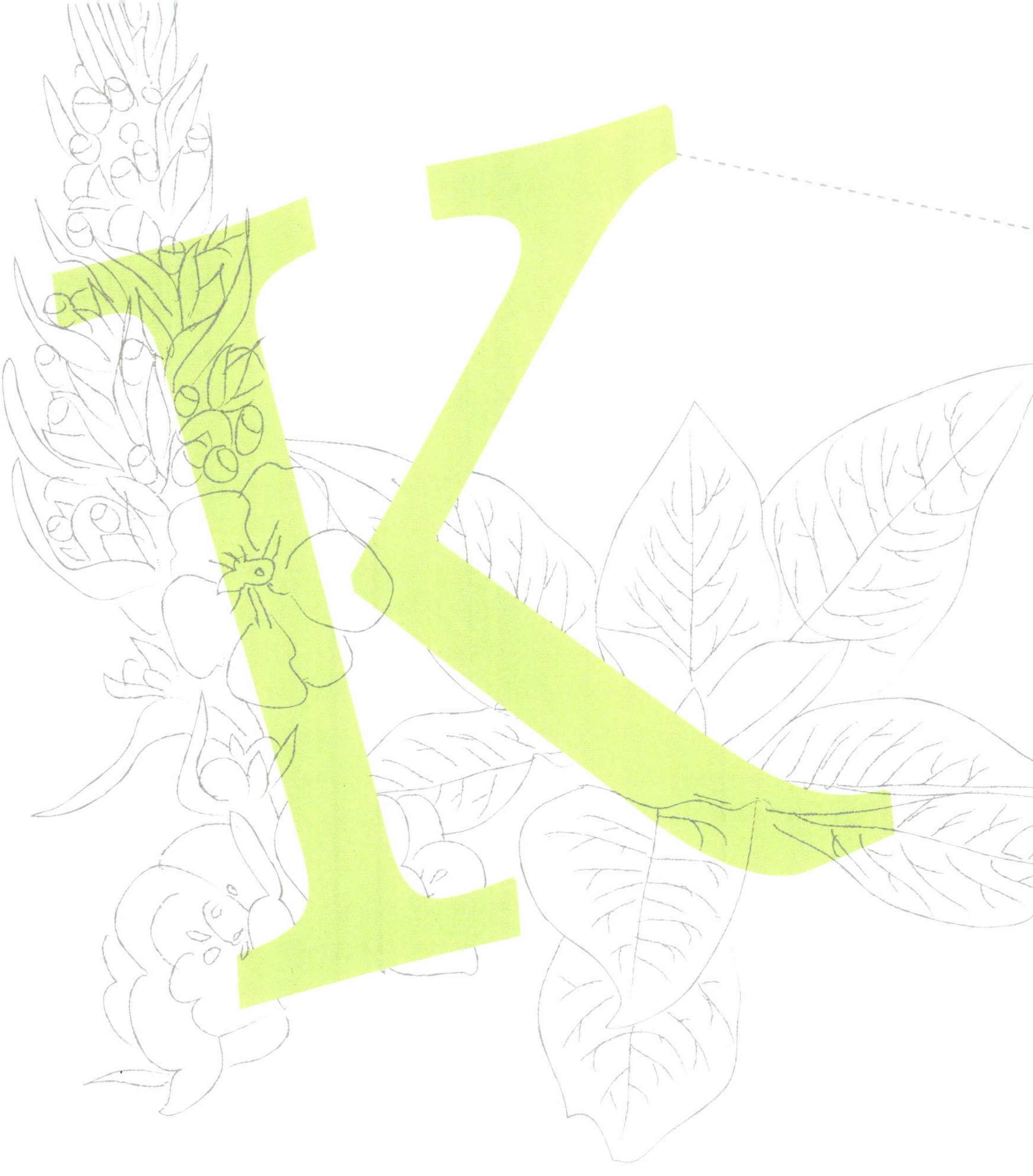

KÖNIGSKERZEN

Verbascum

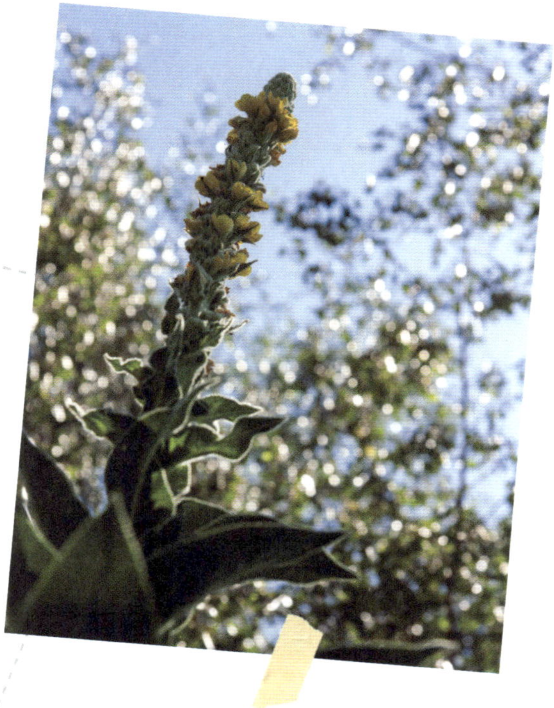

Die Gattung der **KÖNIGSKERZEN** umfasst etwa 300 Arten und die meisten davon werden als Heilpflanzen verwendet.

Man findet die **KÖNIGSKERZE** zerstreut in sonnigen Unkrautfluren, an Schuttplätzen, Wegrändern, Dämmen und Kiesgruben. Sie bevorzugt trockene, meist kalkhaltige Böden.

Die **KÖNIGSKERZE** wächst als überwinternd grüne, zweijährige krautige Pflanze. Im ersten Jahr ist die Blattrosette mit den filzig dicken Blättern zu sehen, im zweiten Jahr erst bildet sie den Blütenstand aus.

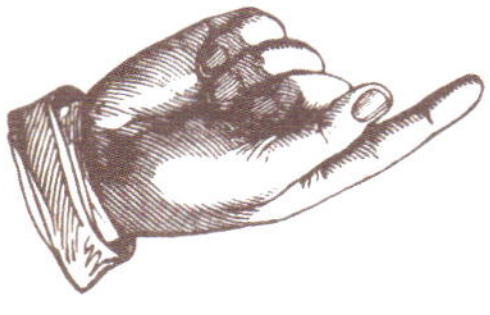

Sie erreicht Wuchshöhen von meist 50 bis 120 und manchmal bis zu 300 Zentimeter. Sie blüht nur einmal, die Pflanze stirbt dann ab. Die Blüten stehen in einem endständigen langen Blütenstand zusammen und blühen von Juni bis September von unten nach oben allmählich auf.

Ihren Namen hat die **KÖNIGSKERZE** aufgrund ihrer majestätischen Erscheinung und ihrer früheren Verwendung. So wurden die Stängel in Wachs, Öl oder Harz getaucht und als Fackeln genutzt.
Sie wurde früher auch *Herba lucernaria* (Lampenkraut) genannt.

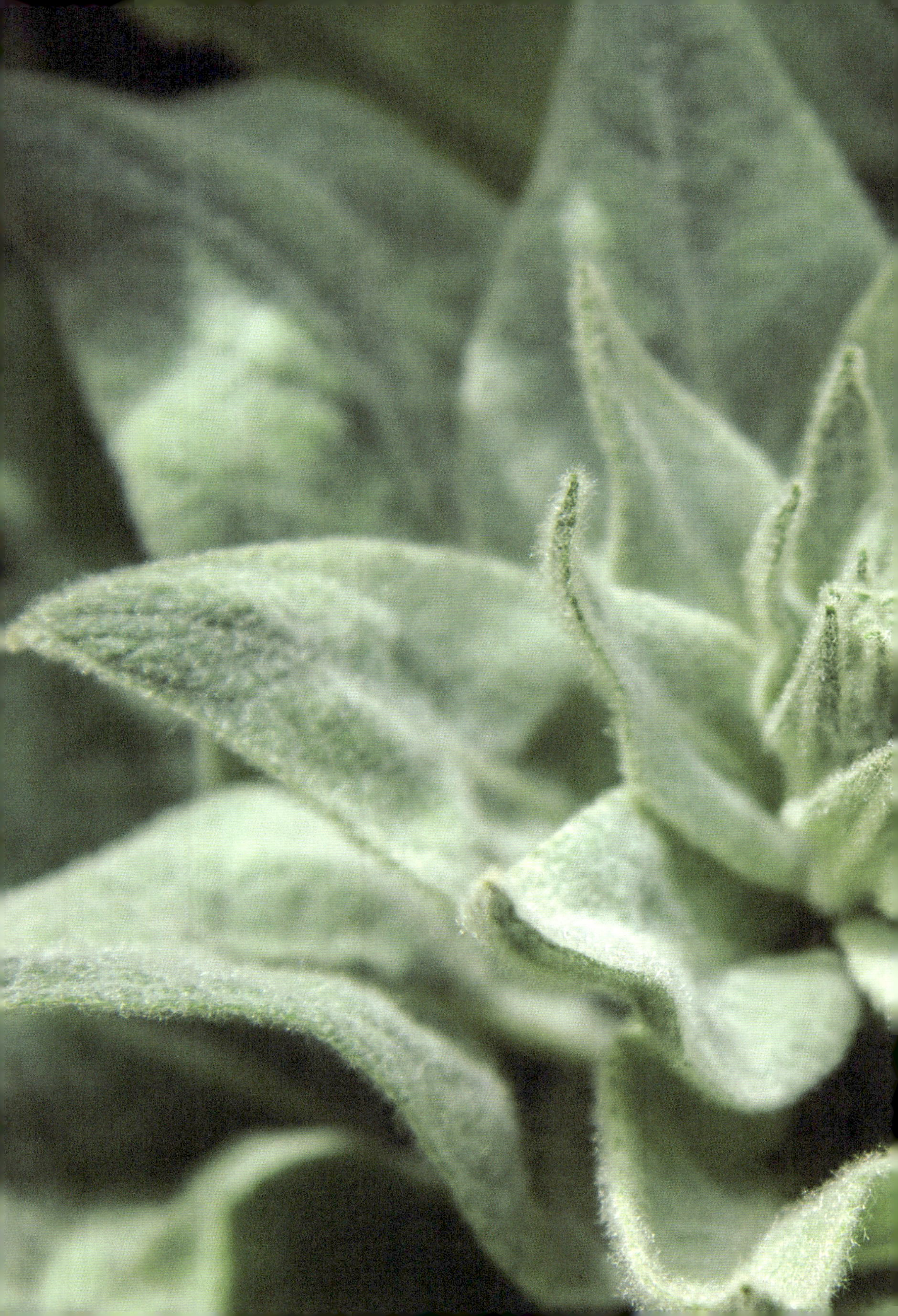

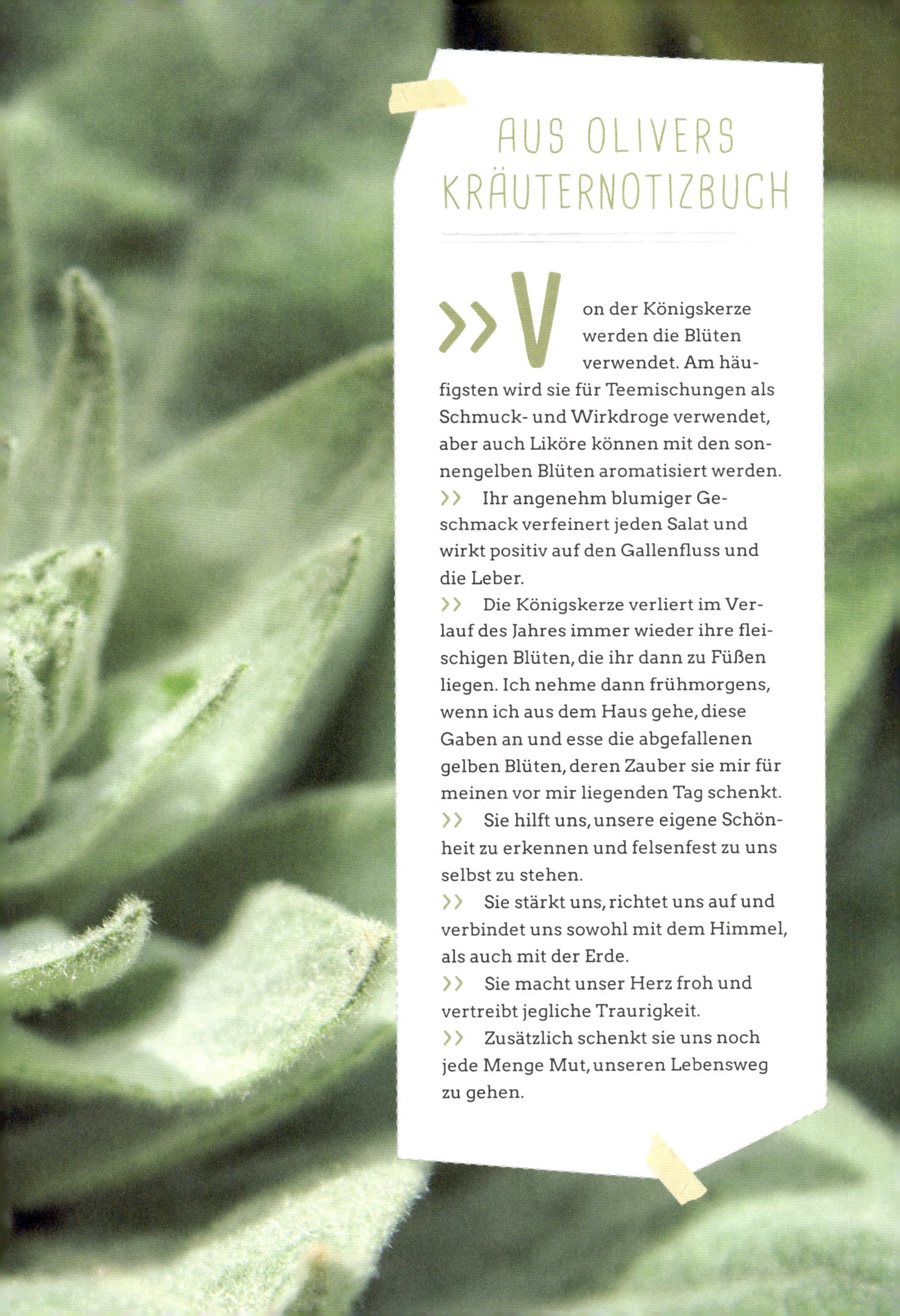

AUS OLIVERS KRÄUTERNOTIZBUCH

» Von der Königskerze werden die Blüten verwendet. Am häufigsten wird sie für Teemischungen als Schmuck- und Wirkdroge verwendet, aber auch Liköre können mit den sonnengelben Blüten aromatisiert werden.

» Ihr angenehm blumiger Geschmack verfeinert jeden Salat und wirkt positiv auf den Gallenfluss und die Leber.

» Die Königskerze verliert im Verlauf des Jahres immer wieder ihre fleischigen Blüten, die ihr dann zu Füßen liegen. Ich nehme dann frühmorgens, wenn ich aus dem Haus gehe, diese Gaben an und esse die abgefallenen gelben Blüten, deren Zauber sie mir für meinen vor mir liegenden Tag schenkt.

» Sie hilft uns, unsere eigene Schönheit zu erkennen und felsenfest zu uns selbst zu stehen.

» Sie stärkt uns, richtet uns auf und verbindet uns sowohl mit dem Himmel, als auch mit der Erde.

» Sie macht unser Herz froh und vertreibt jegliche Traurigkeit.

» Zusätzlich schenkt sie uns noch jede Menge Mut, unseren Lebensweg zu gehen.

>> ***Lieber Oliver,*** dass man anhand der Menge an Baumfrüchten die Hitzeintensität des letztjährigen Sommers ableiten kann, dessen sind sich viele Menschen bewusst, die mit der Natur leben. Dass aber die Königskerze auch *Wetterkerze* genannt wird, und warum, das wissen die wenigsten.

Die Schwalben fliegen tief, es schließen sich die Blütenkelche, die Kondensstreifen im Himmel verflüchtigen sich nur langsam, die Vögel beenden ihren Gesang, keine Falter sind mehr unterwegs, das Vieh wird unruhig, um die Sonne wird es diesig und sie geht orangefarben unter. Die Meteo Computer können diese Schlechtwetteranzeichen nicht sehen, sie berechnen lediglich Statistiken. Das Wetter zu mathematisieren, davon hatten unsere Vorfahren nur recht geringe Kenntnisse. Sie orientierten sich an obigen Beobachtungen, zogen zu Rate, mit dem sie lebten und was sie aus Erfahrung kannten, darauf war Verlass.

Bergbauern, deren Überleben im Winter auch vom Holzvorrat abhing, zeichneten den Verlauf des Blühvorganges ihrer Wetterkerzen auf. Der Blütenkolben symbolisiert die komplette schneefähige Zeit. Das untere Ende bildet den Spätherbst, in der Mitte liegt die Wintersonnwende und an der Spitze das Ende des Winters. Die Bergbauern interpretierten minutiös, wo die Heilpflanze nun kräftiger blüht. In diesem Zeitraum wird es eine dem Blütenstand entsprechende Menge Schnee geben. Ließ die Wetterkerze ihren Blütenstand aus, wurde weniger Holz gefällt. Kein Schnee war angezeigt.

>> ABER AUCH ZUR ALLTÄGLICHEN WETTERPROGNOSE LEISTET ***DIE KÖNIGSKERZE*** *WERTVOLLE DIENSTE: NEIGT SICH DER BLÜTENKOLBEN NACH OSTEN, DARF MAN SCHÖNES WETTER ERWARTEN. NEIGT ER SICH NACH WESTEN, WERDEN REGEN UND STURM AUFKOMMEN. >>*

Um die Königskerze ranken sich zahlreiche Mythen und Sagen, die ihr auch ihre Beinamen wie beispielsweise *Unholdskerze*, *Winterblom* oder *Donnerkerze* gaben. Mehrheitlich haben allerdings Menschen, die nahe an der Wildnis lebten, sie als Gesamtbild der Natur angesehen.

Und, lieber Oliver, glaube es oder nicht: Eine Wetterprognose gibt mir meine Königskerze seit diesem Jahr, in dem ich das alte Wissen „Wetterlesen" zum ersten Mal ausprobiere, treffsicher. Nun will ich schauen, wie es sich mit dem Schnee verhält.

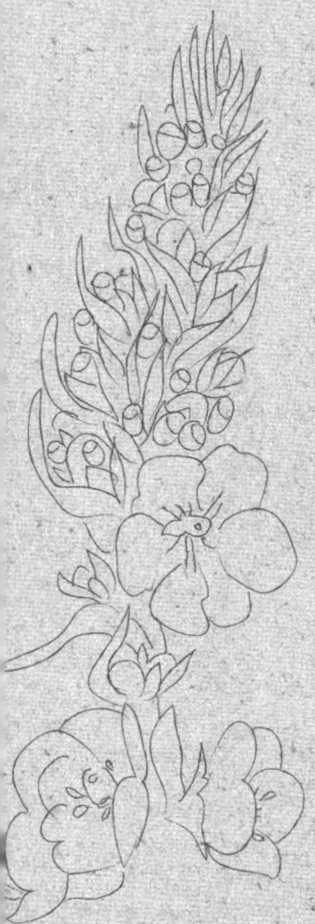

Aber nicht nur für den Winter spielt der Himmelbrand, wie man die Kerze auch benennt, eine Rolle. Im Sommer ragt sie flammend-gelb als Mittelpunkt des Kräuterbuschens zu Maria Himmelfahrt aus dem gebundenen Strauß, zum Beginn des Frauendreißigers, dem Höhepunkt der Kräutersammelzeit im Jahresverlauf. Der Marien-Segensspruch *„Unsere Liebe Frau geht über das Land und trägt den Himmelbrand in ihrer Hand"*, weist bereits auf die Wirksamkeit der Johannikräuter hin, zu der die Fackelbraut auch zählt.

Eines der Hauptmerkmale ist ihre stimmungsaufhellende Wirkung. Die Königskerze ordne ich jenen Menschen zu, die aufgrund eines traumatischen Verlustes ihrer aufrechten Haltung dem Leben gegenüber Melancholie empfinden. Sich der Königskerze bildhaft anzunähern, bedeutet, sich seiner ganzen Größe wieder bewusst zu werden, die Seele von den Fußspitzen bis zum Scheitel wieder in den eigenen Körper einzupassen. Sie unterstützt die eigene Fackel, das persönliche Zepter wieder stolz und sichtbar nach außen tragen zu können. Sie hilft, wieder einen aufrechten Gang auf dem Weg durchs Leben zu finden und andere Menschen an der eigenen Wärme teilhaben zu lassen.

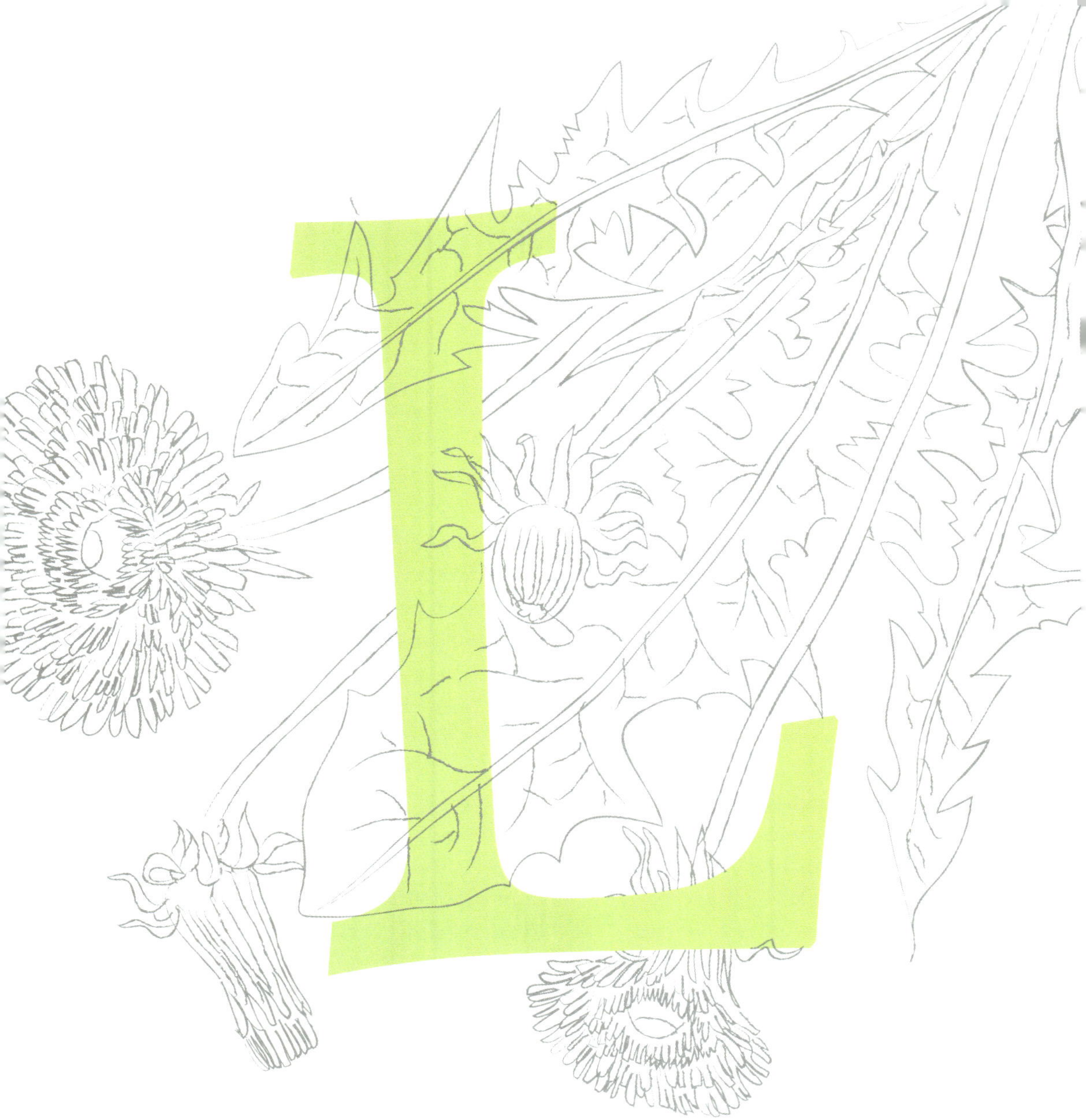

LÖWENZAHN

Taraxacum officinalis

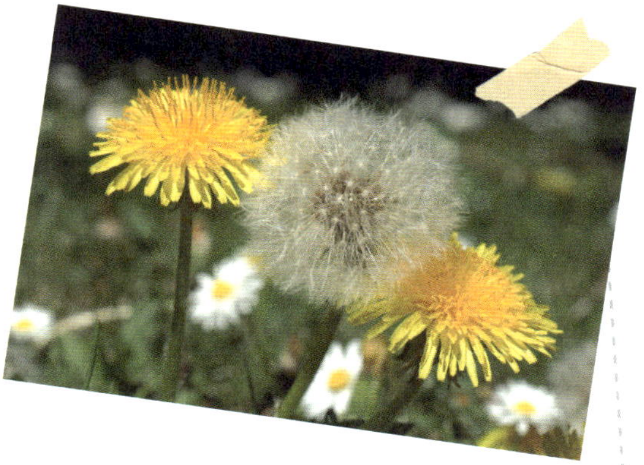

Der ***LÖWENZAHN*** ist eine Pflanze mit vielfältigem Äußeren. Je nach Standort und dortigem Klima bildet er in einer Grundrosette eher spitze oder breite, aber stets tief eingeschnittene, gelappte Blätter aus.

Seine Korbblüten bestehen aus 200 bis 500 kleinen Zungen und sitzen einzeln auf dem kahlen, milchsafthaltigen Stängel.

Mit seinen grundlegenden Inhaltsstoffen wie Bitterstoffe, Vitaminen, Mineralien, Schleimstoffen, Inulin und Flavonoiden wirkt er innerlich gegen Appetitlosigkeit, Beschwerden im Verdauungsapparat und generell als Tonikum.

Durch seine Anregung des Stoffwechsels lindert er die Symptome rheumatischer und arthrotischer Erkrankungen.

Als Durchspülungspflanze mildert er Hauterkrankungen, hilft bei Unpässlichkeiten der Harnwege oder beugt diesen vor.

Als Frühjahrskur ist sein tonisch wirkender Charakter zu loben. Wie seine zahlreichen Achänen im Hochsommer, seine Samenschirmchen, schickt er Frühjahrsmüdigkeit in den Winter zurück und schenkt uns Kraft und Vitalität für die sonnige Jahreszeit.

So wie er sogar mit seiner Pfahlwurzel Asphalt zu durchbrechen vermag, sieht man ihn als eine der stärksten Pflanzen zur Unterstützung der Lebenskraft. Generell gelten steinbrechende Pflanzen auch als Steinbrecher im Körper.

Zur phytotherapeutischen Anwendung benutzt man die ganze Pflanze. Dass der ***LÖWENZAHN*** immer schon eine hohe Wertschätzung genoss, ist an seinem Artnamen *(Epitheton) „officinalis"* abzulesen, was soviel bedeutet wie: *"als Arzneimittel verwendet, für medizinische Zwecke geeignet"*.

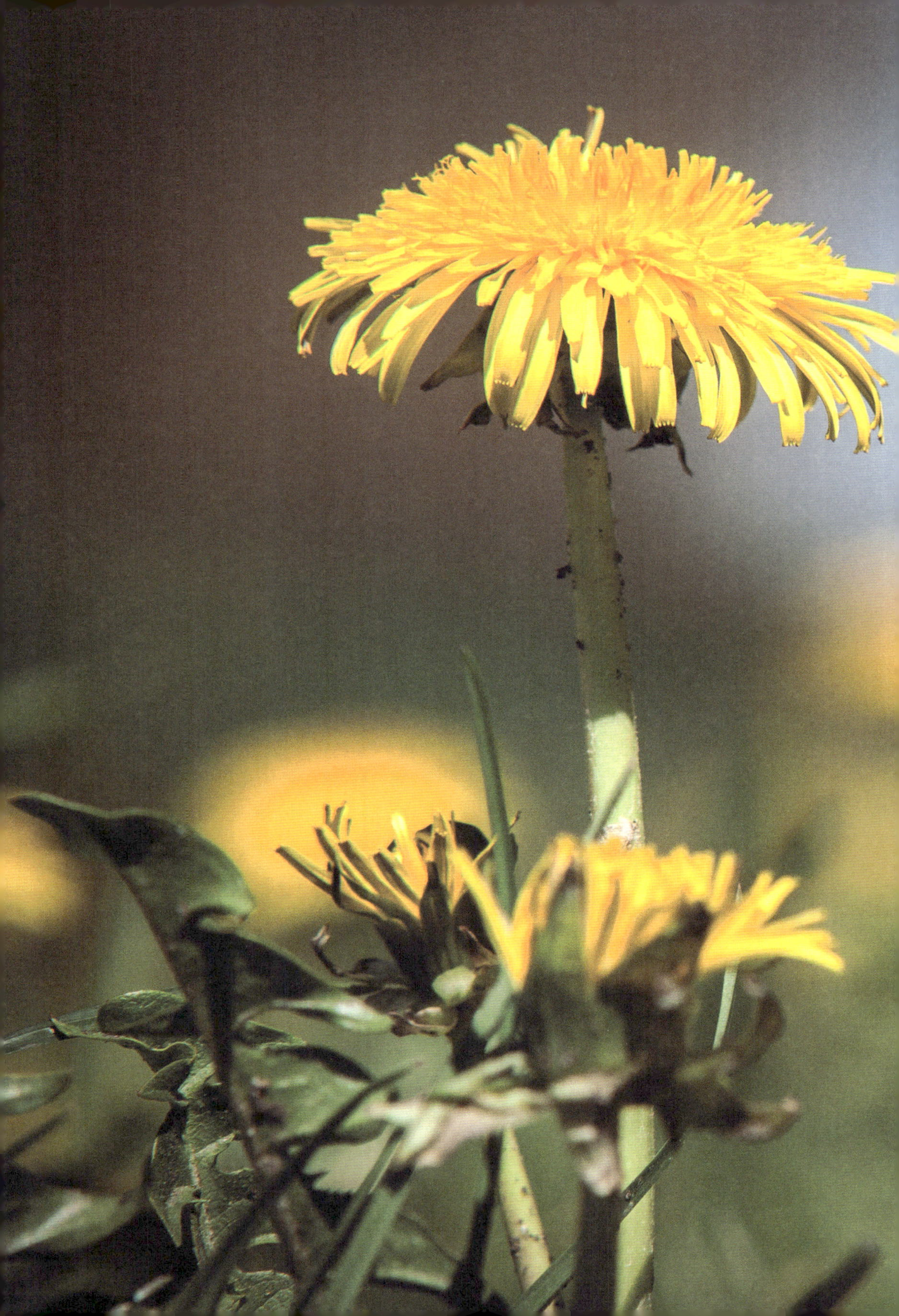

AUS OLIVERS KRÄUTERNOTIZBUCH

» Der Löwenzahn als Salat dürfte fast allen bekannt sein. Seine geschmackvollen, leicht bitteren Blätter sind im jungen Stadium im Frühling am zartesten. Aber auch die schon etwas älteren Blätter können verarbeitet werden. Diese werden in dünne Streifen geschnitten und mit anderen Blattsalaten gemischt verwendet.

» Uns hat man als Kinder noch beigebracht, dass die weiße Milch vom Löwenzahn giftig ist. Woher dieser sehr weit verbreitete Irrtum herrührt, ist mir nicht bekannt. Fakt ist: Die ganze Pflanze ist essbar, von der Wurzel bis zur Blüte.

» Die geschlossenen Blütenköpfe können als Kapern eingelegt werden.

» Die intensiv gelb leuchtenden geöffneten Blüten werden zu Blütensirup, Likör oder Schichthonig veredelt.

» Sogar die hohlen Stängel können roh geknabbert werden.

» Die fleischige Pfahlwurzel ist ein schmackhaftes Gemüse und gilt als wahres Aufbau-Tonikum. Sie sollte bei sämtlichen Schwächezuständen eingesetzt werden, um den Körper wieder in Schwung zu bringen.

» Die Löwenzahnwurzel stärkt die Nieren, die Leber, die Bauchspeicheldrüse, die Milz, den Darm und den Magen und hilft zudem, Giftstoffe aus dem Körper zu entfernen.

» Die gesamte Pflanze ist bekannt für ihren positiven Einfluss auf sämtliche Organe, die an der Verdauung beteiligt sind. So steigert Löwenzahn die Magensaftsekretion, wirkt appetitanregend und krampflösend.

» In älteren Büchern findet man gelegentlich die Zubereitung der Wurzel zu Kaffeeersatz. Dabei werden die Wurzeln geröstet und dann gemahlen.

» Weiters soll die getrocknete Löwenzahnwurzel hilfreich bei der Raucher-Entwöhnung sein:

IMMER WENN EINEN DIE LUST AUF EINE ZIGARETTE PLAGT, AUF EINER GETROCKNETEN WURZEL KAUEN.

>> ***Lieber Oliver,*** hast Du gewusst, dass die biblische Maria, als sie ihrer Cousine Elisabeth von ihrer Empfängnis erzählte, als Beweis ihrer Jungfräulichkeit einen Tropfen Menstruationsblut auf einen Löwenzahn fallen ließ? Oder dass es in der christlichen Mythologie die kleinen Schirmchen der Pusteblume sind, die sogenannten Achänen, die die biblische Lehre über das Land verbreiten? Im beginnenden 15. Jahrhundert fehlte auf kaum einem mittelalterlichen Tafelbild der Löwenzahn in der Nähe der dargestellten Maria.

So nutzten wir die Zeit, als wir in der Wiese vor Deinem Garten Löwenzahn für Deine Veredelungsküche sammelten, und ich durfte Dir erzählen, woher diese Mythen der sogenannten Marienpflanzen rühren.

Als die einstige Verehrung der Muttergottheiten und den Naturreligionen vom damals aufkommenden christlichen Glauben adaptiert und dessen Philosophie angepasst wurde, verband sich die Göttlichkeit und dessen Darstellung in Naturbildern in der christlichen Muttergöttin Maria als Mittlerin zwischen Himmel und Erde.

Mehrheitlich bekannt ist noch heute die kirchliche Kräutersegnung zu Maria Himmelfahrt. Dieser Feiertag fällt genau auf den Beginn der Zeitspanne des Frauendreißigers zwischen dem 15. August und dem 8. September, der Hochzeit des Kräutersammelns. Kräuterbuschen, zusammengesetzt aus der durch alte Zahlenmagie berechnete Anzahl an genau definierten Heilkräutern, werden gebunden, geweiht und im Herrgottswinkel oder einem anderen favorisierten Platz im Haus als Kräuterapotheke und Räucherwerk für die Winterzeit getrocknet und aufbewahrt. Grundbestandteil dieser Buschen mit der Königskerze in der Mitte, bilden zum Beispiel Johanniskraut, Beifuß, Schafgarbe, Rainfarn, Baldrian, Dost, Quendel, Wermut, Labkraut, Ringelblume und Wegwarte. Der Buschen setzt sich regional unterschiedlich zusammen. Allen Pflanzen gemeinsam ist jedoch ihre hohe Wirksamkeit bei Frauenleiden und Frauenthemen. Und beinahe alle Pflanzen aus den Buschen fanden in früherer Zeit ihre Verwendung als Marienbettstroh und wurden Frauen zur Erleichterung der Geburt und zur Regeneration ins Wochenbett gelegt. So manches Kraut wurde allerdings - ebenfalls ein Frauenthema - auch gut versteckt im Buschen an die Nachbarin, Schwester oder Freundin weitergegeben, um ihr zum Beispiel Abhilfe bei einer unerwünschten Schwangerschaft zu leisten oder um einer solchen vorzubeugen. Eine folgenschwere Sünde zu christlicher Zeit, sowohl die Weitergabe des Krautes als auch dessen Anwendung. Blumensprache einmal anders! Viele Frauen wussten auch in feindseligen Zeiten sich untereinander zu helfen und zu kommunizieren.

Während nun aber das Kräuterwissen mehr und mehr von Kirche und Wissenschaft verdrängt werden sollte, blühte die christliche Symbolik in der Natur auf. Bestimmten Pflanzen wurden über Farbe, Form und Aufbau marienähnliche Attribute zugeordnet wie Reinheit, Schönheit, Jungfräulichkeit und vereinten fortan Kunstgeschichte, Medizin, Botanik und Religion. Ganze Bücher könnte man über die Symbolik der Marienpflanzen schreiben, lieber Oliver. Deshalb dies nur in Kürze. Wie in der Leidensgeschichte der Maria oder auch in der vielfältigen Erscheinungsform der Muttergöttin, existiert auch der Löwenzahn in mehrfacher Gestalt.

Verpflanzt man einen Löwenzahn aus unserem Ländle nach oben zu Dir auf den Berg, wird er sein Äußeres als Schutz gegen die Klimaveränderung seiner Umgebung anpassen. Er wird sehr spitze Blätter entwickeln und seine Zähne schärfen. Setzt man ihn wieder an seinen ursprünglichen Ort zurück, wird er seine ursprüngliche Form mit großen, lappigen Blättern wieder annehmen. Ob man sich wohl deshalb zu alten Zeiten den Körper mit Löwenzahn einrieb, um überall gerne gesehen zu sein? Sozusagen um die Charaktereigenschaft seiner Anpassungsfähigkeit zu adaptieren?

» SO SEHE ICH **DEN LÖWENZAHN** *ALS GEEIGNET FÜR MENSCHEN, DIE NOCH ODER WIEDER NACH IHREM STANDORT IM LEBEN SUCHEN. «*

Als eine Pflanze für Abschied und Neubeginn, an deren Achänen man seine Träume, Wünsche und Gedanken hängen und wegziehen lassen kann, um sich überraschen zu lassen, wo man landen wird. Und dort kann man mit der Kraft des Löwenzahns sichergehen, den richtigen Weg am neuen Ort einzuschlagen, um dann neue, tiefe Pfahlwurzeln auszutreiben, die Halt geben. Dies auch gerade für Frauen in Wechselsituationen, an Lebensstationen, mit der Hilfe der Göttin. Gleich welcher.

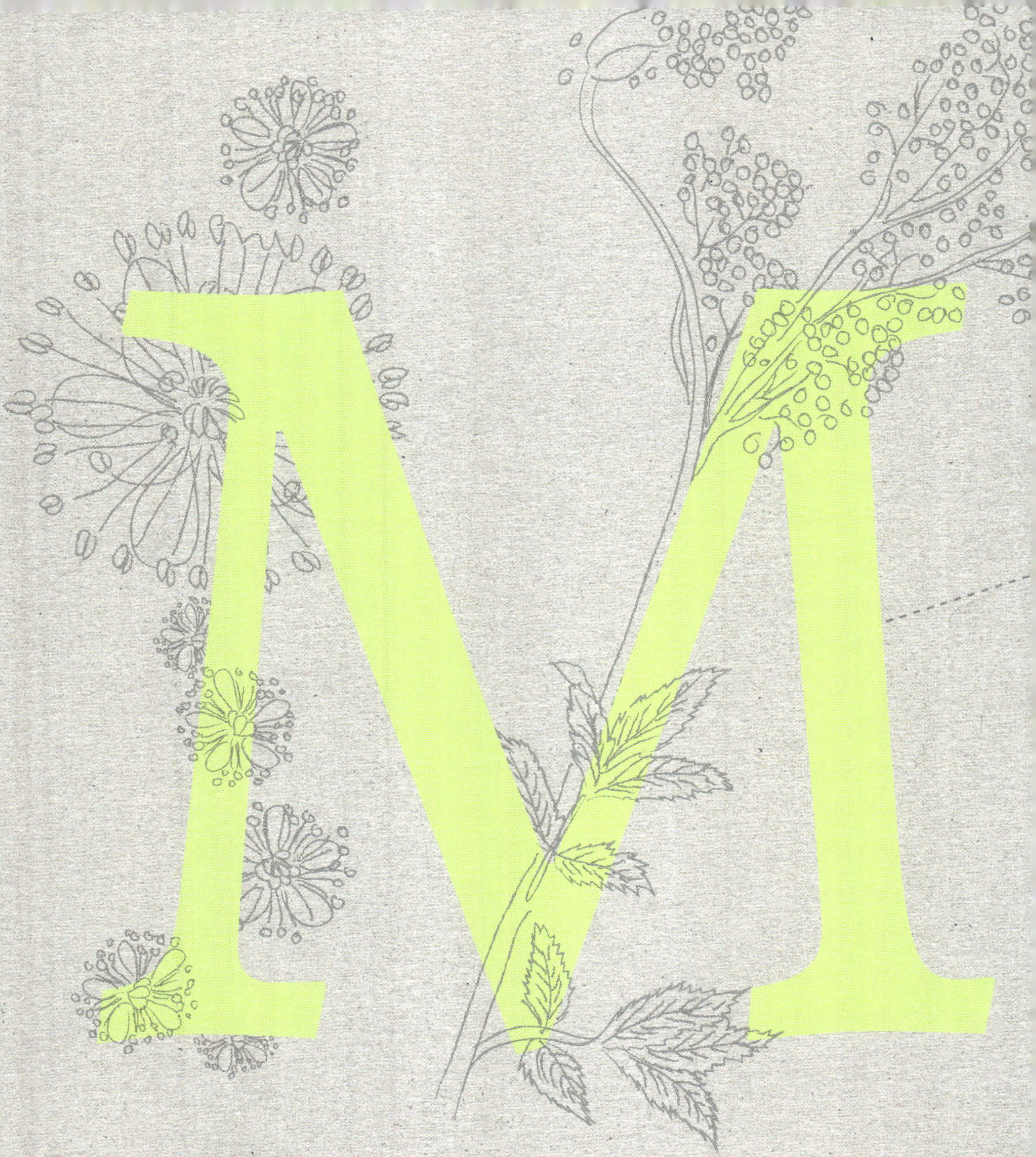

ECHTES MÄDESÜSS

Filipendula ulmaria

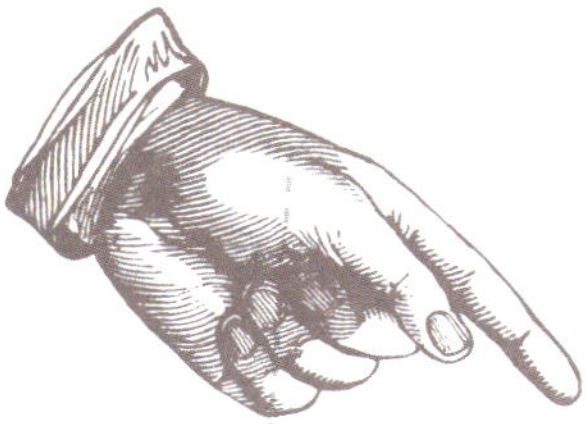

Das ***MÄDESÜSS*** gehört zur Familie der Rosengewächse und ist eine mehrjährige, winterharte und krautige Staude.

So filigran ihre weißen bis cremefarbenen Schirmrispen anmuten, so kräftig wirkt ihr kahler und kantiger Stängel, an dem größere und kleinere dreilappige Fiederblättchen wechselständig entlangwachsen. An Wassergräben, Bächen und nur selten gemähten Feuchtwiesen, ihrem bevorzugten Lebensraum, wächst sie hinauf in eine Höhe von 50 Zentimetern bis hin zu zwei Metern.

Im Vorarlberger Ländle begleiten ihre Blüten und ihr bittermandel-, honig- bis vanilleartiger, beinahe medizinisch anmutender Duft besonders im Rheintal und dem gesamten Riedgebiet die Monate Mai bis August.

Im Oberschwabenländle lässt sie sich beinahe an allen Bächen und Gräben nieder und gehört zum typischen Sommerkleid der Natur, weit bis in den September hinein. Auch die Bienen lieben den Duft. Und so reibt mancher Imker seine Stöcke mit dem Kraut aus, um seine Völker zur Heimkehr zu animieren.

Mehrere Überlieferungen erzählen von der Namensgebung des ***MÄDESÜSS***. Die Wortteile Mäde und süß sollen nicht allein die olfaktorische Erinnerung verliebter junger Männer an ihre Auserwählte beschreiben. Eher bezieht sich das *„Mäde"* auf ein Getränk, dem Met, auch Honigwein genannt, dem unsere Vorfahren mit dem Kraut eine süßliche Würze verliehen. Fiel bei der Mahd, der auch so genannten Mähde der Wiesen, das ***MÄDESÜSS*** zu Boden und welkte, verbreitete sich der süßliche Geruch der ätherischen Öle des Krautes mit dem warmen Sommerwind.

Die englische Bezeichnung *meadowsweet* ist dieser Version entlehnt. Der botanische Name *Filipendula ulmaria* bedeutet übersetzt das ulmenähnliche Fadenpendel. Und dieses ist das charakteristische Merkmal des ***ECHTEN MÄDESÜSS***, im Gegensatz zum ***KLEINEN MÄDESÜSS***.

Ein Wurzelfaden ist mit einem Wurzelknöllchen verbunden, was an das Aussehen eines Fadenpendels erinnert. *Ulmaria* bezeichnet die Blätter der Pflanze, die in ihrer Form und Äderung an das Laub der Ulmen erinnern. In manchen Gegenden der beiden Ländle ist das ***MÄDESÜSS*** auch als *Spirea*, *Spierkraut* oder *Spiere* bekannt. Und tatsächlich lautet die veraltete botanische Bezeichnung *Spirea ulmaria*.

Wurde doch aus dem in der Blüte in höherer Dosis als dem Blatt enthaltenen Salicylsäure im Labor das Medikament Aspirin gewonnen. Der Buchstabe A steht hier für die pharmazeutische Titulierung. Für magenempfindliche Menschen gilt das ***MÄDESÜSS*** als das gesündere Aspirin. Die enthaltenen Gerbsäuren verbessern die Magenverträglichkeit, wenn man es zur Schmerzlinderung oder als entzündungshemmendes und fiebersenkendes Mittel zur Vorbeugung oder als Unterstützung bei grippalen Infekten einnimmt.

Blutreinigend und durchspülend wirkt es durch die Erhöhung der Harnmenge. Menschen mit einer Empfindlichkeit gegenüber Salicylsäure sollten das Kraut nur unter Absprache mit dem Arzt einnehmen.

HEILWIRKUNG UND ABERGLAUBE

Besieht man die Wirkungsweise der einzelnen Pflanzen und betrachtet die Mythen und Märchen, die sich um sie ranken, wird man mit etwas Phantasie den Ursprung vieler Aberglauben rund um unsere Heilpflanzen erkennen. Als giftig deklarierte Pflanzen wurden häufig in Grenzzaubern angewendet. Im Sympathiezauber finden sich häufig Wurzeln wieder. Und jeder sekundäre Inhaltsstoff lässt sich mit etwas Fingerspitzengefühl auf seine Wirkung auf Geist und Seele zurückvollziehen.

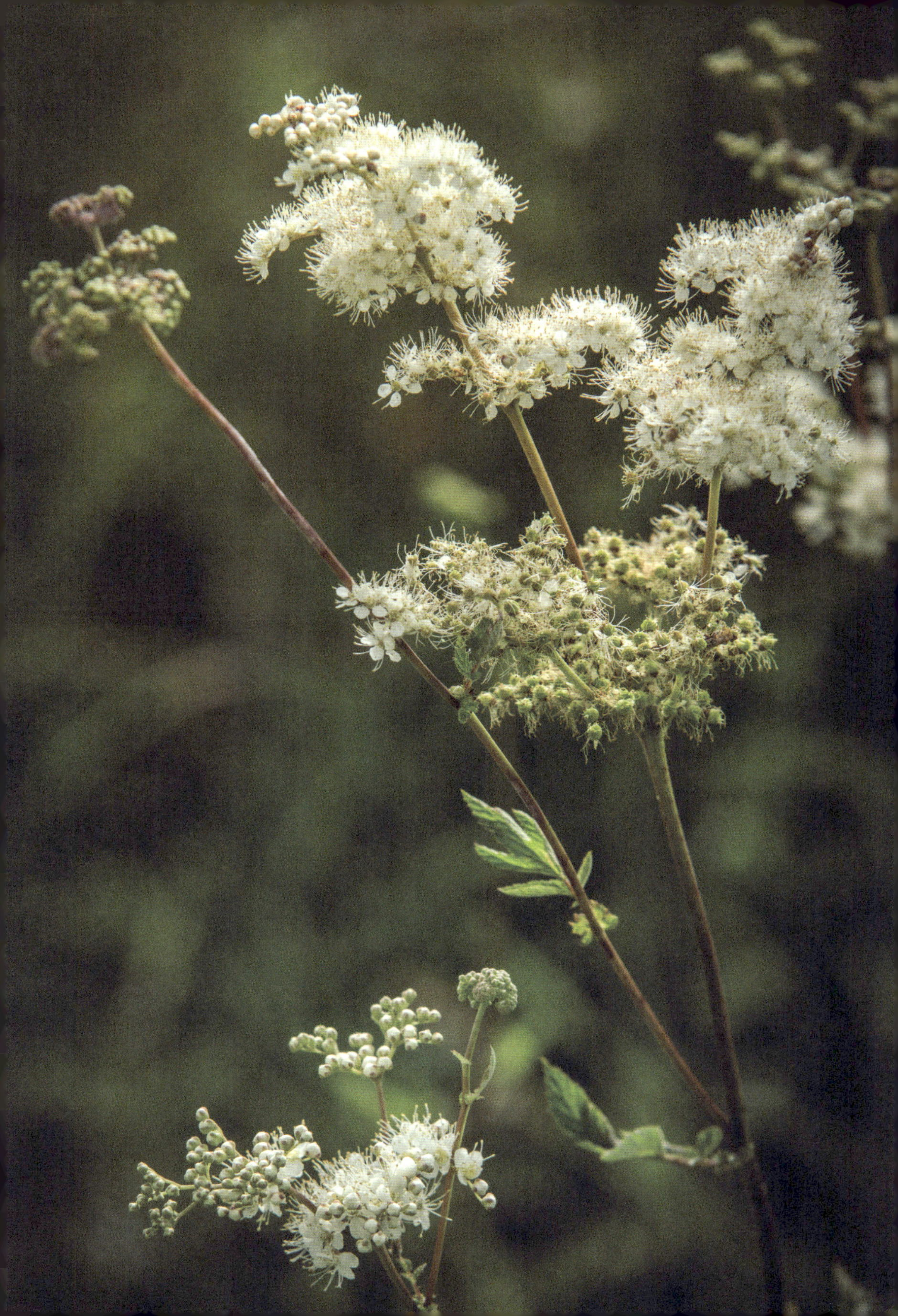

AUS OLIVERS KRÄUTERNOTIZBUCH

» Erwischt Sie eine Sommergrippe oder eine Unterkühlung in der warmen Jahreszeit, so lindert ein Tee aus Blüte und Blatt nicht nur die gängigen Symptome wie Kopf- und Gliederschmerzen, Abgeschlagenheit und bleischwere Mattheit, sondern bringt auch ins Haus, von was man aufgrund der Erkrankung nun einige Zeit pausieren muss: die Wärme und den Duft des Sommers.

» Für eine Teemischung nimmt man etwa fünf Mal so viele Blüten wie Blätter des Mädesüß. Im Sommer möchte man auch bei einer Erkältung den Tee nicht allzu heiß trinken und die Sommerpflanze Mädesüß ist dazu geradezu geeignet. Die ätherischen Öle des frischen Krautes würden sich bei einem Aufguss über 30 °C verflüchtigen, daher wird der Tee mit kaltem – maximal handwarmem – Wasser für etwa 20 Minuten angesetzt.

» Für den Wintervorrat können das Kraut, Blüten und Blätter getrocknet werden. Beim getrockneten Mädesüß, das alleine oder als Mischung mit anderen Kräutern verwendet wird, übergieße ich es jedoch mit heißem Wasser. Hierbei reichen dann etwa fünf Minuten zum Ziehen.

» Für beide Varianten, Kalt- oder Heißwasser-Aufguss, bietet sich die Unterstützung von frischem Ingwer an.

ZWEI, DREI SCHEIBEN VON DER FRISCHEN WURZEL DÜNN GESCHNITTEN, MIT DEM MÄDESÜß VEREINT, ERGEBEN EINEN AUFGUSS, DER KEIN BISSCHEN AN EINE MEDIZIN ERINNERT, SONDERN EHER DAS POTENZIAL ZU EINEM KULTGETRÄNK HAT.

Ingwer ist ein bewährter Magenschmeichler, der Bauch und Gemüt schnell wieder zu bester Laune bringen kann.

» Ein Mädesüß-Sirup mit Wasser oder Soda aufgespritzt, mit etwas Zitrone oder einem Blatt Basilikum wirkt nicht nur vorbeugend gegen Infektionserkrankungen, sondern schickt

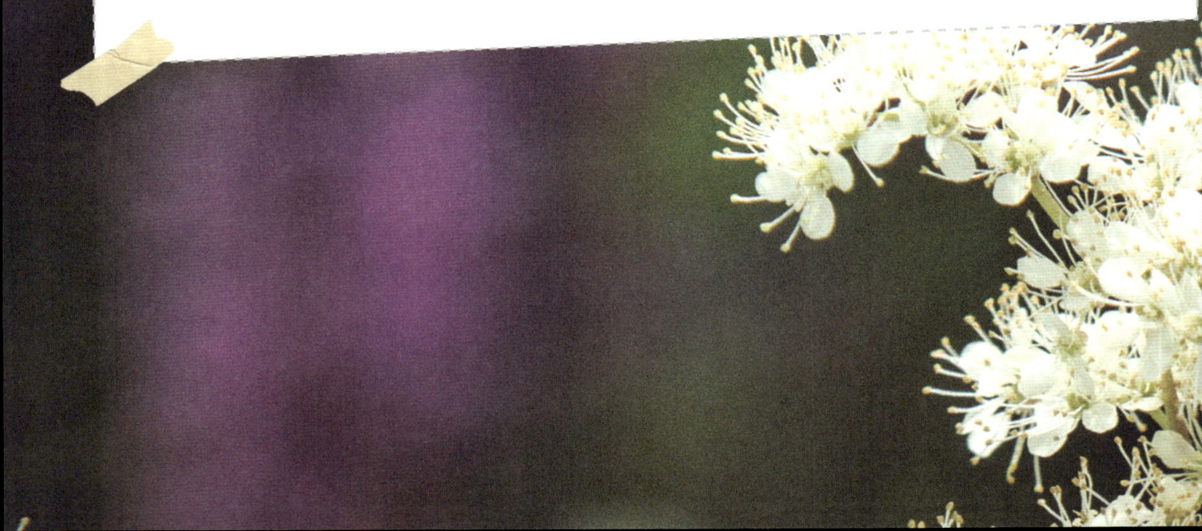

einen genussvoll mitten in die Sommerfrische hinein. Außerdem hat der Saft dieselben positiven Eigenschaften wie der Tee.

FÜR DIE HERSTELLUNG DES SIRUPS NEHMEN SIE DIE FRISCHEN BLÜTEN UND ETWAS INGWER-WURZEL IN DÜNNE SCHEIBEN GESCHNITTEN. DAS GEFÄß ETWA BIS ZUR HÄLFTE LOCKER MIT BLÜTEN FÜLLEN UND INGWER NACH EIGENEM GESCHMACK BEIMENGEN. WASSER-ZUCKER-GEMISCH DAZUGEBEN, SODASS DAS GEFÄß GANZ GEFÜLLT IST. 48 STUNDEN IM KÜHLEN ZIEHEN LASSEN. ABSEIHEN UND IN GRÜNDLICH GESÄUBERTE FLASCHEN FÜLLEN.

>> Mädesüß wurde in alten Zeiten gerne zum Würzen von Met, Bier und Wein verwendet. Was früher gut war, darf auch heute gemacht werden. Wer gerne experimentiert, hat mit dem Mädesüß ein dankbares Kräutlein, das sehr vielseitig seine Talente zeigen kann.

>> Ich verwende die Blüten oder den Sirup zum Würzen von Marmeladen, Gelees, Likören und generell spendet das Mädesüß ihren Duft und fein süßlichen Geschmack gerne vielerlei Süßspeisen.

>> Als ob all diese vielen uns dienenden Eigenschaften des Mädesüß nicht genügen würden, zeigt es uns noch ein Talent über die Küche und die Hausapotheke hinaus. Die getrockneten Blüten und speziell die winterstehenden Restsamen an den verzweigten Stängeln sind eine perfekte Miniatur von einem Laubbaum im Winterkleid. Faszinierend, wie vieles in der Natur seinen Zusammenhang findet. Gekonnt spielt die „Trockenblume" mit dem Goldenen Schnitt und schenkt so dem Architekten und Hobby-Modellbauer eine in ihren Proportionen identische Verkleinerung eines Baumes. So erhalten Architektur- und Eisenbahnmodelle eine harmonische naturidente Bepflanzung.

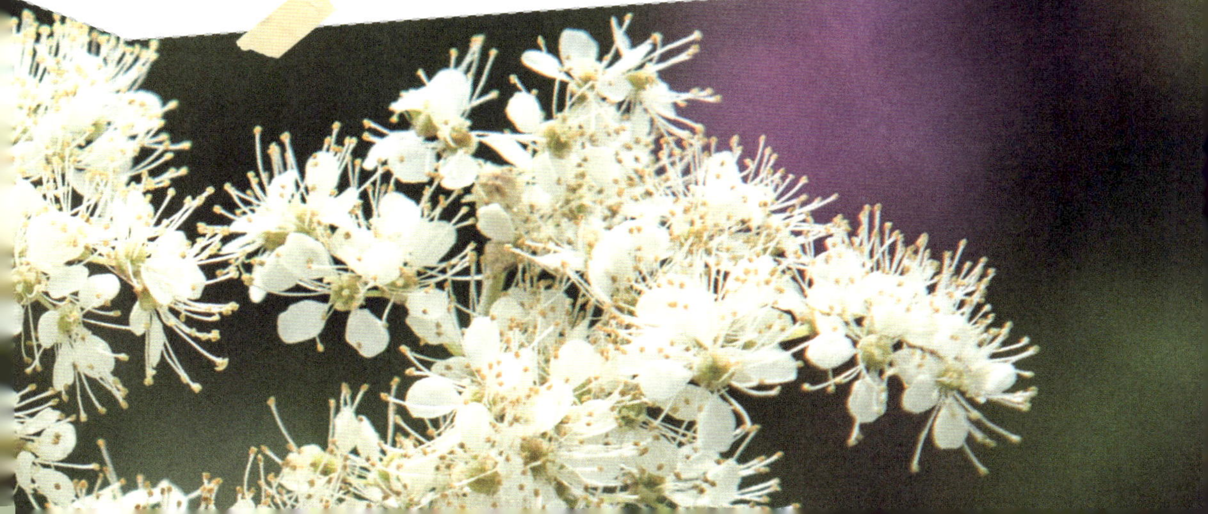

>> ***Lieber Oliver,*** schön war es gestern mit Dir, auf unserem Naturgang zum Besuch des Mädesüß zu seiner Hochblüte entlang Bachläufen und auf feuchten Wiesen im Oberschwabenländle. So viel hast Du mir wieder aus Deinem reichen Erfahrungsschatz der Veredelung unserer Heilkräuter in die Hände und Gedanken gelegt, dass ich Dir versprechen musste, Dir von meinen Begegnungen mit der Bacholde, der Wiesenkönigin, der Spirea, wie sie bei uns auch liebevoll bezeichnet wird, brieflich zu erzählen.

Weißt Du, dass der Ursprung der Bezeichnung des Medikaments Aspirin den leicht spiralig, vom griechischen Wort *speira* abgeleitet, gewundenen Früchten des Echten Mädesüß entspringt? Nimmt der Wind bei uns im Ländle gegen Sommerende und zu Beginn des Herbstes zu, setzen sich diese Nüsschen auf dessen Rücken und lassen sich von ihm auf seinem ebenfalls spiralförmigen Flug in die dunkle Jahreszeit tragen. Wer von ihnen den Aufsprung dieses Vorboten der Winterstürme verpasst hat, beendet seinen Sommer, indem er sich vom Bach zu seinen Füßen, dessen spiralförmig fließenden Wasser zu seinem neuen Zuhause in den Winterschlaf fließen lässt. Die verbliebenen Früchte halten sich im Fell der Wildtiere fest und lassen sich überraschen, wohin ihr Reisegefährte sie führt. Einige kecke Samen möchten ihren Winter allerdings bei ihrer Mutterpflanze verbringen. Sie sind sogenannte Wintersteher und warten auf ihrem Sommerthron, dem Stängel, auf den nächsten Frühling.

*>> AUCH, WENN SICH SPIRALFÖRMIGES WACHSTUM IN VIELFACHER FORM IN ETLICHEN WEITEREN PFLANZEN UNSERER HEIMAT FINDET, GILT **DAS MÄDESÜSS** FÜR MICH PERSÖNLICH ALS DIE SPIRALIGSTE PFLANZE ÜBERHAUPT, ALS INBEGRIFF DER WESENHAFTIGKEIT EINER SPIRALE. >>*

Wohl galt sie dies auch bereits in früheren Zeiten. Denn zu besonderen Hochtagen sowie zu Hochzeiten wanden Frauen der Braut oder der gefeierten Person girlandenförmige Kränze aus dem Echten Mädesüß, die um Kopf oder Bauch getragen wurden und Glück verheißen sollten.

Und wer sich in alten Zeiten bereits dem heute sogenannten meditativen Putzen der Wohnräume zugetan fühlte, warf das Mädesüß zur Desinfektion und Beduftung nicht einfach unsystematisch auf den Boden, sondern streute das blühende Kraut rhythmisch und spiralförmig zur Segnung und energetischen Reinigung durch alle Räume, bevor es nach seiner Trocknung am Abend wiederum in Spiralen aus dem Haus gefegt wurde. Mit ihm flog nicht nur Schmutz und im Haushalt lästiges Kleingeziefer, das sich vom betörenden Duft der Spirea angezogen fühlte, sondern auch Altes, Unnützes, Negatives, böse Worte und Streitigkeiten durch die Haustür nach draußen in die Ewigkeit. Und die Ewigkeit verläuft spiralförmig.

Lieber Oliver, kennst Du die Symbolik der Spirale? Kurzgesagt bildet die Spiralform seit Anbeginn der Menschheit wohl ganz urtypische Lebensgesetze in all ihrer Gegensätzlichkeit nach, wie etwa das Insichgekehrtsein und das Nachaußenkommen, das Werden und Vergehen, Frau und Mann, Geburt und Tod und Wiedergeburt, das Erleben einer Herausforderung und das Lösen dieser Anspannung und Entspannung. Ob wir die Spirale nach rechts oder nach links drehen, ob wir ein Labyrinth von innen nach außen oder umgekehrt begehen, sie weist uns stets darauf hin: Wohin wir uns bewegen, das vertiefen wir, und es liegt unserer eigenen Entscheidung zugrunde, welche Richtung wir wählen. Auch sind aus keltischen und germanischen Siedlungen Feldspiralen bekannt, die man zur Herbsttagundnachtgleiche kultisch nutzte, ungefähr zur Reife der spiralförmigen Frucht des Mädesüß.

Nicht zuletzt fand man bereits unter Höhlenzeichnungen Spiralen, die Ebbe und Flut, also ebenfalls zwei natürliche, lebenswichtige Gegensätze, darstellen.

Dies lässt mich an das Mädesüß in der Signaturenlehre als dem Mond zugeordnete Pflanze denken, der den Kalender der Gezeiten schreibt. Die Mondpflanzen stehen, gleich ob Frau oder Mann, für unsere weibliche Seite, unser Unbewusstes, unsere eigene Nacht. Sie stehen für unsere Träume, für die tieferen Empfindungsschichten unserer Seele, auch unsere Schattenseiten. So hilft uns das Mädesüß, sich am Abend geborgen in die Sichel des Mondes zu kuscheln, um am nächsten Morgen wieder ausgeruht und erholt über die Füße im nährenden Bachboden lebensspendenden Trank aufzunehmen, der uns erlaubt, die Herausforderungen des Lebens ausgeglichen zu meistern. Gleichzeitig heilen Mondpflanzen aber auch auf eine sehr weibliche und mütterliche Art: subtil und authentisch, tröstend und lindernd, ganzheitlich einhüllend und ausgleichend. Wer schon einmal in einem eiskalten Sommerbach stand und den weichen Schlick oder die massierenden Flusskieselsteinchen unter seinen Füßen und zwischen den Zehen bewusst wahrgenommen hat, hat erfahren, was das Mädesüß lehrt: In Wirbeln, Spiralen, Labyrinthen des Lebens, im Bach als Wasser symbolisiert, sich auf den Boden zu konzentrieren und dort Halt zu finden.

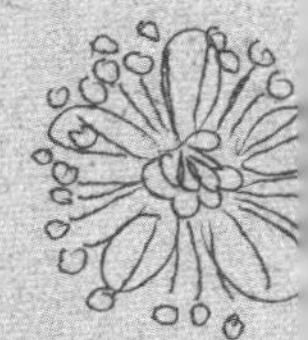

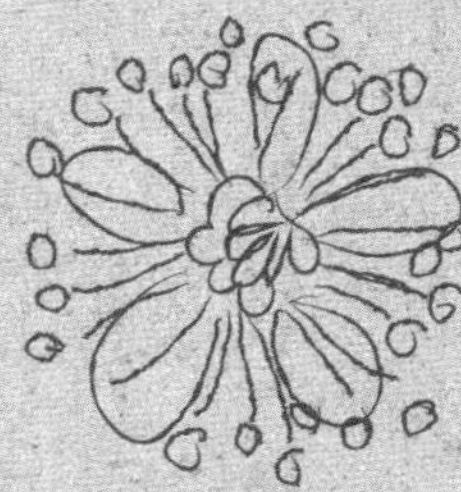

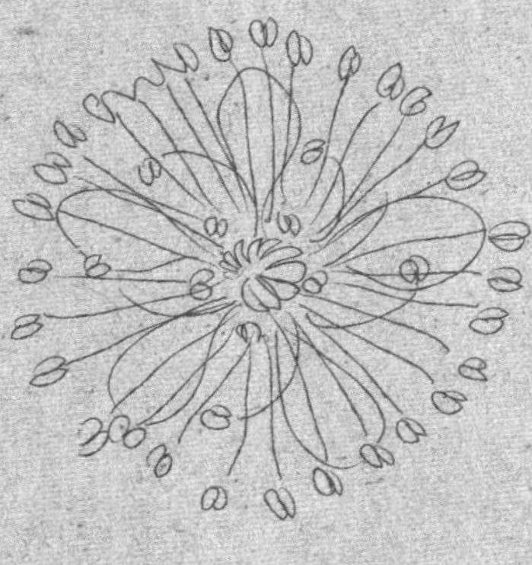

Lieber Oliver, sprachen wir gestern nicht über den Volksnamen Bacholde, die Holde des Baches, ähnlich dem Holunder dem Holder, der Holden? Auf den ersten Blick ähnelt die Blüte der Spiera tatsächlich jener des Baumes der Göttin Holle. Und von dieser wiederum spricht die Mythologie als Urmutter, treusorgende und mahnende, schützende und bestrafende, streitbare und friedenstiftende. Wie das Symbol der Spirale lehrt auch sie uns, sich zu entscheiden. Um einen Weg einzuschlagen, braucht es Klarheit des Geistes, Aufmerksamkeit, Achtsamkeit, Selbstvertrauen, etwas humorvolles Durchsetzungsvermögen und einen möglichst positiv zielgerichteten Blick.

Und das lehrt uns das Mädesüß. Die Holle, die Mondfrau, reicht uns ein Sträußchen davon.

KRÄUTERBUSCHEN BINDEN

Vielerorts werden Mitte August zu Maria Himmelfahrt Kräuterbuschen gebunden, in der Kirche zur Segnung vor den Altar gelegt und anschließend im Herrgottswinkel aufbewahrt. Dieser Brauch entstammt der vorchristlichen Zeit, als Kräuterkundige während der Hochsommermonate die Heilpflanzen für den kommenden Winter auf Vorrat sammelten, zu einem Strauß banden und trockneten. In den Monaten Juli, August und September, wenn die Sonnenkraft intensiv auf die Wirkstoffe der Kräuter einwirkt, ist deren Wirkstoffgehalt am höchsten. Oft wurde zum Segen der Großen Göttin Zahlenmagie angewandt und 3 bis 99 oder mehr Kräuter zu einem Buschen gebunden.

KRÄNZE WINDEN

Einen Kranz zu winden bedeutet, sich mit dem Naturgesetz der Unendlichkeit, dem ewigen Rad des Lebens auseinanderzusetzen. Nach dem Aufstieg folgt der Weg nach unten. Von dort geht es wieder aufwärts, dem Leben zugewandt. So ist es ein wohltuender Brauch, in einen Kranz persönliche Symbole einzuknüpfen, die sich mit den Lebensfragestellungen befassen und runde Antworten geben können.

WILDE MALVE/ KÄSEPAPPEL

Malva neglecta & Malva sylvestris

Auf langen Stängeln sitzen in Dreier- bis Sechsergemeinschaften rosa-violettfarbene zarte Blüten und schmiegen sich in die Achseln der gelappten Blätter.

Die ***MALVENBLÜTE*** und ihre Blätter enthalten Schleimstoffe, die Hustenreiz lindern, und gegen leichte Entzündungen der Schleimhäute helfen.

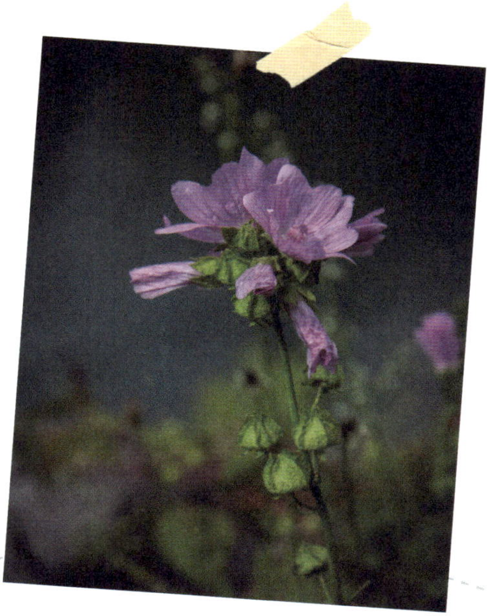

Von Mai bis September öffnet die ***MALVE*** unermüdlich neue Blüten und wächst bis zu einem Meter in die Höhe.

KÄSEPAPPEL wird sie in einigen Gegenden genannt. Genau genommen gibt es zwei ***WILDE MALVEN***, die ***GROSSE KÄSEPAPPEL*** *(Malva sylvestris)* und die ***KLEINE KÄSEPAPPEL*** *(Malva neglecta)*. Es werden beide Arten gleichwertig verwendet.

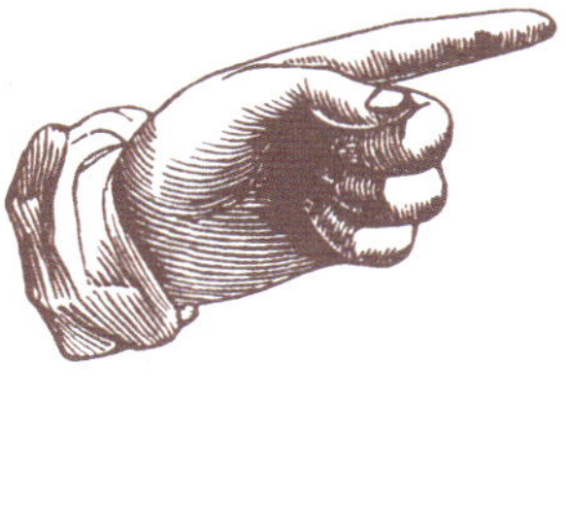

Ihr deutscher Trivialname ***KÄSEPAPPEL*** bezieht sich auf die Früchte, die wie Käselaibe in Papier eingeschlagen aussehen. Aus diesen Früchten wurde früher ein Kinderbrei, „Papp“, zubereitet um Kinder „aufzupäppeln“.

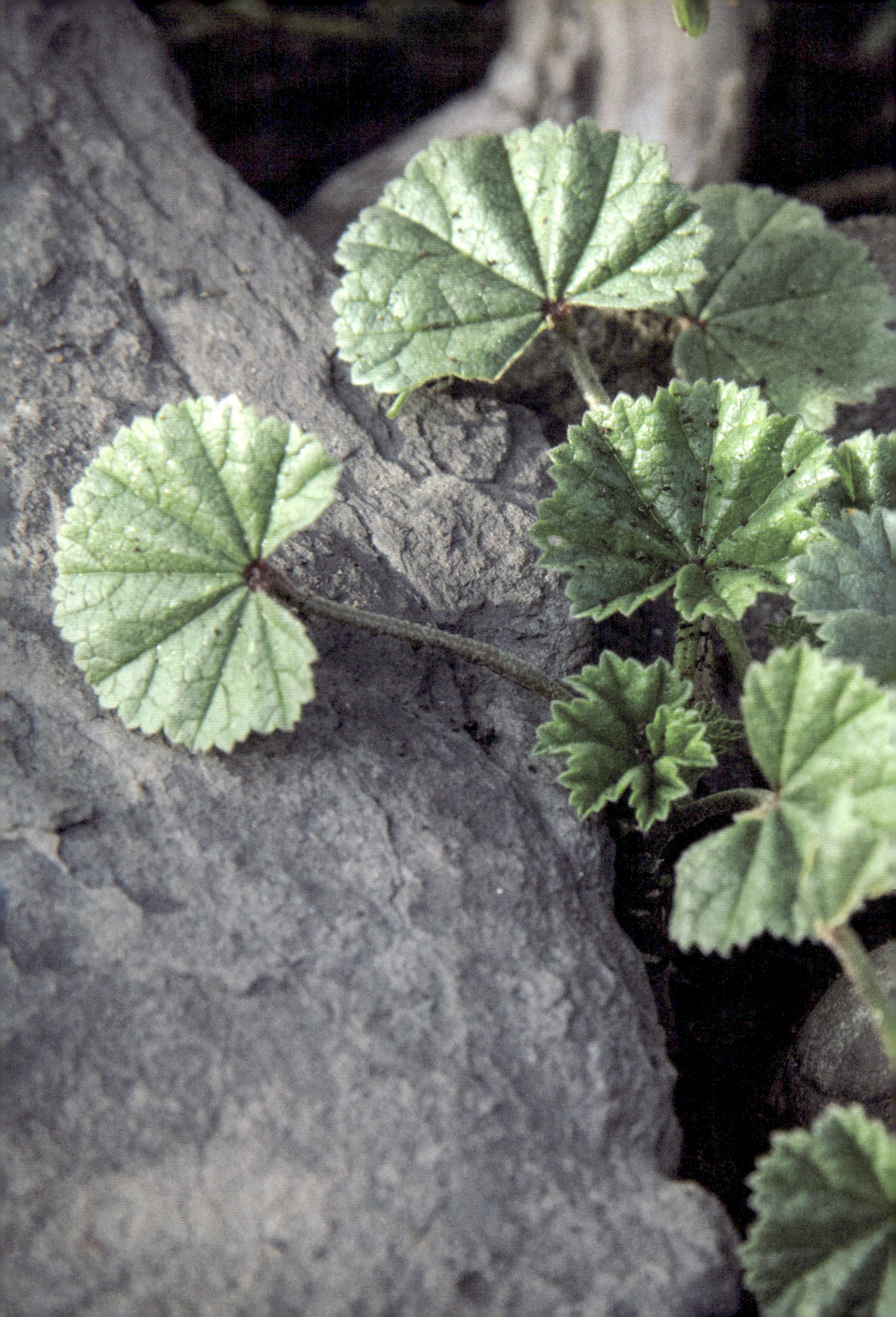

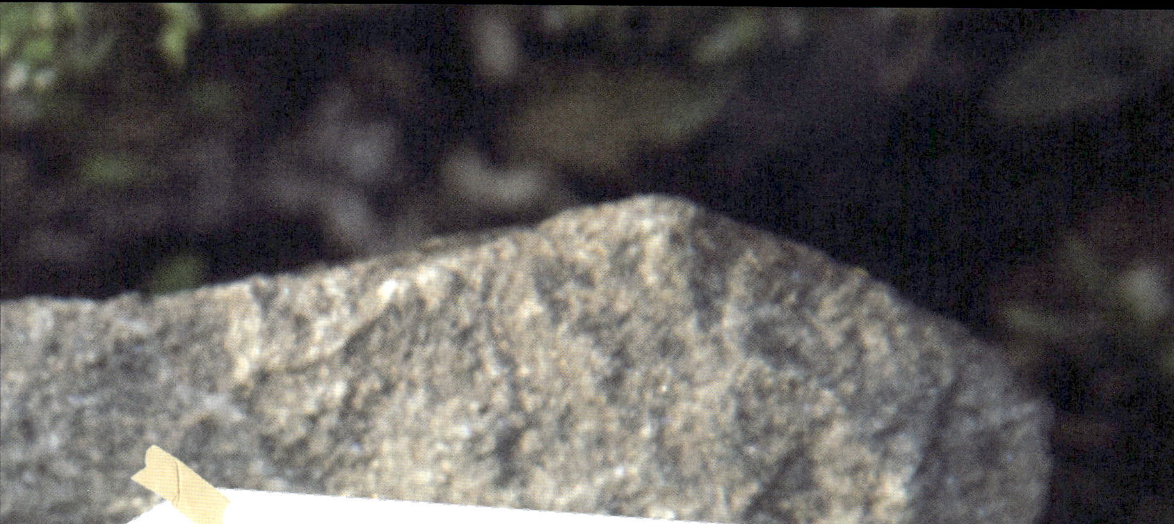

Aus Olivers Kräuternotizbuch

» Die unreifen grünen Samen – sie dürfen sich noch nicht gespaltet haben – verwendet man roh zum Knabbern oder Garnieren von Salaten. Sie schmecken fein nussig und sind sehr schleimhaltig.

» Die Blätter können roh oder gegart gegessen werden. Auch sie sind schleimig mit einem milden angenehmen Geschmack.

» In Suppen wirken sie als Verdickungsmittel.

» Die jungen Blätter können in Salaten und gegart als Spinat verwendet werden.

» Die essbaren Blüten sind sehr hübsch und können Salaten als Dekoration hinzugefügt werden.

» Heutzutage ist die Malve als Heilpflanze etwas in Vergessenheit geraten, die in der Pflanze enthaltenen Schleimstoffe können aber sehr hilfreich bei der Linderung von Entzündungen im Mund- und Rachenraum sowie Magen und Darm sein. Die Schleimstoffe überziehen das entzündete Gewebe mit einem Schutzfilm und lindern so den lästigen Reiz.

Der einfachste Weg, um an diese Wirkung zu kommen, ist einige Blätter roh sehr gut zerkauen und langsam schlucken.

» Auch ein Kaltauszug aus Blüten und Blättern hat die gleiche Schutzfilm-Wirkung. Auch wenn oft Rezepte bei einem rauen Hals einen Tee aus Malvenblüten empfehlen, bitte keinen heißen Aufguss machen. Hitze zerstört die Schleimstoffe.

>> **Lieber Oliver,** noch heute packt mich meine Großmutter regelmäßig am Kragen und zieht ihn mir weit über den Hals mit den Worten: *„Die Brust muss immer warm gehalten werden."* Sie war es auch, die keine Pflanze ohne die Zauberworte *„Möge die Erde dir leicht werden"* in den Mutterboden setzte. Mit 103 Jahren besitzt sie heute keinen eigenen Garten mehr, erinnert sich jedoch in Gesprächen daran, wie gerne sie sich mit jeder Pflanze unterhalten hatte.

Ich selbst denke stets gerne an die abenteuerlichen Tees meiner Kindheit zurück, die meine Oma mir mischte. Am liebsten war mir ihr einfacher Pfefferminztee mit Zitrone, den sie mir mit einem ordentlichen Schwung Honig servierte. Ich besinne mich aber auch auf ihren Malventee, leuchtend rot, im Geschmack der Hagebutte ähnlich. Eine kleine geschmackliche Scheußlichkeit meiner Kindheit.

>> ABER OMA WUSSTE: „**DER MALVENTEE** HÄLT DIE BRUST WARM."

So assoziiere ich aus dem frühkindlichen Einprägen der Erlebnisse mit dem Malventee einerseits eine Wohltat für die Atmungsorgane, andererseits Erinnerungen an meine Großmutter. Manchmal ist es nicht relevant, ob das Erlernte seine Richtigkeit hat. Ob die Überlieferung literarisch nachvollziehbar ist. Wesentlich ist doch, ob es stimmig ist im Hier und Jetzt. Auf welchen Weg einen die verknüpften Gefühle bringen, ob sie einen zum Weiterdenken anregen, zum Hinterfragen und vielleicht auch zur mutigen Kehrtwende des Allgemeingültigen.

Meine Großmutter handelte in ihrer Teekunst intuitiv. In ihren Bücherregalen fand sich kein einziges Kräuterbuch, keine geheimen alchimistischen Schriften. Meine Oma wusste, Petersilie ist gesund und schmeckt. Holundertee fördert das Ausschwitzen von Fieber unter der Bettdecke. Schweineschmalz auf der Brust erleichtert das Abhusten, aber auch das Reinigen der Gartengeräte vor ihrer Winterpause. Kamille als Dampfbad hilft gegen alles, den Rest schüttet man in die Toilette gegen Urinstein. Und Malve ist gegen Husten. Auch über Ernährung lag kein Buch auf ihrem Tisch. Ich kann mich auch nicht erinnern, sie jemals in einem Kochbuch blättern gesehen zu haben. Trotzdem füllte sie auf wunderbare Weise die

Mägen ihrer Familienmitglieder und zauberte sie bei Krankheit gesund. So wie Heilkundigen altes Wissen tradieren, trägt jeder Klan auch noch heute seine eigenen Geschichten in die Folgegenerationen.

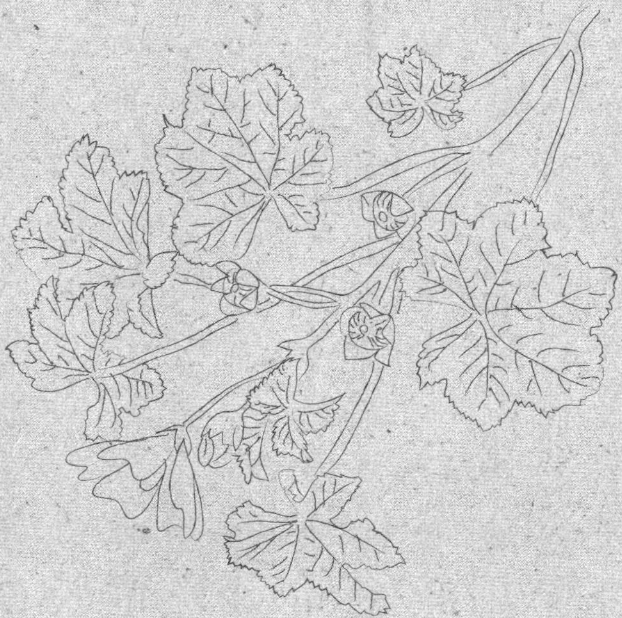

In früher Urzeit nahm dieses Wissen seinen Lauf und begleitete die Heilkräuter am Wegesrand bis in unsere heutige Zeit. Stille Post haben wir als Kinder häufig gespielt: Ein Kind flüstert einem anderen einen Satz ins Ohr. Der nächste Mitspieler trägt diese Botschaft weiter, bis am Ende der vollständige Satz laut ausgesprochen wird oder völlig sinnentleert beim letzten Spieler angelangte. Ebenso verhält es sich mit altem Kräuterwissen, mit der Magie und der Schöpfung. Mit den Märchen, mit Werten, die man weitergibt. Wer weiß, was verloren geht und was erhalten bleibt.

Von der Malve erzählt man, Frauen haben sich über der Pflanze erleichtert. Und je nach Verhalten der Malve nach dieser Prozedur schloss man eine Schwangerschaft aus oder bestätigte sie. Ein nicht ganz so eindeutiger, nicht sehr zuverlässiger altzeitlicher Schwangerschaftstest. Die Frau wird erst einige Monate später auf natürlichem Wege wohl die Wahrheit erfahren haben. Und auf diese Weise verhält es sich mit überliefertem Kräuterwissen: Hören, was man gesehen hat. Sehen, was man mit der Nase erfassen kann. Riechen, was eine Pflanze erzählt. Aussprechen, was man fühlt. Und nicht alles glauben, was man denkt. Jeder geht seinen eigenen Weg hier auf Erden, jeder von uns ist später einmal hoffentlich Großmutter oder Großvater, ob mit Enkeln oder im Geiste, die weise Frau, der alte Krieger, und wird zum Geschichtenerzähler seiner eigenen Epoche – zum Wertevermittler. Ehre dem, der all seine Sinne zu nutzen weiß. Und so ziehe ich den Kragen über den Hals und spüre, wie es mir ganz warm ums Herz wird.

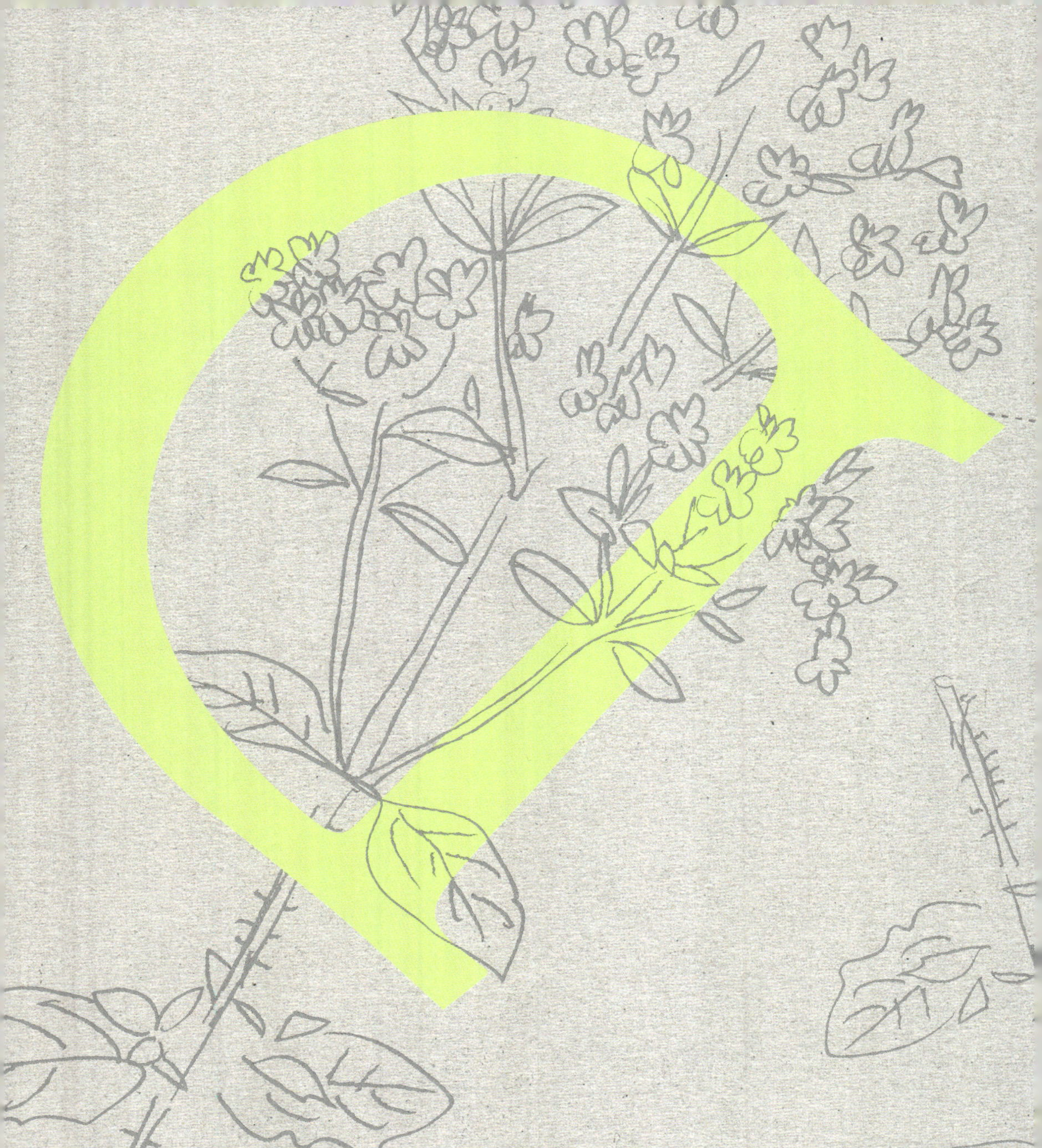

DOST

Origanum

Im Ländle wird der heimische Oregano als ***DOST*** bezeichnet, was irreführend ist, da ***DOST*** eigentlich den Namen der Gattung beschreibt. Die Gattung ***DOST*** *(Origanum)* besteht aus etwa 40 Arten.

Weitere bekannte Kräuter wie Majoran oder Diptam-***DOST*** sind Angehörige dieser Gattung. Alle ***DOST***-Arten sind mehrjährige, ausdauernd krautige Pflanzen bis Halbsträucher, die Wuchshöhen bis zu 65 Zentimeter erreichen können.

Unser ***DOST*** ist leicht an seinem aromatischen typischen Duft zu erkennen. Die Namensbedeutung von *Origanum* stammt aus dem Griechischen und heißt übersetzt *„Zierde der Berge"*.

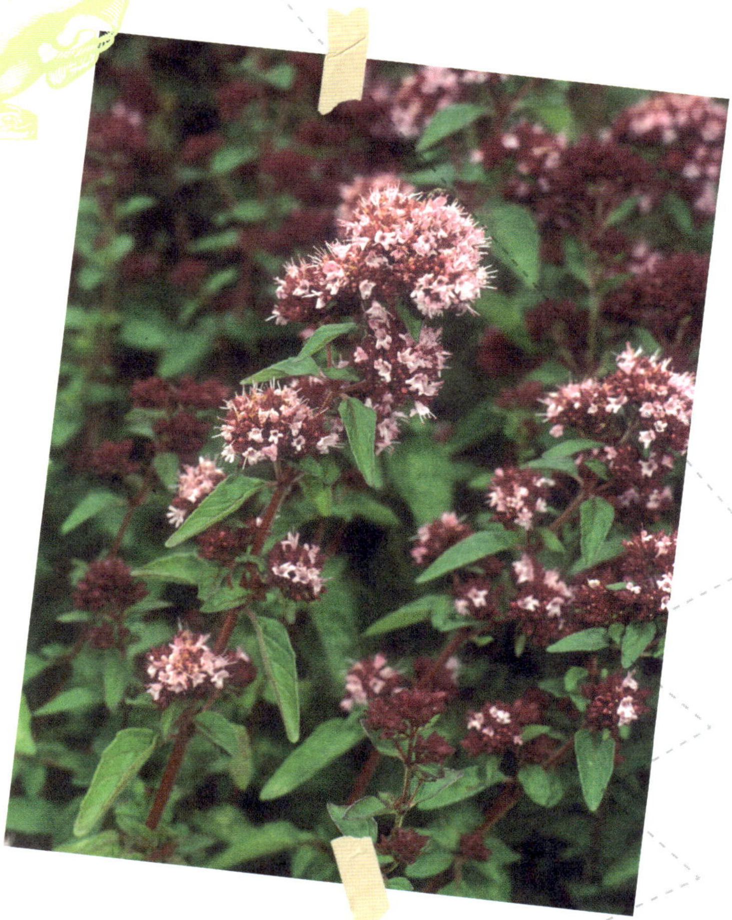

AUS OLIVERS KRÄUTERNOTIZBUCH

>> Der Dost kann völlig identisch wie der Gartenoregano in der Küche eingesetzt werden. Er kann somit für alle typischen Gerichte wie z. B. Pizza oder Sugo verwendet werden.

>> Als Gewürzkraut werden sowohl die frischen Blätter wie auch das getrocknete, vorzugsweise gerebelte Kraut und die essbaren Blüten verwendet.

>> Hinsichtlich der Würzkraft stellt der Dost wie sein kultivierter Zwilling, der Oregano, eine Ausnahme innerhalb der getrockneten Kräuter dar. Viele Kräuter verlieren mit dem Trocknen ihr Aroma, bei Dost und Oregano intensiviert es sich aber durch die Trocknung.

>> Dost sollte auf keinen Fall in einer Wildkräutersalz-Mischung fehlen.

>> Für unsere Gesundheit kann der Dost im Speziellen bei Problemen im Magen- und Darmtrakt behilflich sein. Die Gerb- und Bitterstoffe im Oregano haben eine entkrampfende Wirkung, helfen so bei Magen- oder Darmkrämpfen genauso wie bei Blähungen.

>> Die appetitanregende Wirkung ist allseits bekannt und geschätzt.

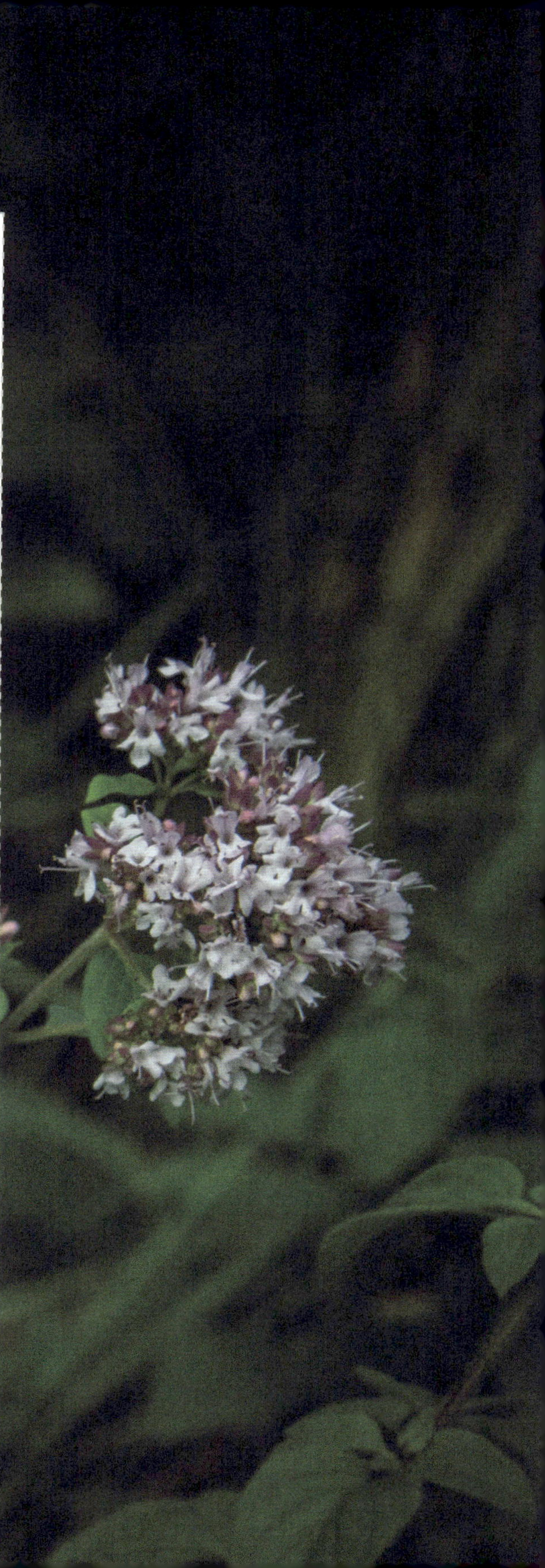

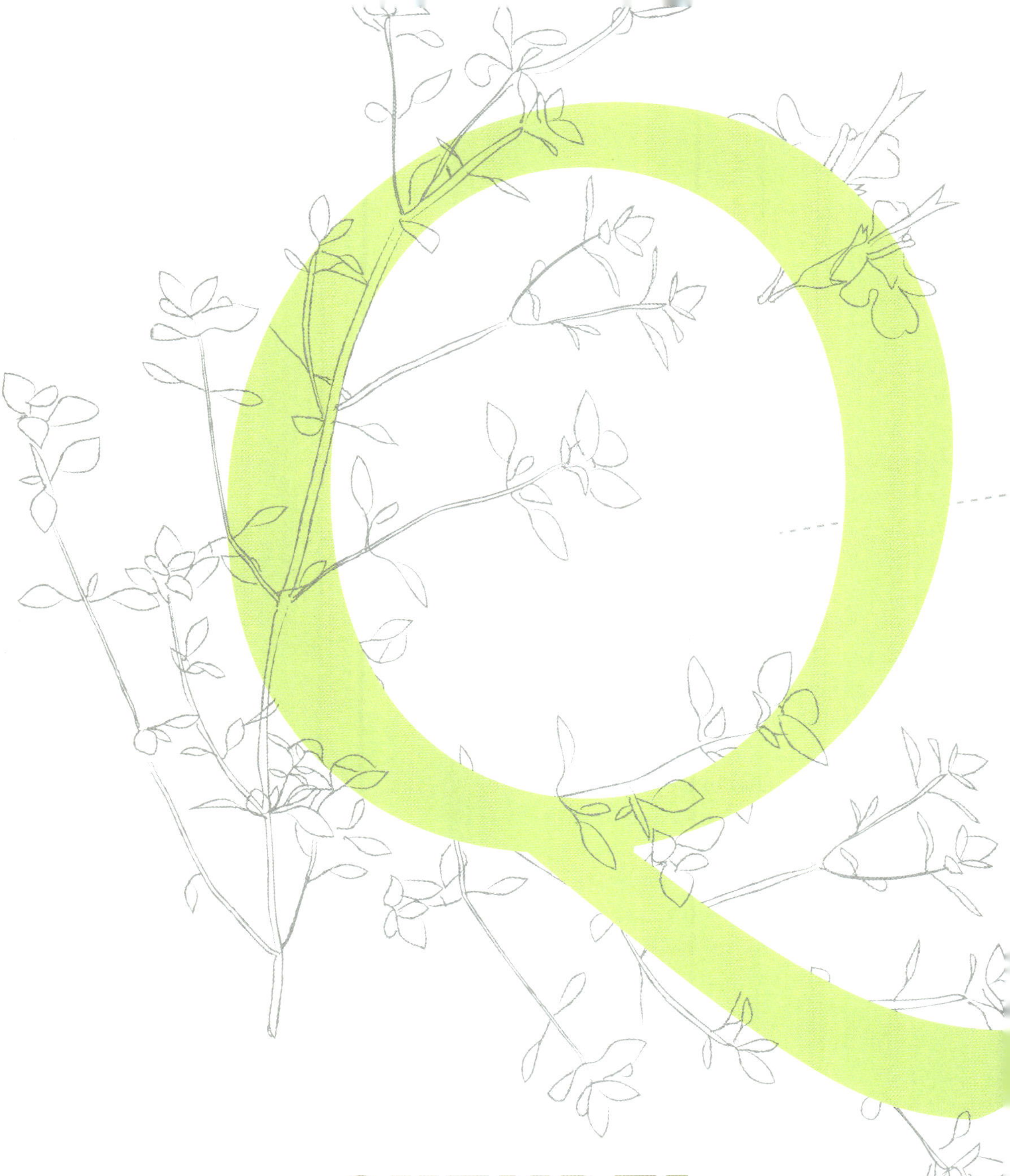

QUENDEL

Thymus pulegioides

QUENDEL wird in der Literatur und als Pflanze dem *Echten Thymian* *(Thymus vulgaris)* oft gleichgesetzt. Tatsächlich handelt es sich aber um zwei verschiedene Pflanzen, die botanisch und auch vom Aroma einige Unterschiede aufweisen. Er kann jedoch als der wilde Bruder des Thymians bezeichnet und auch in der Küche so verwendet werden.

ECHTER THYMIAN
(Thymus vulgaris)

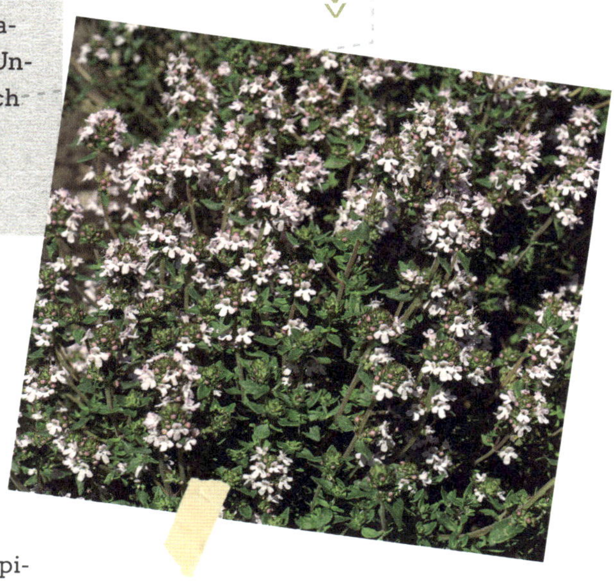

Er wächst besonders gern an Stellen, die anderen Pflanzen zu trocken, steinig und sonnig sind. Dort an steinigen Plätzen, voll der Sonne ausgesetzt, bildet der **QUENDEL** dichte polsterartige Teppiche, die im Sommer rosafarben blühen und schon von weitem herb würzig, manchmal auch etwas zitronig duften.

Der **QUENDEL** ist ein ausdauernder Halbstrauch, der Wuchshöhen zwischen fünf und 25 Zentimetern erreicht und blüht von Juni bis September.

PFLANZEN BEGEGNEN

Sich mit Pflanzen zu befassen heißt sich selbst zu begegnen. Während eines Moments der Auszeit in einer Stimmung von gelassener Heiterkeit sich bewusst der Natur zu widmen, die gewünschten Heilkräuter in Achtsamkeit zu sammeln und zu verarbeiten, ist eine Kurzreise zur eigenen Seele, zum archaischen Bewusstsein und ins Hier und Jetzt.

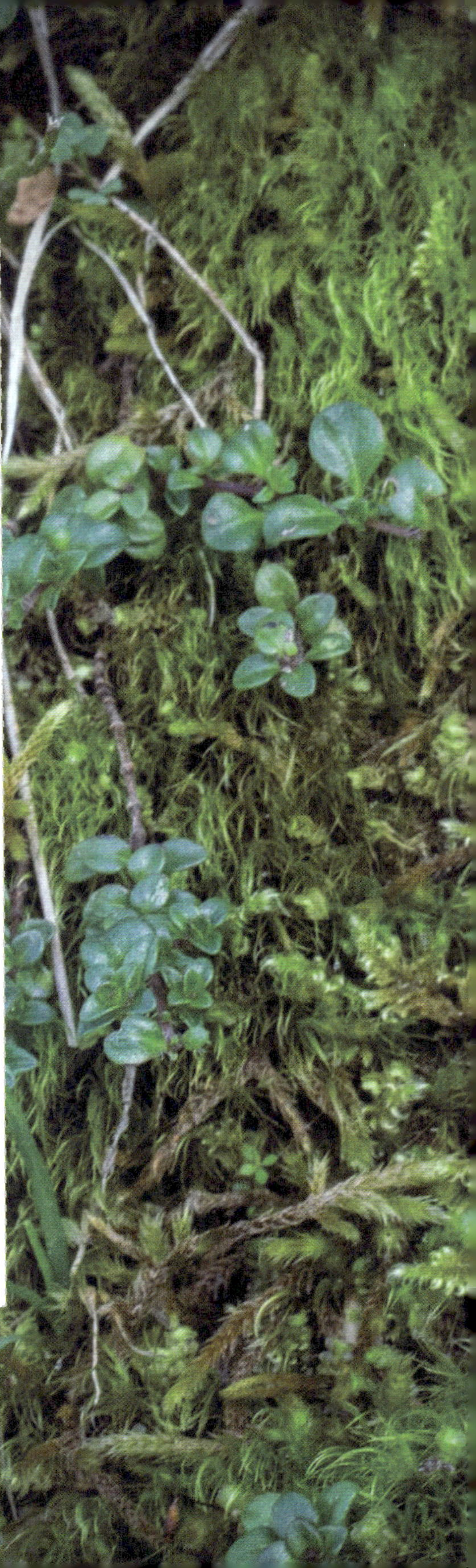

AUS OLIVERS KRÄUTERNOTIZBUCH

»Der wild wachsende Quendel ist seit vielen Jahrhunderten als Gewürz- und Heilpflanze bekannt und heute noch beliebt. Für Naturliebhaber, Camper, Wanderer, Jäger oder Älpler ist das Wildkraut eine willkommene Möglichkeit, beim Grillen im Freien ein edles Gewürz vorzufinden.

» Für alle Anwendungen des chten Thymians in der Küche kann auch der Quendel frisch oder getrocknet verwendet werden.

» In der Volksmedizin nutzt man Quendel bei Katarrhen der Atemwege. So gehört der Quendel in jede Hustentee-Mischung.

» Auch als Schicht-Sirup pur oder mit Spitzwegerich gemischt ergibt es ein lange haltbares Hausmittel bei Husten und Atembeschwerden.

» Auch sein Einsatz bei Magen-Darm-Störungen und Appetitlosigkeit ist überliefert. Neben den ätherischen Ölen dürften speziell die Gerbstoffe – das Bittere – an der Wirkung beteiligt sein.

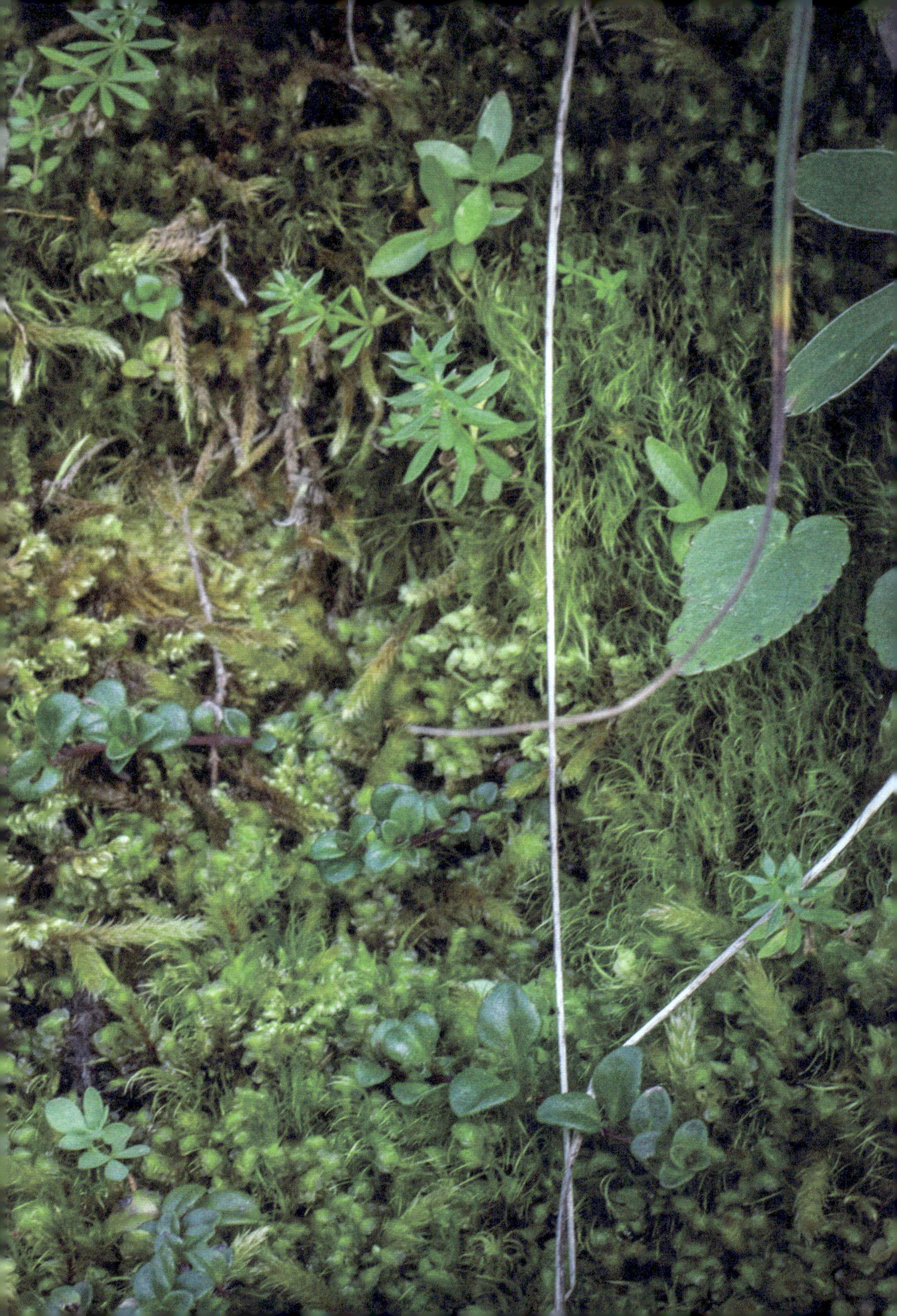

VOM MARIENBETTSTROH

>> ***Lieber Oliver,*** ich kenne in unserem Oberschwabenländle in der Nähe meines Hauses nur eine einzige Stelle, an der der *Wilde Thymian* oder, wie man bei Euch sagt, der *Quendel* noch wächst. Und dort wurde er wahrscheinlich ausgewildert. So selten man dieses Heilkraut bei uns noch an sonnendurchtränkten Südhängen antrifft, so häufig säumt es bei Euch die Landschaft. Den *Dost* dagegen findet man bei uns an Wegen und vollsonnigen Waldrändern, auf Trockenwiesen und Ruderalflächen.

Bei unserem Spaziergang kam mir der Gedanke, dass man bei beiden Pflanzen stets ihre gängigen Heilwirkungen lobt, jedoch eine mir ganz erinnerungswürdig erscheinende Begnadung von Thymian und Dost in Vergessenheit gerät. Beide Heilpflanzen zählten zu Zeiten, als das Marienbettstroh noch nicht seinen Namen erhalten hatte, zu den Hauptbestandteilen der Göttin oder dem Gott geweihter Kräuter bei Geburt, Krankheit oder Tod.

Auch während des Wechsels vom einen in den anderen Lebenszyklus oder angesichts einer herausfordernden Situation nutzte man die Heilkraft gewisser Kräuter zur Unterstützung und zum Segen der betreffenden Person. Zurückzuführen ist dies wohl auf die antiseptische Wirkung der beiden Kräuter wie auch weitere Heilweisen von Pflanzen, die ge meinsam mit Thymian und Dost zum Ritualbouquet gegeben wurden. Was sich hilfreich zeigte gegen damals noch furchterregende weil kaum heilbare Er krankungen, musste auch gegen die Dä monen des Unglücks wirken sowie gegen jene, die auf der Schwelle sitzen und nu darauf warten, dem Überschreitende ein Schnippchen zu schlagen.

Die Heilwirkung selbst allerding darf man für sich als belegt verstehen. S erleichterten in die Kissen- oder Decken füllung aus Stroh dazugegebene Heil kräuter die Geburt, schützten das Neuge borene vor Infektionen, linderten Wehen förderten den Milchfluss der Mutte stärkten die Frau im Wochenbett un reinigten, im Ofen verräuchert, die Atmo sphäre von Bakterien. Ein auf Heilkräute gebetteter Patient konnte unter dem Ein fluss auf die Erkrankung abgestimmte Pflanzen und ihrer ätherischen Öle Linde rung oder gar Heilung erfahren.

Nach der Christianisierung erfuh diese auf Körper und Seele therapeutisc wirkende Anwendung den Namen Mari enbettstroh. Schlussendlich überließe

ZUM KRÄUTERKISSEN

a die Esel in der Jesuskrippe dem Kind las Beste ihres Abendessens: heilwirk-ame Kräuter, auf die Maria und Josef ihr 3aby zum Schutz vor Erkrankungen, Käl-e und Dämonen betteten. Von der kirch-ichen Obrigkeit wurde für einige Kräu-er die Anwendungserlaubnis entzogen. Klostergärten unterlagen Regelungen, velchen Pflanzen das Leben geschenkt ınd erhalten werden durfte. Ab diesem Zeitpunkt begleitete häufig auch ein Pfarrer die Hebamme, um allfällige He-erei sofort zu unterbinden. Maria wurde ortan als die große Heilerin eingesetzt. Jnd gemäß der Jungfräulichkeit durften ıüch die Kräuter nicht auffällig in ihrer Wirkung sein.

Was allerdings unter der Hand, den 3ettdecken und innerhalb der Kissen ınd Buschen versteckt und weitergege-en wurde, trägt glücklicherweise heute um alten Wissen in der Kräuterheil-kunde bei. So wissen wir zum Beispiel, lass wir uns ein Kräuterkissen selbst zu-ammenstellen können aus Pflanzen, die eispielsweise wohliges Ein- und Durch-chlafen unterstützen, beim Arbeiten die Konzentration fördern, Ängste, Gemüts-erstimmungen und Muskelschmerzen indern oder die Atmosphäre im Raum korrigieren. Ich rege stets an, sich seine Kräuter für die Kissen selbst auszusuchen, sich zuvor mit ihnen zu befassen und dann in der Natur auf die Suche nach ihnen zu gehen. Jeder Mensch schätzt jede Pflanze auf seine eigene Art. Und jede Pflanze wirkt auf jeden Menschen feinstofflich individuell. So mag der eine den Duft von Thymian als angenehm empfinden, ein anderer assoziiert mit der Pflanze eventuell unschöne Erinnerungen. Für den einen wirkt er anregend, der andere schläft mit Thymian ein. Aber auch Kräuter, die der eigenen Nase und damit dem persönlichen Gefühlsspektrum über das limbische System nicht sonderlich wohlgesonnen sind, haben ein Duftkissen verdient. So kann man eine oder mehrere Pflanzen wählen, mit denen man ein unangenehmes Erlebnis verbindet, sei es über die Erinnerung oder den Geruchssinn. Man beschäftigt sich mit den Pflanzen, liest über sie, macht sich kundig, schreibt seine Beobachtungen nieder und füllt damit ein kleines Duftkissen. Dieses Kissen kann man meditativ oder therapeutisch nutzen, um sich mit dem Erlebnis, das man positiv besetzen möchte, indem man sich ihm spielerisch über den Geruchs- und Tastsinn nähert, auseinanderzusetzen.

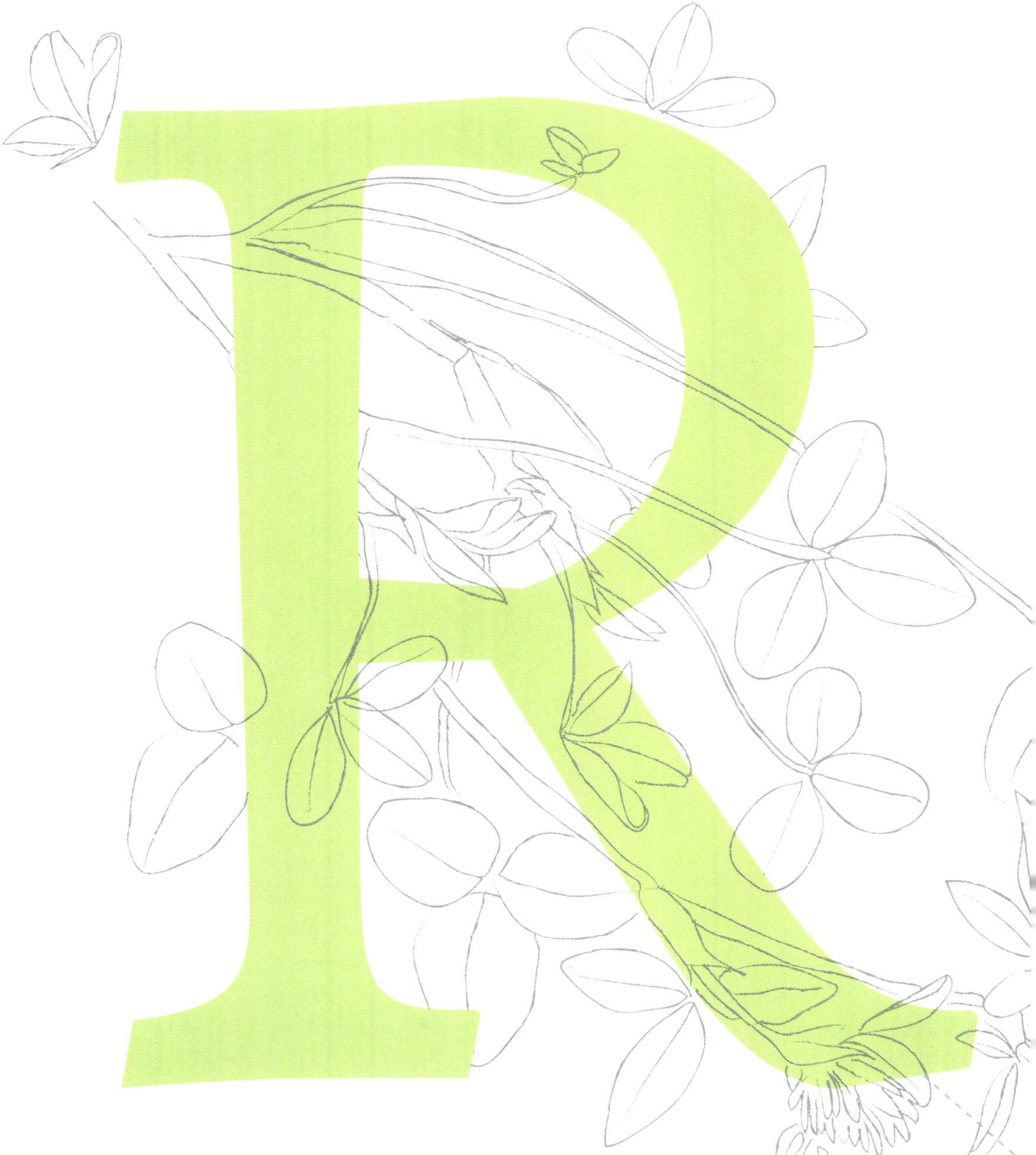

ROTKLEE

Trifolium pratense

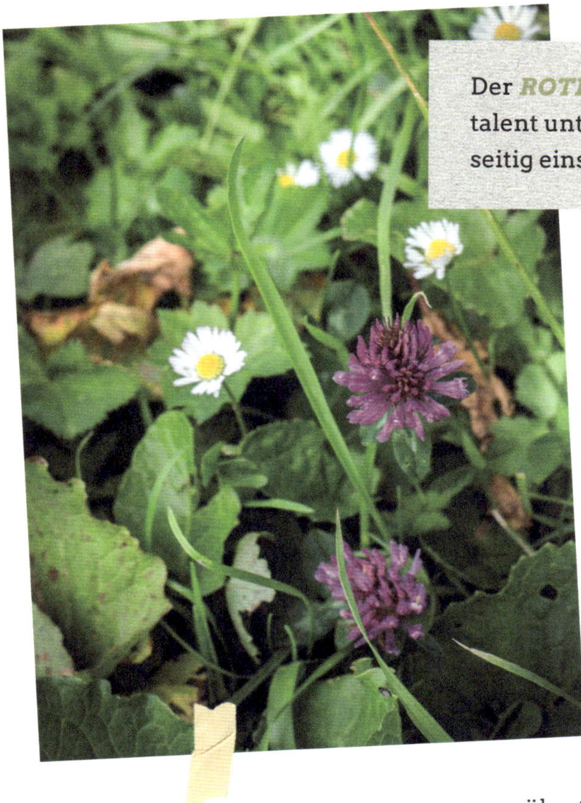

Der **ROTKLEE** ist ein echtes Multitalent unter den Pflanzen und vielseitig einsetzbar.

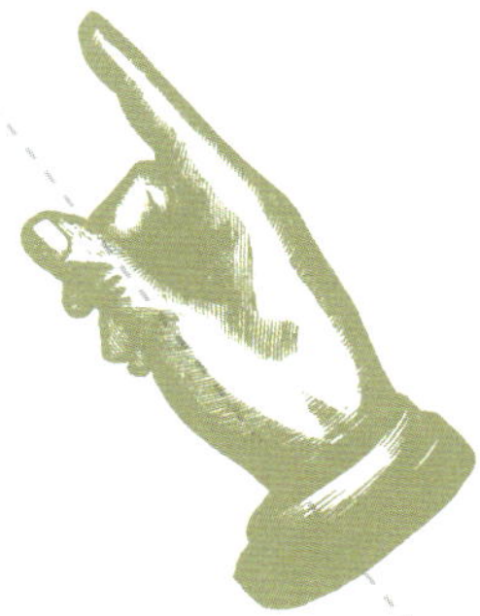

Die wildwachsende Wiesenpflanze wird zur Verwendung als Futterpflanze auch ausgesät und hat keine besonderen Standortansprüche.

Die ein- bis zweijährigen **ROTKLEEPFLANZEN** mit den kugelförmigen roten Blüten haben sich als beliebte Gründüngungspflanze, als eiweißreiches Futter und wichtige Pflanze der Naturheilkunde bewährt.

ROTKLEE hat die Fähigkeit, Stickstoff aus der Luft zu binden und so den Boden mit diesem wichtigen Pflanzennährstoff anzureichern. Dadurch erhöht **ROTKLEE** die Bodenqualität im Allgemeinen sowie deren Fruchtbarkeit im Besonderen.

ROTKLEE gilt als der Phytoöstrogen-Lieferant schlechthin. Die Bezeichnung *Phytoöstrogene* ist eine Wortschöpfung, die pflanzliche Wirkstoffe beschreibt, welche dem menschlichen Östrogen vom chemischen Aufbau sehr ähnlich sind. Der botanische Name *Trifolium pratense* leitet sich von ***folium*** für Blatt und ***tri*** für drei ab. Das Wort *pratense* kann mit ***„auf der Wiese wachsend"*** übersetzt werden, wodurch sich der auch heute noch gängige Name *Wiesenklee* erklärt.

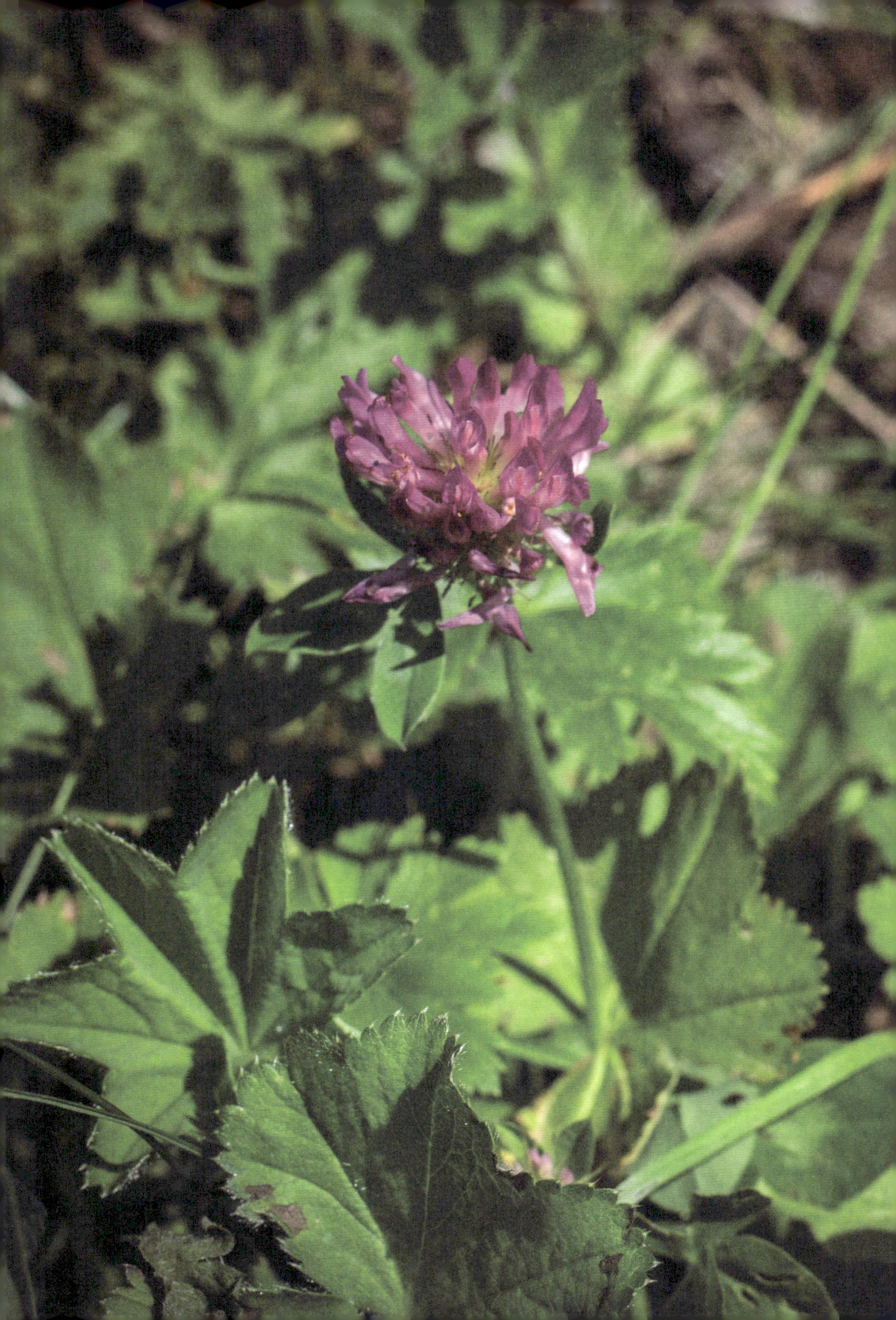

AUS OLIVERS KRÄUTERNOTIZBUCH

»Die auffallend roten kugeligen Blüten sind recht mild im Geschmack und werden gerne zu Dekorationszwecken genutzt. Sie werden für Suppen, Salate oder Brotaufstriche verwendet.

» Die einzelnen roten „Röhrchen" der Blüte peppen jedes Blütensalz auf und sind auch in Dips hübsch anzusehen.

KINDER LIEBEN ES, DIE EINZELNEN „BLÜTENRÖHRCHEN" AUSZUZUPFEN UND NUCKELN DEN SÜßEN NEKTAR.

» Honigbienen schätzen ebenfalls den zuckerhaltigen Nektar und bei manchem Imker bekommt man auch sortenreinen Kleehonig.

» Die Hauptanwendung von Rotklee dürfte heutzutage die Linderung diverser Beschwerden in den Wechseljahren und der Menopause sein. Es dient hier vor allem aufgrund der enthaltenden Phytoöstrogene als Hormonersatz. Der Wiesenklee ist somit ein wichtiger Bestandteil von einem „Frauentee" gemeinsam mit Frauenmantel, Salbei und Schafgarbe. Ich empfehle die Kräuter ganz nach Lust und Laune zu sammeln und für eine ganz individuelle, persönliche Teemischung zu mischen. Vertrauen Sie Ihrer Intuition und Ihrem Gaumen beim Zusammenstellen der Mischung. Sie können nichts falsch machen.

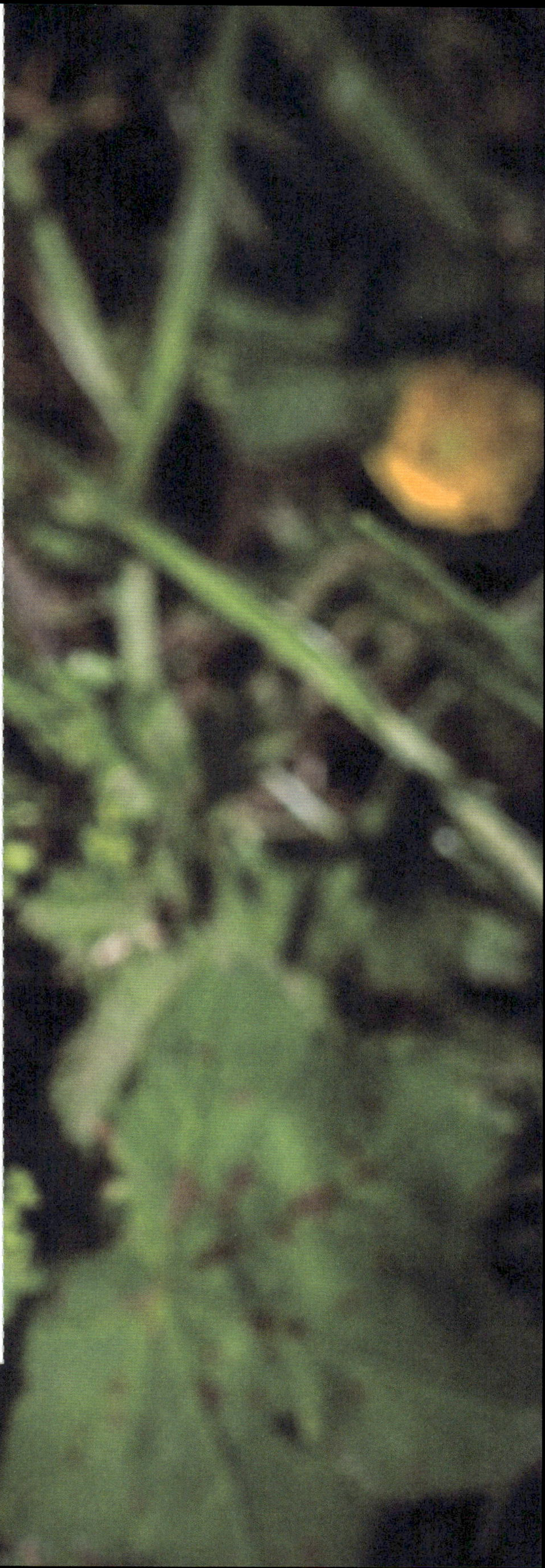

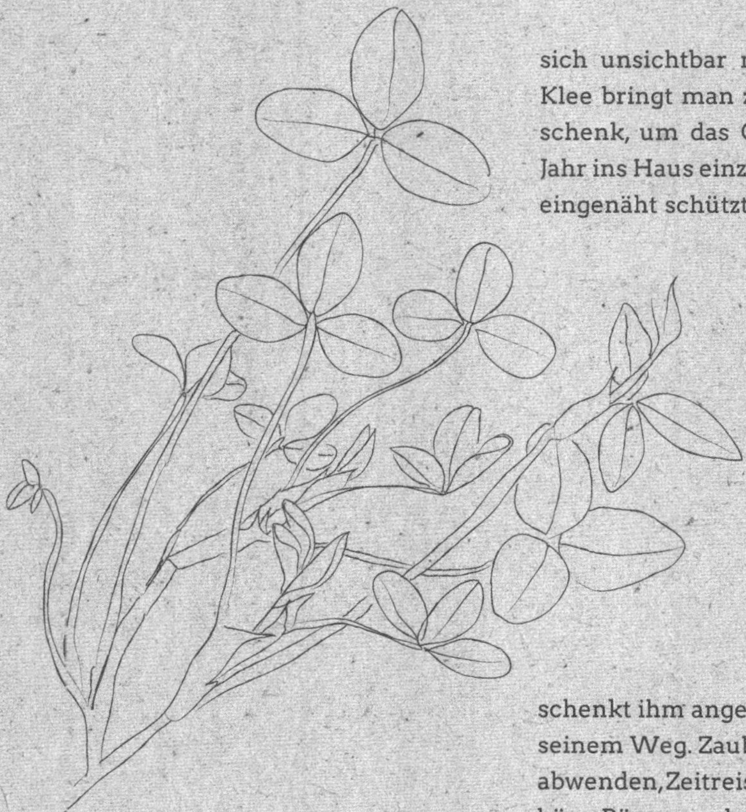

>> ***Lieber Oliver,*** seit ältester Zeit gilt der Klee als heiliges Kraut. Ehrfurchtsvoll erzählte man sich über ihn Geschichten, wie zum Beispiel jene: Schläft ein Wanderer auf dem Rücken, bringen ihm vier Tauben Klee und legen diesen auf seine Brust. Erwacht er und isst die Pflanze, bevor sie welkt, kann er sich unsichtbar machen. Ein Töpfchen Klee bringt man zu Silvester als Gastgeschenk, um das Glück im kommenden Jahr ins Haus einzuladen. In die Kleidung eingenäht schützt es den Reisenden und schenkt ihm angenehme Erlebnisse auf seinem Weg. Zauber konnte man damit abwenden, Zeitreisen unternehmen und böse Dämonen bannen. Woher nimmt ein solch kleines Pflänzchen eine solch große Macht?

Lieber Oliver, kürzlich unterhielten wir uns über die Herstellung eines Rotklee-Essigs zur Unterstützung der Frau in den ihr ganz eigenen Lebensphasen. Rotklee trägt ja zu Recht die Bezeichnung als eines der großen Frauenkräuter aufgrund seiner Phytohormone als Inhaltsstoffe.

» LIEGT ES DARAN, DASS **DER ROTKLEE** SCHON SEIT ÄLTESTER ZEIT WEIBLICHE ATTRIBUTE MIT SICH FÜHRT UND DIE GROSSE GÖTTIN SYMBOLISIERT? «

Die Große Göttin galt schon immer als Trinität. Und ihre Dreifaltigkeit in Form von Jungfrau, Mutter und weise Alte stand als Vorbild für alle weiteren folgenden Trinitäten. Bei uns im Schwabenländle sieht man die „drei Madeln" oder die „heiligen drei Madeln", also die heiligen drei Mädchen, an Brunnen dargestellt. Sie verkörpern ebenfalls die Erdmutter in ihrer Dreiheit. Angelehnt an die drei Nornen des Schicksals, repräsentieren sie jene Zahl, die in Mythologie und Märchen so oft aufgeführt wird. Die Drei, für die das Kleeblatt als Symbol steht. Diese Zahl macht das Leben rund, schließt den Kreis und steht für alle guten Dinge der Erde, nicht zuletzt als Symbol der drei altruistischen Instinkte: Respekt, Liebe und Freundlichkeit.

Als Frühlingsbote wird unser Klee geachtet. Wächst er wieder nach der kargen Winterzeit, darf man auf baldige Wärme und Sonnenschein hoffen. Nicht zuletzt deshalb bepflanzte man häufig auch Gräber mit dem Heilkraut, um mit seiner frühlingskräftigen Hilfe Wiedergeburt und Auferstehung zu symbolisieren. In der christlichen Lehre stellt das seltene vierblättrige Kleeblatt das Kreuz und die vier Evangelien dar. Dies wohl aufgrund seiner Seltenheit.

Jedoch ist sein Charakter als Glücksbringer wohl eher auf seinen starken, kräftigen Wuchs zurückzuführen. Lebenskraftspendend breitet es sich in der Vitalfarbe Grün unter der Frühlingssonne aus. Läuft man durch ein Kleefeld, wird man alles Belastende verlieren, so sagt man. Und legt man sich hinein, entschwindet alle Krankheit aus dem Körper. Wirft man Klee ins Kaminfeuer, erfährt man aus dem aufsteigenden Rauch aus dem Schornstein Neues. Klee macht übrigens auch hellsichtig. Ob dies wohl auf seine überlieferte Wirkung gegen den Grauen Star zurückzuführen ist? Vielen voraus ist der Rotklee eine der großen Heilerinnen. Im Ländle sagt man: *„Legt sich die Oberlippe in Falten, wird es Zeit für den Rotklee."*

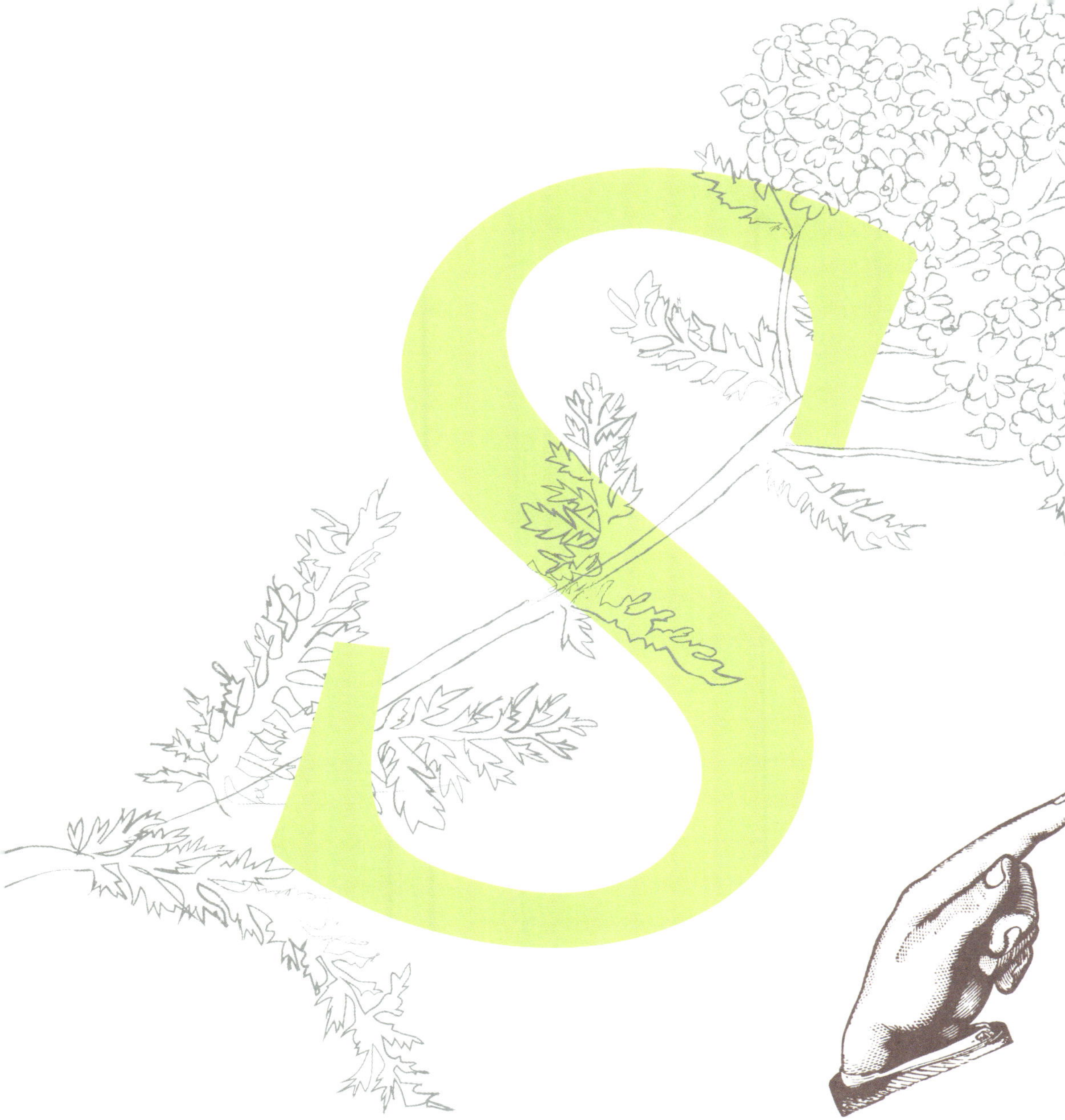

SCHAFGARBE

Achillea millefolium

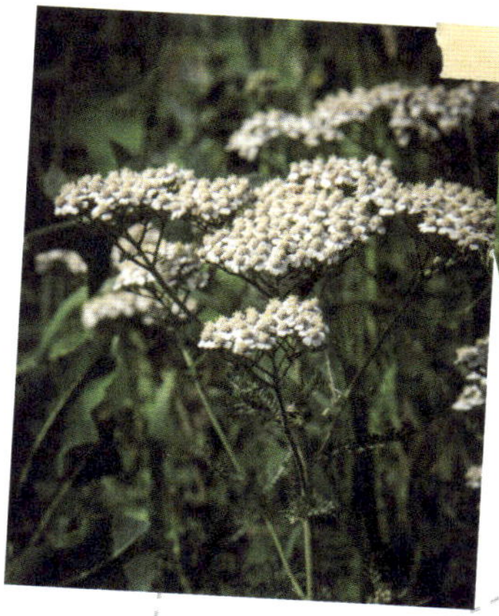

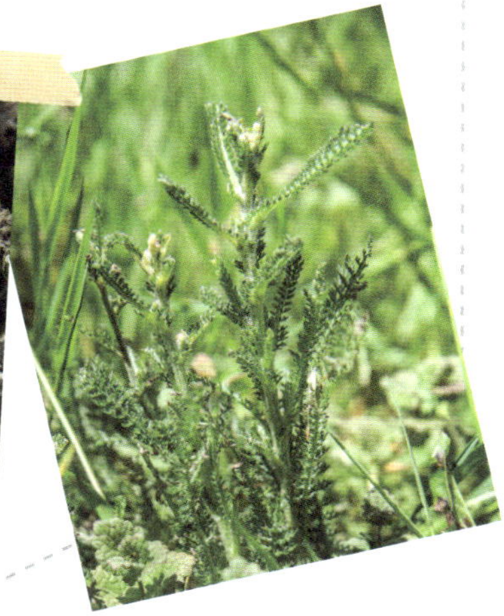

An sonnigen, trockenen Hängen, Weg- und Feldrändern, auf Wiesen und Weiden, in den Alpen bis in Höhenlagen von knapp 2000 m ist die **SCHAFGARBE** in ganz Europa heimisch. Die **SCHAFGARBE** ist eine Pionierpflanze, sie gilt als Bodenfestiger und Nährstoffzeiger vor allem für stickstoffhaltige Böden.

Die Pflanzen werden bis zu 1,5 Meter hoch und besitzen fein gefiederte Blätter und zahlreiche Blütenköpfchen von weiß bis zartrosa. Angeordnet sind die Blüten in doldenartigen Gebilden, so dass sie bei Unkenntnis mitunter für Doldenblütler gehalten werden können. Die Trugdolden blühen zwischen Ende Mai und Oktober.

Unverwechselbar ist der angenehm süßliche Geruch der **SCHAFGARBENBLÜTEN**. **SCHAFGARBENBLÜTEN** bleiben bis zu den ersten Frösten stehen und eignen sich für Kränze und einen Herbststrauß.

In der Antike und auch im Mittelalter wurde die **SCHAFGARBE** vor allem als Wundmittel gebraucht. Davon leitet sich auch die lateinische Bezeichnung *„Achillea millefolium“*, das tausendblättriges Wundkraut des Achilles ab. Achilles soll die Wunden seiner Soldaten mit **SCHAFGARBE** gesund gepflegt haben. Auch in unseren Breiten hieß das Kraut zu Kriegszeiten stets *Soldatenkraut*. Im deutschen Namen **SCHAFGARBE** steckt das althochdeutsche Wort *„garwe“*, was so viel heißt wie Gesundmacher.

Sehr hübsch und poetisch, auf die Göttin der Liebe bezogen, ist ein weiterer Name *„Augenbraue der Venus“*, den die **SCHAFGARBE** wegen ihrer fein fiedrigen Blätter, die wie Augenbrauen geschwungen sind, trägt.

AUS OLIVERS KRÄUTERNOTIZBUCH

>> Die zarten jungen Blättchen können im Frühjahr in Wildkräutergerichten wie Suppen und Salaten verwendet werden. Sie haben ein mild-würziges Aroma.

>> Ältere Blätter sind aromatischer und als Gewürz gut geeignet, sollten aber sparsam verwendet werden, da s ie doch sehr bitter schmecken.

>> Kräuterbutter, Suppen, Dips und Wildkräutersalz können damit verfeinert werden.

>> Das ganze Kraut wird frisch oder getrocknet zur Herstellung von Tees und Tinkturen verwendet. Innerlich angewandt hilft sie traditionell bei sämtlichen Verdauungsbeschwerden. Auch als Frauenkraut ist sie unersetzlich und gehört in jede Teemischung, die „Frauen wohl tut".

>> Eine Spezialität und ein wahres Tonikum ist der Schafgarben-Sirup. Dazu wird wiederum das ganze Kraut, aber vorwiegend die duftenden Blüten verwendet. Wer das Aroma noch etwas aufhellen will, gibt noch einige Blätter der Zitronenmelisse beim Ansatz dazu. Dieser Sirup mit Wasser verdünnt ergibt einen wohlschmeckenden und sehr gesunden Saft.

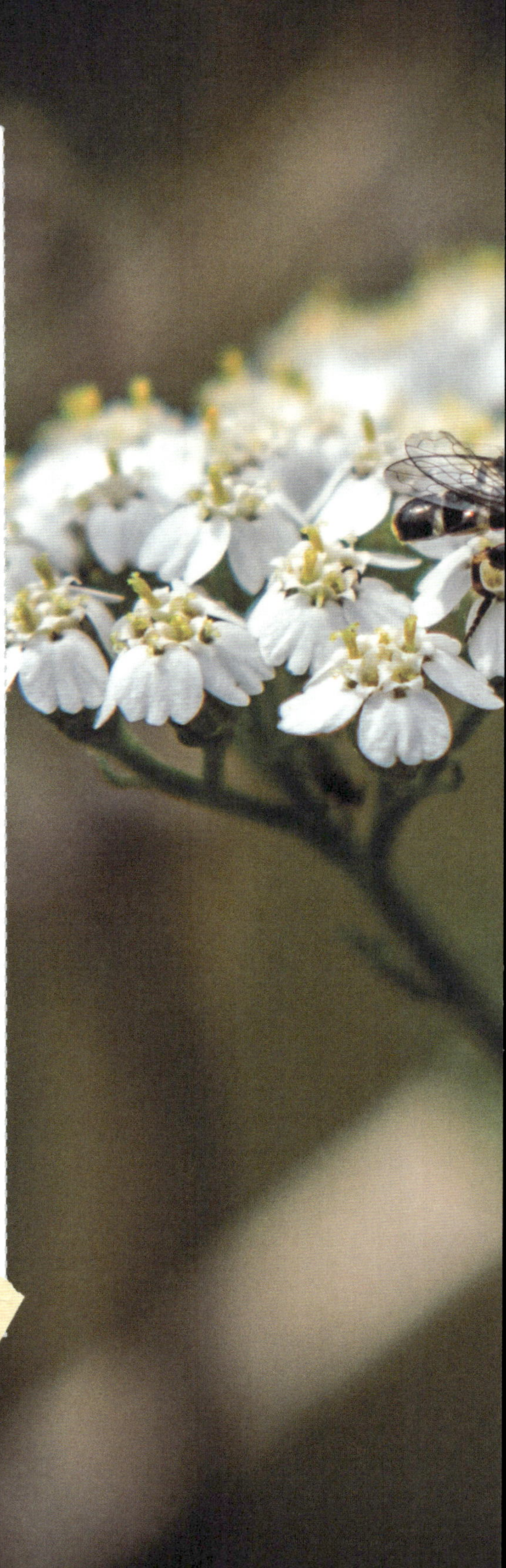

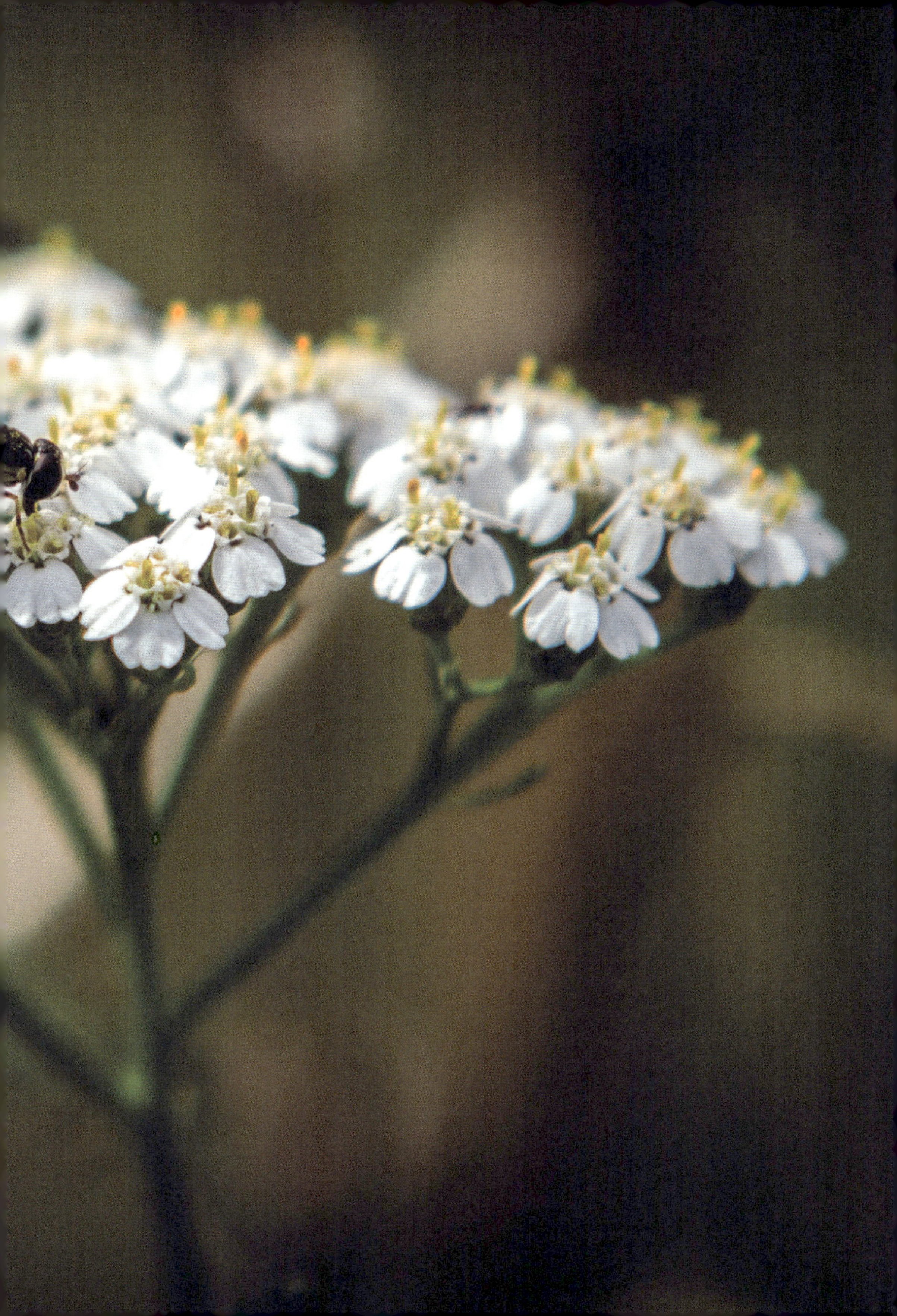

>> ***Lieber Oliver,*** bei unserem gemeinsamen Kräuterkurs *„Heilendes am Wegesrand"* zeigten wir den Teilnehmern, was es bedeutet, felsenfest in sich zu ruhen. Beim Besuch der Schafgarbe lernten die Teilnehmer, für die Ernte dieses Frauenkrauts stets ein Messer zu benutzen. Versucht man, die Pflanze mit bloßen Händen zu pflücken, wird man sie komplett aus ihrer Muttererde entwurzeln.

Der Stängel des *„Heils aller Schäden"*, wie die *Achillea* auch genannt wird, ist zäh und unbeugsam. Von den Druiden wurde er als Wünschelrute genutzt.

>> MAN SAGT, SIE TRAGE IHRE HEILKRÄFTE NUR AN JENEM WACHSTUMSORT IN SICH, DEN SIE SICH AUS FREIEM WILLEN AUSGESUCHT HAT. <<

Manchmal wachse sie auch dort, wo man am Heiligen Abend das Tischtuch ausgeschüttelt habe. Niemals aber sei sie wirksam, versetzt man sie bewusst zu sich in den Garten.

Der althochdeutsche Begriff *garwe* bedeutet heilen. Ihre tausendfach gefiederten Blätter, *millefolia*, sind derart heilsam für Schafe, dass man auf den Weiden oftmals nur noch blanke Stängel mit den aufgesetzten Scheindolden entdecken kann.

Und der griechische Feldherr Achilles ist der Namenspatron ihrer Beibezeichnung. Um die Wunden seiner Soldaten zu stillen, zog er die blutstillende Eigenschaft des Krautes heran. Somit schenkt die Schafgarbe Ruhe, führt unerwünschten Fluss in eine natürliche Ordnung zurück. Sie stillt Wunden auf allen Ebenen und begleitet somit auf dem ganz persönlichen Weg der Genesung.

Die Achillea erinnert daran, immer wieder an unseren Heimatort zurückzukehren. An jenen Heimatort, den wir uns selbst erwählt haben, weil wir dort am wirkungsvollsten handeln und leben können. Sie möchte uns den Ort unserer inneren Ruhe aufzeigen, des Ausgangspunktes, von dem aus wir in Gelassenheit und ausgeruhter Lebensfreude aktiv, überlegt und zielsicher handeln können und zu dem wir jederzeit und überall wieder zurückkehren können. Sie verhilft uns zu freier Entscheidung, wo und auf welche Art wir leben möchten, frei von aufoktroyierten Glaubenssätzen. Und haben wir einen solchen Ort noch nicht gefunden, begleitet uns die Schafgarbe auf der Suche danach.

Gerade Frauen, manche in ihrer Art als anpassungsfähige und selbstlose Wesen, also die gegenteiligen Charakterzüge des zähen und unbeugsamen Schafgarbenstängels, erfahren in diesem Marienbettstrohkraut Unterstützung. Die Bedeutung von *„Schafgarbe im Leib tut wohl jedem Weib"* lässt sich nicht nur bei Frauenleiden aller Art erspüren, sondern gerade, wenn die als weiblich titulierten Eigenschaften wie Anpassung bis zur Selbstaufgabe, inneres Entwurzelt-Sein, Verlieren der eigenen Mitte, Handlungsunfähigkeit aus zu vielen Entscheidungsmöglichkeiten heraus, unklare Sicht auf den Lebensweg, Schwellensituationen oder Einflussnahme von Außenstehenden im Alltag hinderlich werden.

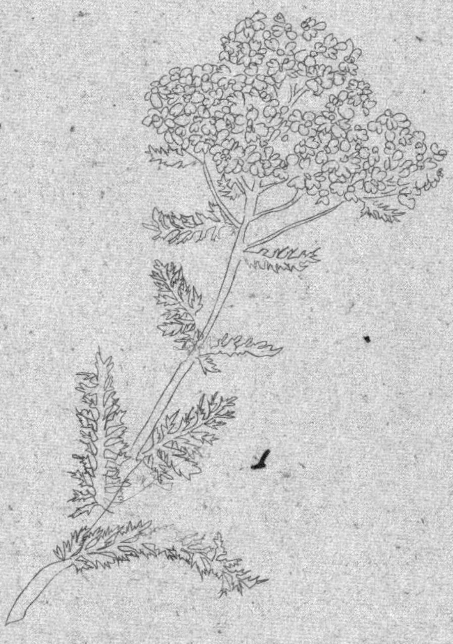

Sich zwischen Juni und September einen ausreichenden Vorrat für die Winterzeit anzulegen, ist also für die körperliche und die seelische Ebene ratsam.

Lieber Oliver, wir reichten die Schafgarbe unter den Teilnehmern herum und baten, den Duft der Pflanze einmal ganz bewusst wahrzunehmen. Ein wirklich außergewöhnlicher Wohlgeruch entströmt dieser spröden Schönheit. Da fließt Sommer in die Nase, Heu, Wärme, Gras und alle Pflanzen, die um die Schafgarbe sich niederlassen. Man riecht die Farben Weiß, Gelb und Rosa, sie strömen direkt in die Seele, diese lebendigen Gesellen der warmen Jahreszeit. Allein dieses Wittern des Selbstbewusstseins, dieses Insichruhen der Schafgarbe erinnert daran, sich zu besinnen, wo man hingehören möchte oder immer wieder einmal zugehören möchte im Jahreszeitenverlauf.

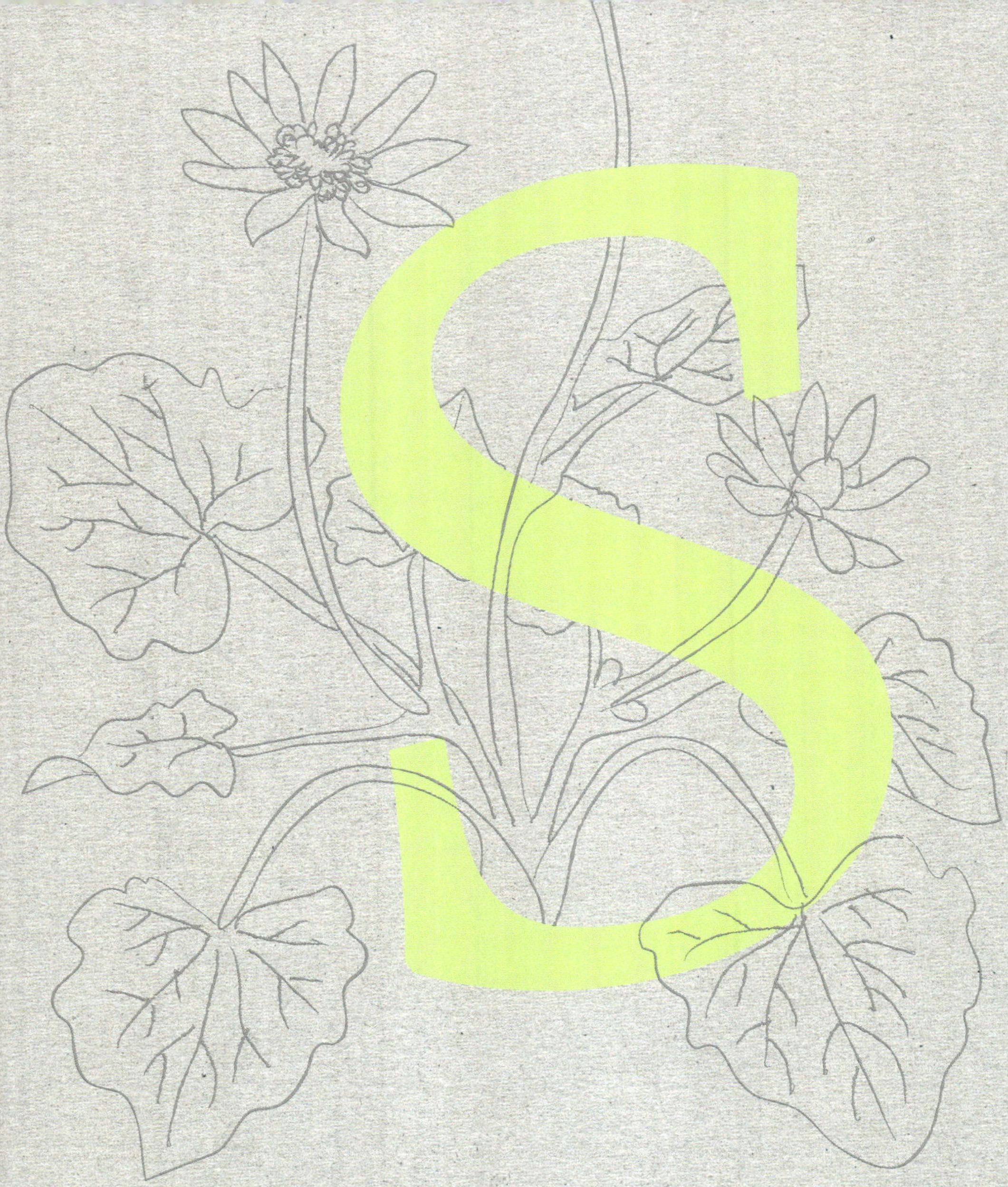

SCHARBOCKSKRAUT

Ranunculus ficaria

Das ***SCHARBOCKSKRAUT***, auch *Feigwurz* genannt, gehört zu den Hahnenfußgewächsen.

Es hat seine Blütezeit von März bis Mai und ist damit einer der ersten Frühblüher.

Es bevorzugt stickstoffhaltige feuchte Böden und ist, noch bevor die Bäume ihre Blätter bekommen, in Wäldern, auf Wiesen und unter Gebüschen häufig zu finden. Das ***SCHARBOCKSKRAUT*** überzieht öfter ganze Flächen, gelegentlich in Gemeinschaft mit dem verwandten Buschwindröschen.

Die Blüten öffnen sich erst im Laufe des Tages und nur bei Sonnenschein. Im Gegensatz zu anderen Ranunculus-Arten haben sie meist 8 Kronblätter statt 5.

Da das Kraut während der Blüte giftige Stoffe enthält, darf es ab der Blüte nicht mehr verwendet werden.

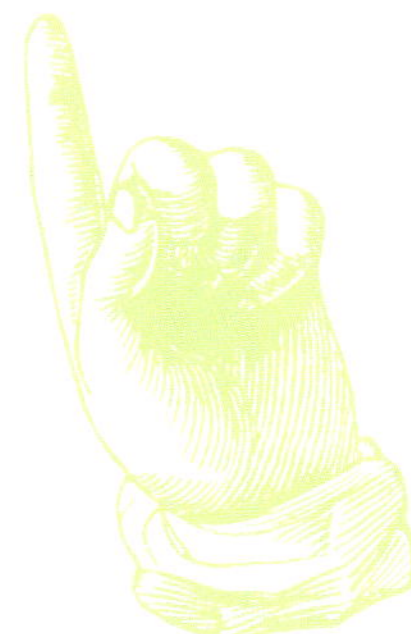

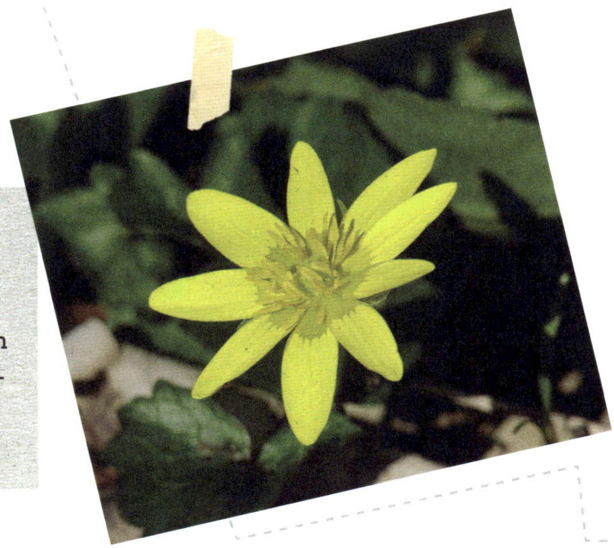

Wegen ihres hohen Gehalts an Vitamin C wurde das Kraut gegen die gefürchtete Seefahrerkrankheit Skorbut verwendet. Von der Vitamin C-Mangelkrankheit Skorbut (Scharbock) leitet sich auch der deutsche Trivialname ab.

Der botanische Name setzt sich aus den lateinischen Wörtern *Rana* = *Frosch (wasserliebende Pflanzen)* und *ficus* = *Feige (Feigwurz)* zusammen.

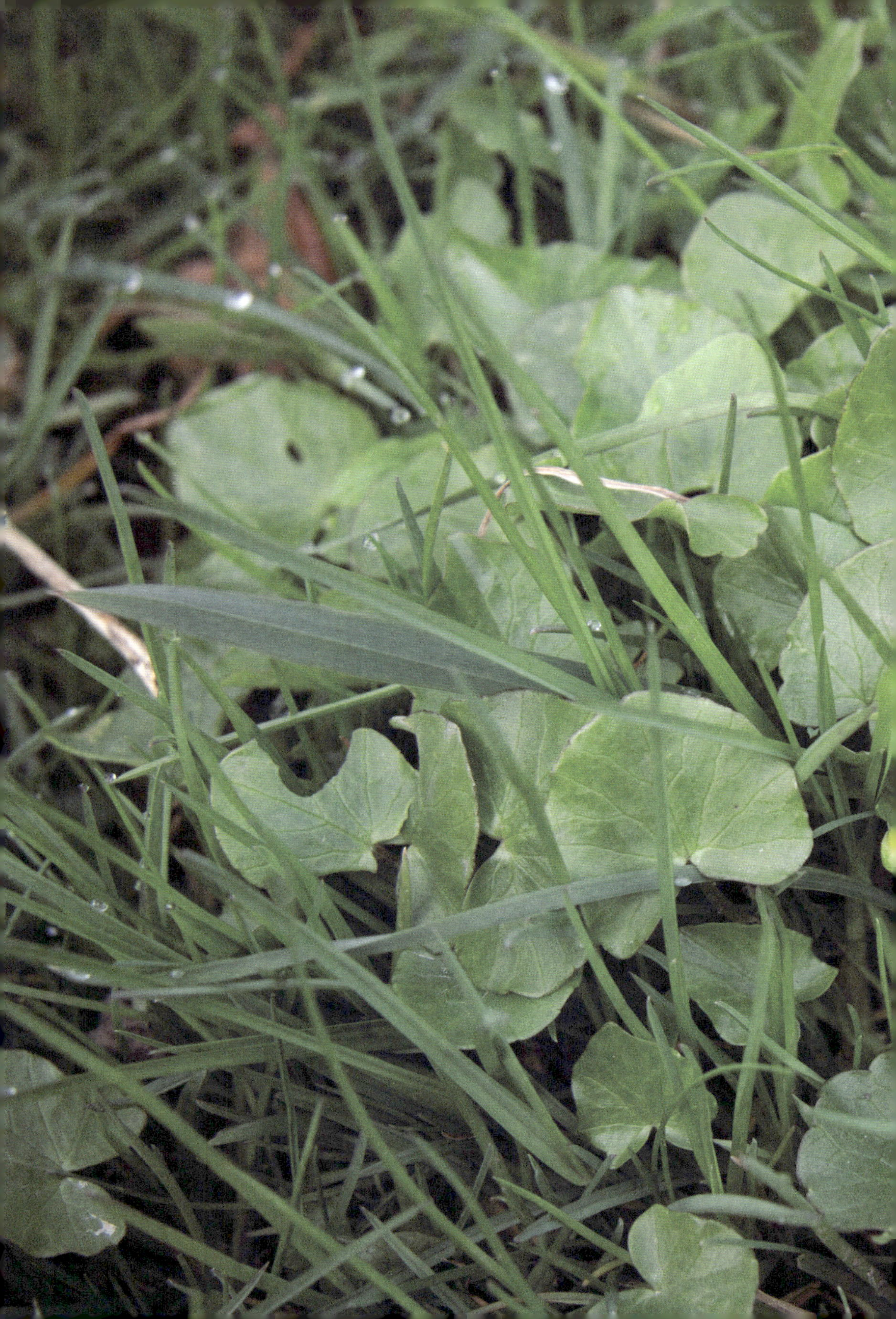

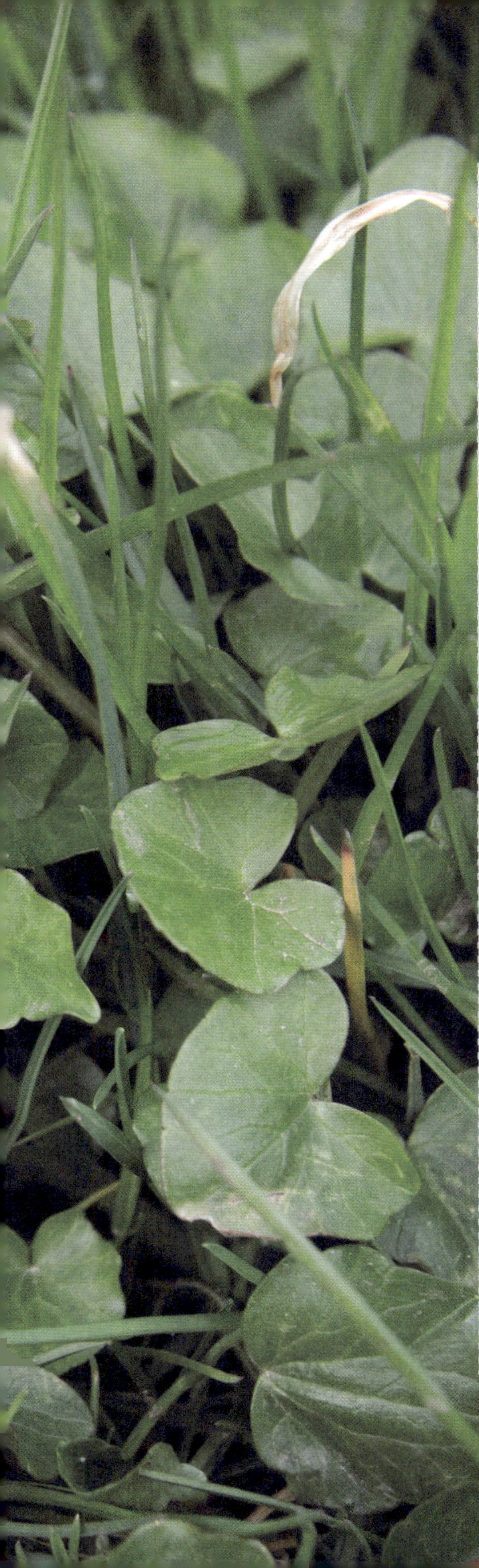

AUS OLIVERS KRÄUTERNOTIZBUCH

»Kaum ist der Schnee geschmolzen, überzieht das Scharbockskraut die winterkahle Erde mit einem grünen Teppich aus herz- bis nierenförmigen glänzenden Blättern. Obwohl man heute weiß, dass die Pflanze ein schwachgiftiges Alkaloid enthält, können die Vitamin C-reichen Blätter vor der Blüte gegessen werden. Dann enthalten sie noch sehr wenig von dem Alkaloid.

» Mit ihrem frischen sauer-scharfen Geschmack eignen sich die rohen Blätter besonders für gemischten Wildkräutersalat.

» Auch in einem Frühlings-Smoothie harmoniert das Scharbockskraut prächtig und bringt etwas Pfiff in das Getränk.

» Klein gehackt in Kräutermischungen, zu Salatsaucen oder für Aufstriche bereichert das Kraut die Frühlingsküche.

» Bei uns in den Bergen ist das Scharbockskraut noch vor dem Bärlauch eines der ersten sammelbaren Kräuter.

FÜR MICH IST ES EIN SCHÖNES RITUAL, DAS NEUE KRÄUTERJAHR MIT EINEM RÜHREI ODER OMELETT MIT SCHARBOCKSKRAUT ZU ERÖFFNEN.

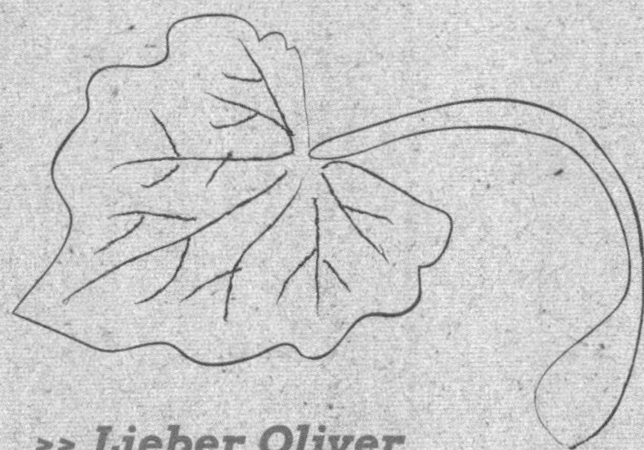

>> *Lieber Oliver,*

*>> IN UNSEREM LÄNDLE SAGT MAN, WENN **DAS SCHARBOCKKRAUT** AUS DEM BODEN SPICKT, BEGINNT DAS FRÜHJAHR. <<*

Tatsächlich ist das Fröschlein, wie sich sein Namensteil ranunculus übersetzen lässt, eine phänologische Zeigerpflanze. Es zählt zu den allerersten Frühlingsboten bereits zum allerersten Beginn der Jahreszeit. Klug reckt es seine Blätter dem Licht entgegen, noch bevor Sträucher und Bäume aus dem Winterschlaf erwachen. In deren Feuchte lebt es gerne, wie es sich für ein Fröschlein gehört. Von dort breitet es im späteren Frühjahr in blühender Form behaglich seinen gelben Teppich aus.

Der Begriff Scharbock dagegen wirkt profaner. Weist er doch auf den hohen Vitamin C-Gehalt der Pflanze hin, mit dessen Hilfe sich in früherer Zeit der Scharbock, der Skorbut, behandeln ließ. Seefahrer wie Soldaten trugen es stets bei sich im Gepäck als vorbeugenden Schutz gegen diese durch Mangelernährung verursachte Erkrankung.

Aber auch für die Zuhausegebliebenen galt das Scharbockskraut als erste wichtige Nahrungsquelle nach dem entbehrungsreichen Winter. Himmelsbrot wurde es auch genannt und zeigt die Relevanz dieses Krautes gerade in Notzeiten. Das Brot, das der Himmel schickt, wurde aus den Brutknöllchen, die in den Blattachseln des Krautes heranreifen, gebacken, nachdem man sie getrocknet hatte. Ein Notmehl sozusagen.

Diese winzigen Knöllchen waren zu manchem Zeitpunkt auch einfacher einzusammeln. Regengüsse konnten über Nacht ein kleines Meer von Himmelsbrot im Wald erschaffen. Der Druck des Wassers schwemmte die Knöllchen einfach aus den Blattachseln und verteilte sie auf dem Boden. Himmlischer Getreideregen nannten ihn die Unwissenden und standen staunend vor diesem Naturspektakel.

Und da zu dieser Zeit alles Gute von oben kam, musste das Scharbockskraut Kindern als Kranz um den Hals gewunden als Schutz gegen den Bösen Blick herhalten. Ob es sich mit dieser Aufgabe wohlgefühlt hat? Denn eigentlich ist ihm als Frühblüher eine viel tiefere Aufgabe auferlegt, die, einmal verstanden, dazu verhilft, sich selbst gegen einen gewissen bösen Blick zu wehren: die Ungeduld. Das Scharbockskraut wächst just zu jenem Zeitpunkt hervor, zu dem die heutigen Menschen des Winters zumeist gehörig überdrüssig sind. *„Genug der Kälte, genug der Dunkelheit, genug der wollenen Kleider und schweren Schuhe! Wir möchten wieder Licht, Leichtigkeit, Wärme und Fröhlichkeit"*, rufen sie.

Beim Besuch des Scharbockskrauts in den ersten Frühlingskursen erzähle ich deshalb gerne folgende Geschichte:

GEDULD WIRD MIT HEITERKEIT UND LEBENSFREUDE BELOHNT

Nicht mehr Winter ist es, aber auch der Frühling lässt die Menschen noch auf sich warten. Ungeduldig ersehnen sie die ersten wärmenden Sonnenstrahlen, die endlich wieder in den Garten oder die freie Natur locken. Stets sind es diese Zwischenzeiten, die den Menschen zu Geduld aufrufen. Und Geduld ist eine Muse, eine Gabe, die einem, einmal erlernt, das Leben erleichtert. Das allerletzte Warten ist immer das mühsamste. Denn in einer solchen Zwischenzeit, in der alles noch ruhen soll, man aber bereits ins Tun gehen möchte, gibt es viele einzelne stille Momente, in denen beim Menschen plagende Gedanken aufkommen können. Ich, das Scharbockskraut, bin ein Pflänzchen dieser Zwischenzeiten. Ich entfalte meine Wurzeln und Blätter, wenn die ganz Großen um mich herum noch schlafen. Und mit schlafendem Auge sieht man mich im Immergrün zunächst gar nicht. Aber ich bin da. Wie ein still gehegter Wunsch, wie ein Plan fürs Tun, werde ich, wenn es soweit sein soll, zum richtigen Zeitpunkt meinen gelben Teppich entfalten. Und solange ich diesen Teppich durch das Entwickeln meiner Blätter, Wurzeln und Stängel plane, hoffe ich, dass mich doch ein Mensch entdeckt und sich in diesen Zwischenzeiten daran erinnert, dass das Warten eine innere Planung sein und in erwartungsvollen Zwischenzeiten großes Glück liegen kann. Die schönen Dinge sind immer da. Es liegt an uns, sie wachen Auges zu entdecken.

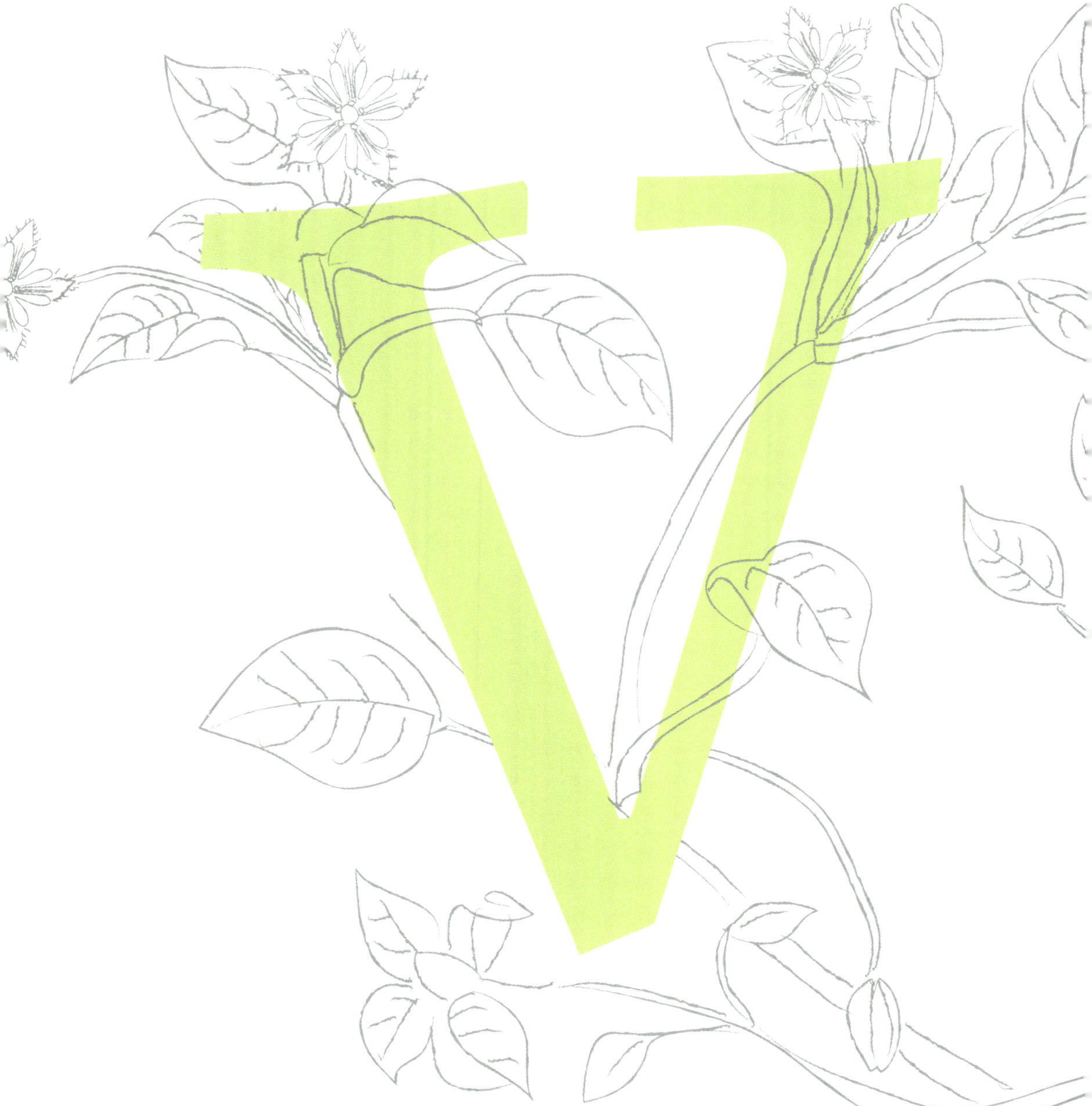

VOGELMIERE

Stellaria media

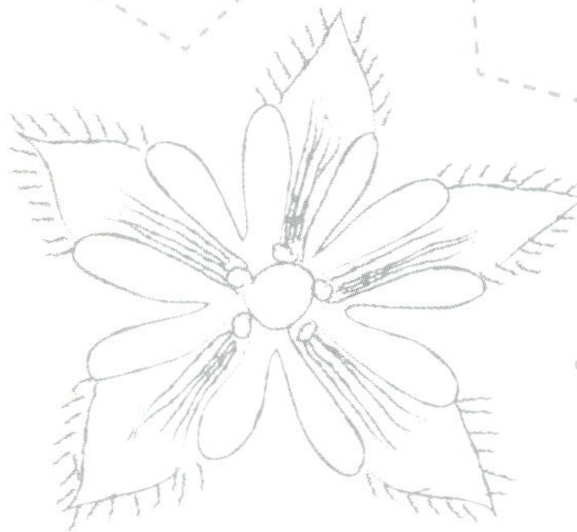

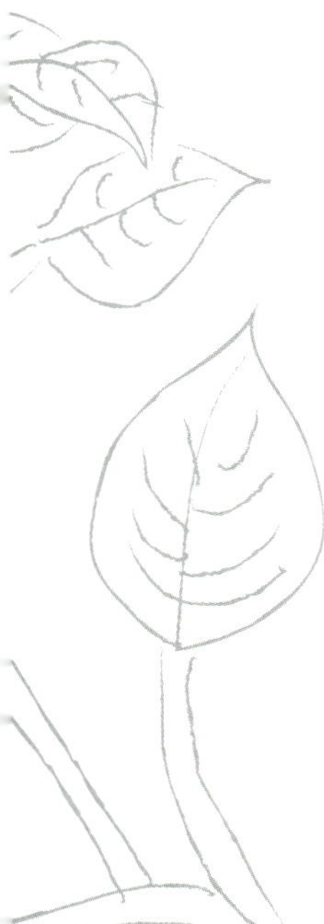

Die Sternmieren-Arten *(Stellaria)* sind einjährige oder ausdauernde krautige Pflanzen. Oft dient ein Rhizom ohne Wurzelknolle als Überdauerungsorgan. Die einfachen Laubblätter sind wie bei allen Vertretern der Familie gegenständig.

Die ***VOGELMIERE*** ist eine Zeigerpflanze für stickstoffhaltigen Boden. Man findet sie sehr häufig in Gärten aber auch an Äckern und anderen Kultur- oder Brachflächen bis auf ca. 2000 Metern Höhe.

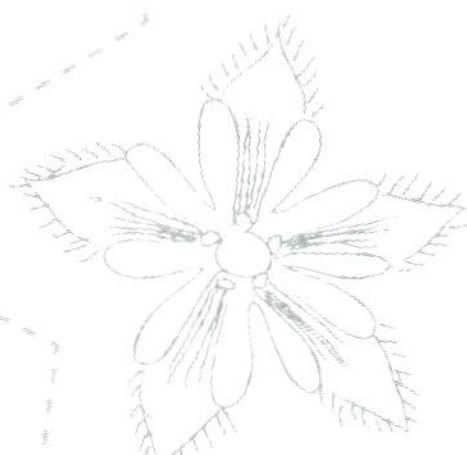

Sie bringt jedes Jahr bis zu fünf Generationen mit 10.000 bis 20.000 Samen hervor. Die Samen können bis zu 60 Jahre keimfähig bleiben. Das Kraut und die Samen werden gern von Vögeln gefressen, worauf auch der deutsche Trivialname Bezug nimmt.

Sie schenkt uns ihr wohlschmeckendes Grün das ganze Jahr über, solange der Boden frostfrei ist.

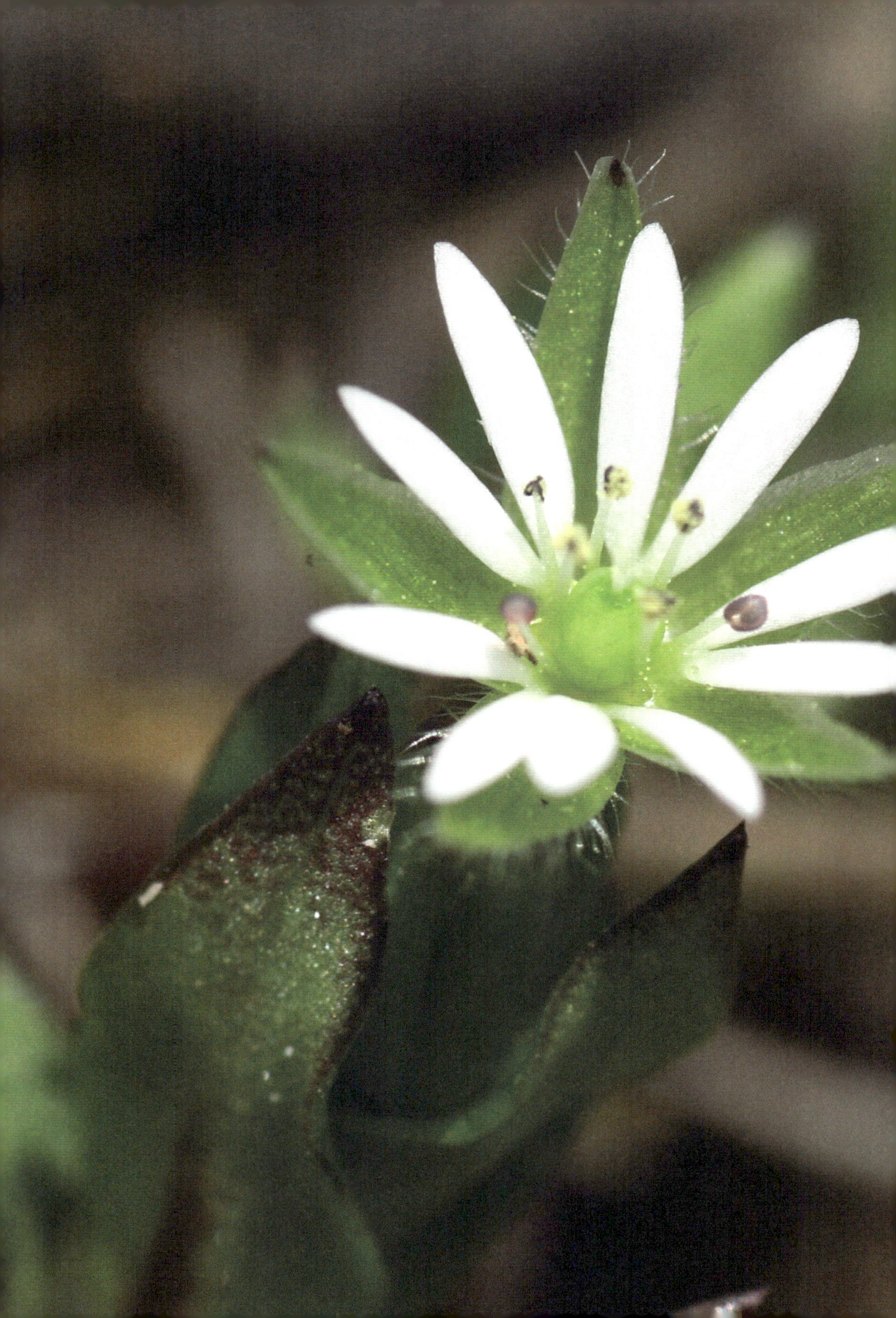

AUS OLIVERS KRÄUTERNOTIZBUCH

>> Vogelmiere schmeckt nicht nur gut, sie ist zudem ein starkes Heilkraut, was man dieser zarten Pflanze auf den ersten Blick gar nicht ansieht. Auch sie gehört zu den Pflanzen, die völlig zu Unrecht als lästiges „Unkraut" verkannt werden. Alle oberirdischen Teile wie Blüten, Blätter, Stiele und Samen werden verwendet.

>> Die Vogelmiere eignet sich prima als Salatgrundlage und übertrifft normale Kopfsalate mit dem Reichtum ihrer Inhaltsstoffe um ein Vielfaches. So hat sie neben vielen anderen wertvollen Inhaltsstoffen doppelt so viel Kalzium, dreimal so viel Kalium und Magnesium und siebenmal so viel Eisen wie kultivierter Gartensalat.

DER GESCHMACK ERINNERT GLEICHZEITIG ETWAS AN ROHEN MAIS UND FRISCHES GRÜN.

>> Vogelmiere wird in Kräutertopfen, Kräuterbutter, Dips und Aufstrichen verwendet.

>> Zudem passt sie hervorragend zu grünen Smoothies, sie ist mild und ganzjährig frisch verfügbar.

>> Gekocht kann die Miere wie Spinat zubereitet werden, sowohl als alleiniges Wildgemüse, als auch kombiniert mit anderen Blättern.

>> Vogelmiere ist einfach unglaublich vielseitig. Wer sich zum Frühstück einen Energieschub gönnen will, gibt sie auf ein Butterbrot.

>> Diese kleine Wunderpflanze hat eine reinigende und stärkende Wirkung auf den ganzen Körper und gehört zu den Ersten im Frühling, gleich nach der Schneeschmelze, die uns wichtige Energie und Vitamine liefert und somit die Frühjahrsmüdigkeit vertreibt.

>> Der hohe Saponin-Gehalt der Pflanze ist vermutlich dafür verantwortlich, dass Tees, innerlich und äußerlich angewandt, bei der Linderung von intensivem Juckreiz der Haut helfen können.

>> Die Narbenbildung zu reduzieren, ist eine weitere überlieferte Fähigkeit der Vogelmiere. Eine beruhigende und heilende Wirkung wird der Pflanze als Ganzes zugeschrieben und das betrifft nicht nur die Haut, sondern alle Körperteile – ein gereizter Verdauungstrakt profitiert ebenfalls davon.

>> Nicht nur wir Menschen lassen uns Vogelmiere schmecken, Hühner und andere Vögel sind ganz verrückt danach.

FÜR UNSEREN HÜHNERNACHWUCHS MISCHE ICH EIN HART GEKOCHTES EI MIT FEINGEHACKTEN BRENNNESSELN UND VOGELMIERE. DAS ERGIBT EIN KRÄFTIGES STARTFUTTER FÜR DIE KÜKEN.

» Lieber Oliver, nicht jeder Gartenbesitzer freut sich so wie wir beide, wenn wir im häuslichen Grün unter Büschen und Bäumen, um den Kompost herum oder mitten im Beet die Vogelmiere entdecken. Schlussendlich bringt sie bis zu sechs Generationen pro Jahr an Nachfolgern hervor, von denen wiederum jedes einzelne Pflänzchen bis zu 20.000 Samen entwickeln kann. Und diese Samen besitzen die Fähigkeit, bis zu 60 Jahre im Boden zu schlummern. Glücklicherweise sind sie eine Leckerei für Vögel, die der Nachwuchsfreudigkeit der Heilpflanze somit etwas Einhalt gebieten.

Einen beinahe unerschütterlichen Lebenswillen bringt sie mit, die Stellaria media, der mittelgroße Stern mit seinen weißen Blütenköpfchen und winzigen vollkommenen Blättchen. Von ihrer Schwester, der Großen Sternmiere, unterscheidet sie sich durch ihren sogenannten Hühnerdarm, der sich beim vorsichtigen Auseinanderziehen des Stängels als zarter grüner Faden zeigt. Und zartgrün mundet sie auch, nämlich nach frischem, noch unreifem Mais. Mit diesem wunderbaren Geschmack bleibt sie nicht der einzige ungebetene Gast im Garten:

Die Nacktschnecken gesellen sich gerne zu ihr und laben sich an ihrem Schatten. Wer Vogelmiere und Schnecken also nicht willkommen heißt im Garten, findet beide beieinander. Es bleibt jedoch zu bemerken: Vogelmiere lässt sich lediglich zu Johanni aus dem Garten vertreiben, wenn man just zum Mittagsschlag an allen vier Ecken des Gartens gleichzeitig zu jäten vermag. Ein aussichtsloses Unterfangen also. Daher rate ich, wie auch bereits beim Giersch, zum Aufessen. Denn gesund ist die Vogelmiere allemal.

» AUSSERDEM SPART MAN SICH MIT **DER VOGELMIERE** *ALS BEGLEITERIN TEURE WETTERSTATIONEN. «*

Sie gilt als Wetterzeigerpflanze und schließt ihre Blüten bei herannahendem Regen, noch bevor Wolken aufziehen.

Auch eine Schlafbewegung ist an ihr zu beobachten. Gegen neun Uhr am Morgen schlägt die Langschläferin ihre Blütenaugen auf und schließt sie kurz nach der Dämmerung zur Abendruhe.

So überwiegen bei der Vogelmiere doch eher Charakterzüge, die zum Freundschaft schließen motivieren. Ebenso wie bei weiteren ungebetenen Gartengästen darf man ruhig zwei oder mehrere Male hinschauen und nachdenken, ob man sich nicht in der Persönlichkeit dieser vermeintlich unfreundlichen Pflanze getäuscht hat. Geschieht dies nicht auch im zwischenmenschlichen Bereich? Ein Mensch, den man zunächst ablehnte, zeigt sich wenige Zeit später als äußerst sympathisch. Ein anderer, dessen Anwesenheit uns störte, vermisst man plötzlich in seiner dauerhaften Abwesenheit, als sei er ein Teil von uns geworden. Oder vermeintlich kommt man mit gewissen Eigenheiten des Gegenübers gar nicht zurecht und empfindet eine Aversion gegen ihn. Plötzlich findet man genau jene Eigenschaften, jenes abgelehnte Verhalten in sich selbst, muss lachen und sieht das Gegenüber mit einem Mal als liebenswerten Vertrauten. Ein merkwürdiges, unheimliches Gefühl beschleicht einen bei einem weiteren Menschen, mit dem uns abzugeben wir nicht umhinkommen, weil er vielleicht ein Ar-

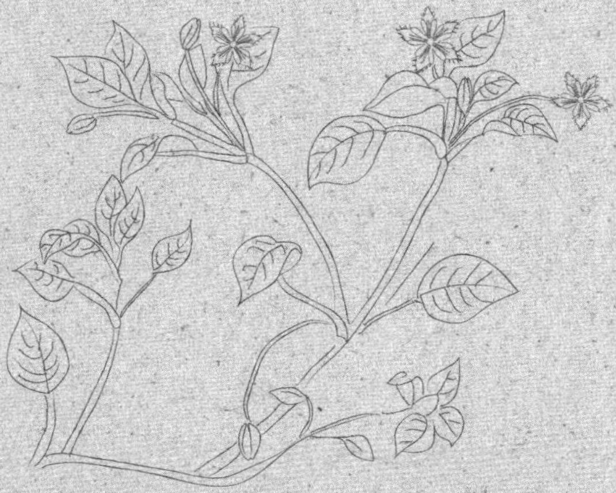

beitskollege ist. Er löst Angst aus in uns, triggert Erinnerungen und zwingt Unbewusstes nach oben. Mit einem Mal, nach etlichen Alltagsgesprächen, die noch nicht einmal bemerkenswert inhaltsgefüllt waren, erkennt man, dass eine Befürchtung, eine Panik auf einer ganz anderen Seite unseres Lebens scheinbar urplötzlich verschwunden ist. Könnte uns dieser Mensch vielleicht dazu verholfen haben? Und möchten wir nun auf ihn zugehen, unseren Stolz zurücknehmen, wie das unscheinbare Mierchen, das so viel kann und doch so unscheinbar ist, und uns bedanken? Wer springt zuerst über seinen Schatten, unter dem die behäbige Schnecke der allzu schnellen Vorurteilshaftigkeit träumt.

SPITZWEGERICH

Plantago lanceolata

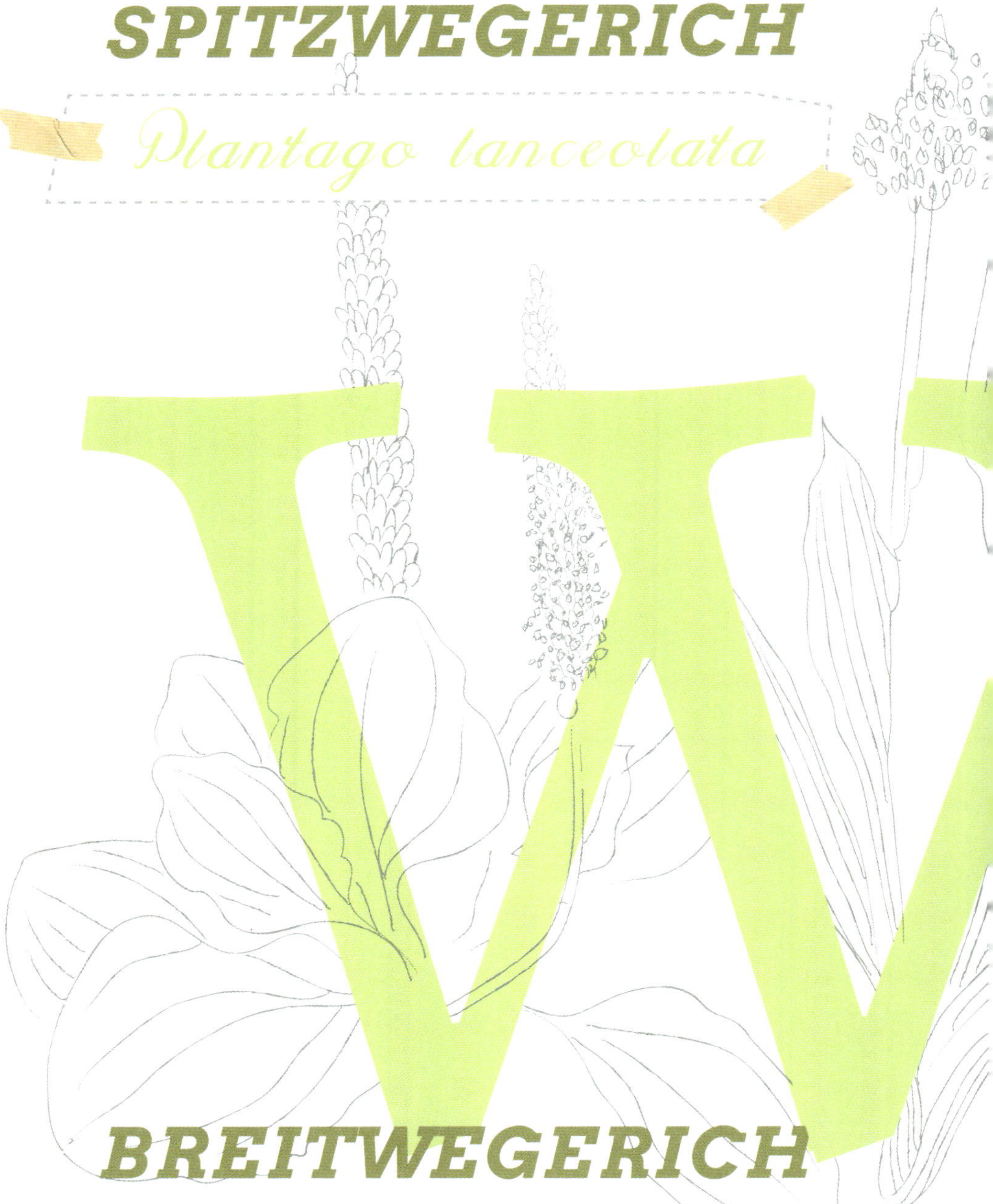

BREITWEGERICH

Plantago major

Das natürliche Wundpflaster wächst dort, wo es benötigt wird: Überall dort, wo der Mensch unterwegs ist, an Wegrändern, auf Wiesen und Weiden, entfalten die ***WEGERICHE*** ihre Grundrosetten.

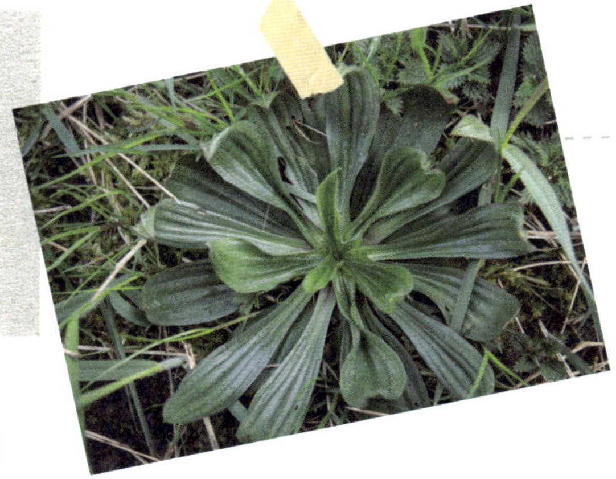

Ob beim ***SPITZWEGERICH*** als eines der bekanntesten Hustenmittel und Linderung bei Insektenstichen oder beim ***BREITWEGERICH*** als Schuheinlage bei Blasen, bei allen wirkt der antibiotische Pflanzenstoff Aucubin. Schleimstoffe, Gerbstoffe, Kieselsäure und Flavonoide lindern Entzündungen und Juckreiz, legen sich mildernd auf die Schleimhäute und fördern so die Genesung von Reizungen.

Als Staude wächst er bis in den frühen Winter hinein. Seine Blätter, ob rundlich oder lanzettlich, entwickeln sich meist kahl und aufrecht, ein wenig behaart und bis zu 25 Zentimeter lang. Ausgeprägt wirkt die parallel verlaufende Blattnervatur an der Unterseite. Die Blüte, bräunlich wie beim ***SPITZWEGERICH*** oder in einer unscheinbaren Ähre wie beim ***BREITWEGERICH***, streckt keck ihre gelblichen Staubgefäße von sich.

AUS OLIVERS KRÄUTERNOTIZBUCH

>> Der Geschmack von Spitzwegerich erinnert markant an rohe Champignons.

>> Die jungen Blätter und die ganz jungen, noch kompakten Blütenknospen genießt man am besten roh in Salaten.

>> Die Blätter werden auch für Dips, Kräuterbutter und Wildkräutersalz verwendet.

>> Der Spitzwegerich ist eines der dankbarsten Wildkräuter bzw. Wildgemüse überhaupt. So ist er so gut wie überall und eigentlich fast die ganze schneefreie Zeit über das Jahr hinweg verfügbar.

>> Ein sehr beliebtes Hausmittel gegen Husten ist der Wegerich-Sirup.

IN EIN WEITHALSIGES GLAS SCHICHTET MAN ABWECHSELND EINE LAGE ZERKLEINERTE (CA. 1 CM) WEGERICH-BLÄTTER UND EINE LAGE ROHZUCKER, BIS DAS GLAS VOLL IST. DAS GLAS GIBT MAN DANN FÜR 2 MONATE IN EINEN DUNKLEN KELLER ODER NOCH BESSER MAN GRÄBT ES IM GARTEN ETWA EINEN HALBEN METER TIEF EIN. WÄHREND DER LAGERUNG LÖST SICH DER ZUCKER MIT DEM KRAUT AUF UND ERGIBT EINEN HONIGARTIGEN ZÄHFLÜSSIGEN SIRUP. DEN INHALT ABSEIHEN UND IN DUNKLE FLASCHEN FÜLLEN. SO HAT MAN ÜBER DEN WINTER EINEN WOHLSCHMECKENDEN HUSTENSAFT ZUR HAND.

>> Natürlich darf der Spitzwegerich auf gar keinen Fall bei einem grünen Smoothie fehlen. Hier kann er seine blutreinigenden und magenstärkenden Eigenschaften entfalten.

>> Eine ganz starke Wirkung schenkt uns der Spitzwegerich bei Insektenstichen. Dabei werden einige Blätter in der hohlen Hand geknetet. Schnell tritt der grüne Pflanzensaft aus und dieser wird auf die betroffene Stelle aufgetupft. Es ist fast wie ein kleines Wunder, wie schnell die Schmerzen bei einem Bienen- oder Wespenstich nachlassen.

>> Ebenso vertreibt er den Juckreiz bei Mücken- und Bremsenstichen.

>> Der Breitwegerich eignet sich für das bisher Beschriebene nicht so gut, da er wesentlich zäher ist. Aber genau diese Zähheit macht ihn wieder zu einem Spezialisten: Sollten Sie nach einer schönen Wanderung am Berggipfel feststellen, dass Sie eine große schmerzende, vielleicht schon entzündete Blase am Fuß haben, hilft ihnen

der Breitwegerich, den Retourweg schmerzfrei zu absolvieren.

Ein Blatt mit einem Stein etwas anklopfen, damit die Pflanzenfasern gequetscht werden und der Pflanzensaft besser wirken kann. Dieses Blatt direkt auf die betroffene Stelle legen und mit einem Pflaster fixieren. Sie werden sofort Linderung verspüren und gut gelaunt weiterwandern können.

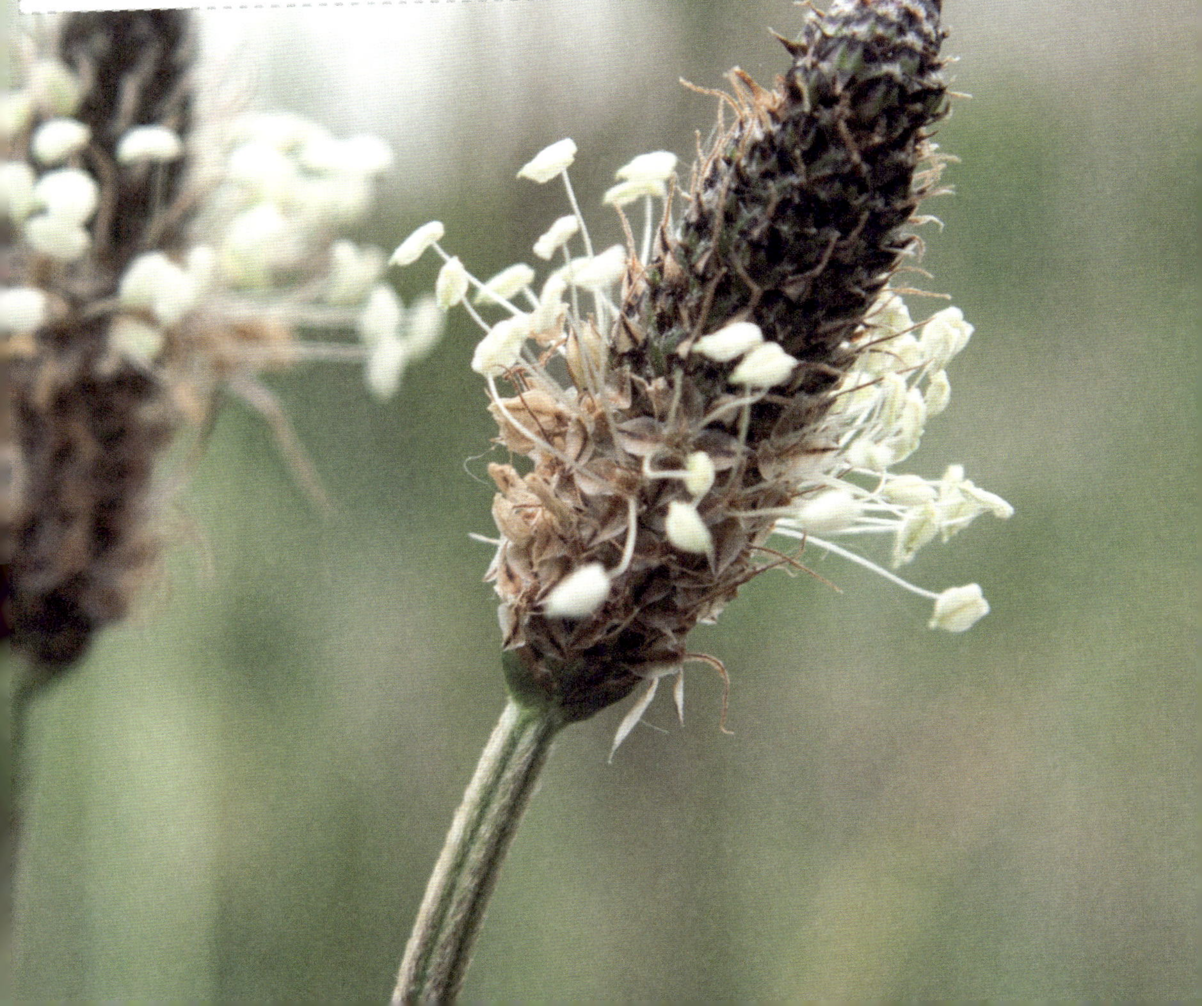

» **Lieber Oliver,** Heinrich, Friedrich, Richard und wie sie alle hießen, die Könige der alten Zeit. Viele unter ihnen hatten eine Gemeinsamkeit: Sie trugen die Silbe *-rich* in ihren Namen, die sie reich, geltend und herrschend wirken ließ. Etymologisch zurückzuführen ist dieser Bestandteil auf die keltischen und indogermanischen Begriffe *rigjo* oder *regjo*, woraus heute das Wort regieren, Region oder lenken abzuleiten ist.

Wohl muss er mit einer großen Macht begnadet sein, der Wegerich, mit einer ebensolchen Namensendung.

» ER, DER KÖNIG DER WEGE, DER LENKER DER WANDERNDEN. «

Durchaus darf man hier allerdings von einer ganz natürlichen Autorität sprechen, die ihm innewohnt. Und von einem wohlwollenden Herrscher, der seinem Fußvolk, das auf seinen Spazierwegen an ihm vorbeizieht, nur Gutes möchte. Hilft doch der Spitze der beiden Brüder, jener mit den lanzettlichen Blättern, gegen Kurzatmigkeit, gleich, ob diese ausgelöst wurde durch eine Infektion der unteren Atemwege oder durch Lebenssituationen, die einem den Atem stocken lassen, gegen die Bisse und Stiche von Insekten, die am Wegesrand auf eine Blutmahlzeit lauern oder das brennende Gefühl bei Berührung wehrhafter Pflanzen. Er löst auf, was nicht zum Menschen gehört, hilft somit zu einem befreienden Atemholen und schützt wie alle Schleim- und antibiotischen Pflanzen gegen Eindringlinge und allzu große Reizeinflüsse von außen.

Der breite Geselle mit den runden bis eiförmigen Blättern wächst von Nummer 16 bis beinahe 52 in jeder Schuhgröße. Ein Wanderweg entfaltet sich bei genauem Hinschauen als Schuheinlagenregal für wunde Füße. Ein Blatt auf die schmerzende Stelle aufgelegt und rutschfest stabilisiert, sieht sich der Spaziergänger kurze Einwirkungszeit später wieder fröhlich und ungehindert des Weges wandeln. Diesen beiden Königen wohnt aber ein weiterer äußerst souveräner Charakterzug inne. Beide gesellen sich zu ihrem Fußvolk. Nicht ihre Untertanen folgen ihnen, sondern sie begleiten den Menschen auf all seinen Wegen, seit der Erfindung des Rades. Auf dessen Außenseite sprangen die Samen der Wegerichblüten auf und ließen sich von Ort zu Ort kutschieren. Auch die zu Fuß Reisenden transportierten an ihren Sohlen, lateinisch *planta*, die nächste Generation der Heilpflanze an neue Zielorte. Alles an den Wegerichen steht also in näherem oder fernerem Zusammenhang mit Reisen, Gehen oder Wegen. In ihrer Wirksamkeit schenken sie jenes, was man benötigt, um einen Weg zielgerichtet und entspannt gehen zu können: Sie lindern, schützen, lassen neu durchatmen oder stillen Schmerz.

Lieber Oliver, kennst Du den Neunkräutersegen? Der Wegerich galt als derart heilsam, dass er in dieser altenglischen Dichtung voll geheimnisvoller Pflanzenbeschwörungsformeln gleich nach der großen Heilerin Beifuß aufgezählt wird. Ich zitiere Dir einmal Vers 7 bis 13: *„Und du, Wegerich, Mutter der Kräuter, nach Osten geöffnet, innen mächtig. Karren fuhren über dich hinweg, Königinnen ritten über dich, über dir weinten Bräute, schnaubten Ochsen. Ihnen allen widerstehst und widerstandest du. So widerstehst du auch Gift und Ansteckung und dem Feind, der über das Land fährt."* Hier erkennt man die Relevanz der am häufigsten am Wegesrand auftretenden Pflanzen mit ihren für die Reisenden wohltätigen Eigenschaften.

Der Weg, ob Handelsweg oder der Gang zum Feld mit den nährenden Pflanzen galt unseren Ahnen als überlebenswichtig und erhielt aufgrund seiner Schützenswertigkeit auch mythologische Bedeutung. So grub man die Wurzel der Wegeriche gegen Fieber dort ein, „wo Braut und Leich" vorüberziehen. Hochzeit und der Letzte Weg gelten schon seit Beginn dieser ritualisierten Alltagshandlungen als Initiationsschwellen der Menschen. Und der Wegerich begleitete die Menschen auf ihrem Weg in die neue oder letzte Lebensphase.

Bereits aus der Steinzeit sind Anwendungen der Wegeriche bekannt. Und eine der ältesten Abbildungen der Heilpflanze aus dem 15. Jahrhundert zeigt über dem Wegerich einen Skorpion, in der Deutung des Mittelalters als heilsgefährdende Macht und aus heutiger Sicht als unbewusste Folgen bewusster Handlungen und an der Wurzel eine Schlange als verbindender Weg zwischen den Gegensätzen. Oder ganz profan: Wegerich wirkt gegen Skorpion- und Schlangenbisse.

Und übrigens auch als Liebeszauber. Gegen angehexte unerwünschte Liebe trinkt man den Presssaft und nimmt anschließend ein Abführmittel ein oder nutzt den Saft direkt als Einlauf. Sofort sei man der Liebe entzaubert. Letzteres glaube ich allerdings gern.

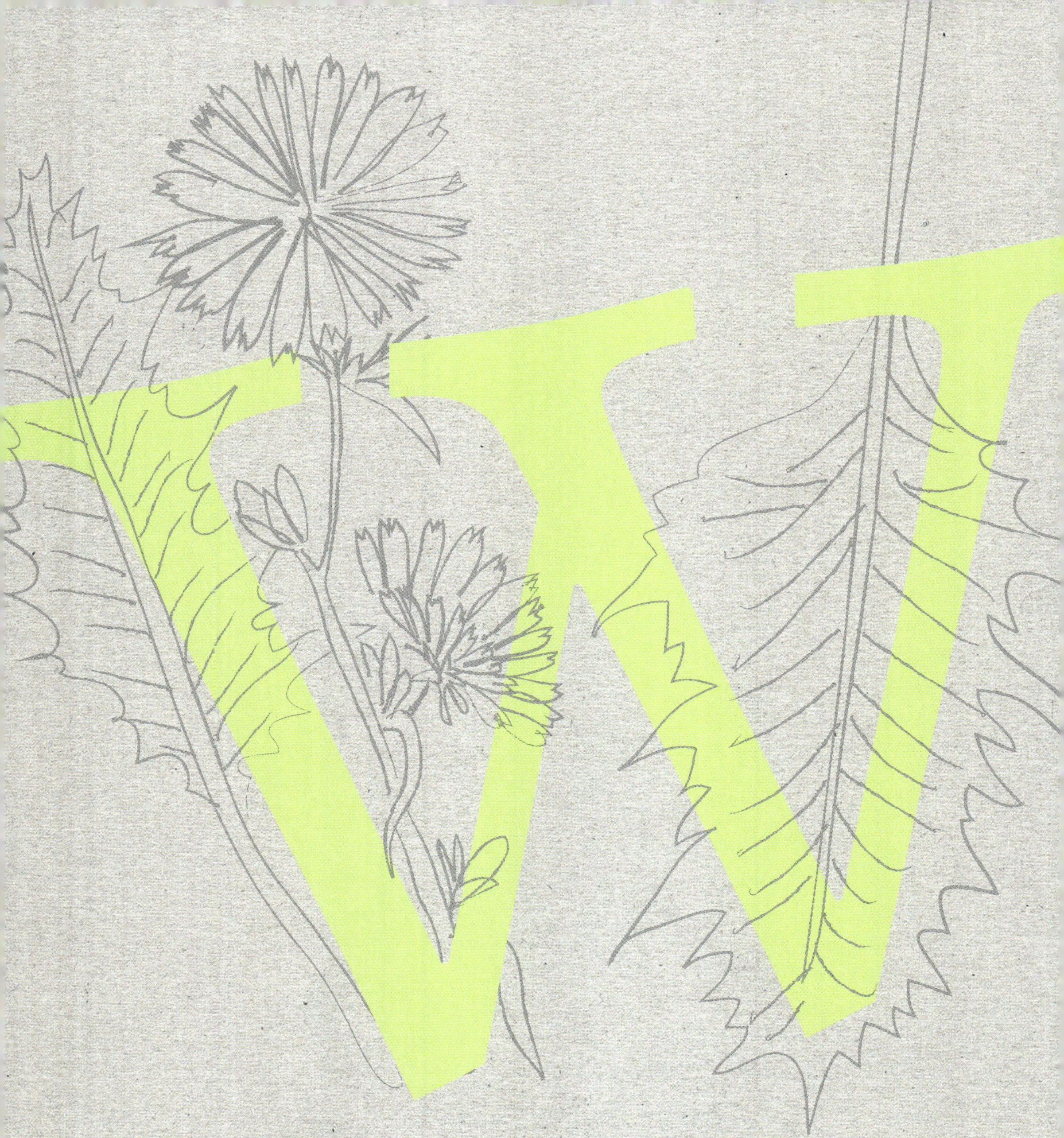

WEGWARTE

Cichorium intybus

Die **GEMEINE WEGWARTE** *(Zichorie)* aus der Familie der Korbblütler ist eine ausdauernde krautige Pflanze mit himmelblauen Blüten und einer tiefreichenden Pfahlwurzel.

Die auffälligen Blütenstände sind nur vormittags und jeweils nur für einen Tag geöffnet. Sind sie geschlossen, hebt sich die Pflanze kaum noch von ihrer Umgebung ab.

Cichorium leitet sich von kio (gehe) und chorion (Feld) ab, was wiederum den bevorzugten Standort der Pflanze benennt. Der Artname *intybus* wird teils auf das griechische éntomos = eingeschnitten im Hinblick auf die Form der Laubblätter und tubus = Röhre zur Kennzeichnung des hohlen Stängels abgeleitet.

Die Pflanze war bereits im Altertum bekannt und bereits von den Ägyptern als Gemüse kultiviert. Kulturformen der **WEGWARTE** sind Chicorée, Zuckerhut, Radicchio und die Wurzelzichorie.

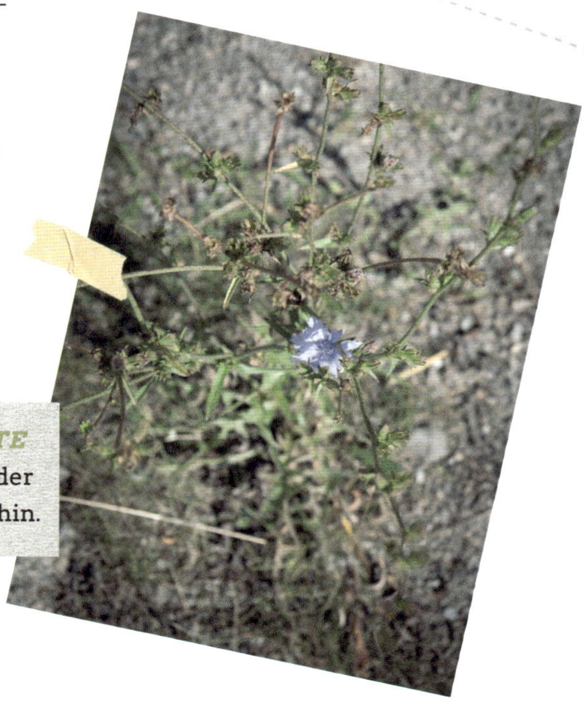

Der deutsche Name **WEGWARTE** weist auf den bevorzugten Standort der Pflanze, nämlich am Wege stehend, hin.

AUS OLIVERS KRÄUTERNOTIZBUCH

>> Im Frühling werden die Samen im Gartenbeet angesät. Die Wegwarte bil-det über den Sommer eine etwa 15 Zentimeter lange Pfahlwurzel und eine auf dem Boden aufliegende Blattrosette. Erst im Spätherbst die Wurzeln mit einer Grabgabel vorsichtig ausgraben.

SOLLTEN DIE BLÄTTER NOCH RICHTIG SAFTIG GRÜN SEIN, DIE GESAMTE PFLANZE IN ZEITUNGSPAPIER EINGESCHLAGEN NOCH ZWEI BIS DREI TAGE LIEGEN LASSEN. DANN KANN SICH DIE KRAFT DER PFLANZE IN DIE WURZEL ZURÜCKZIEHEN.

JETZT WERDEN DIE BLÄTTER ETWA 3 CM ÜBER DER WURZEL ABGESCHNITTEN UND IN EIN ERDE-SAND-GEMISCH EINGESETZT, SODASS DER BLATTANSATZ GERADE NOCH UNTER DER ERDE IST. ICH VERWENDE ALS BEHÄLTNIS HOHE EIMER, DIE ZUR HÄLFTE MIT DER ERDE GEFÜLLT SIND. JEDE RÜBE BENÖTIGT ETWA 8 CM ABSTAND ZUR NÄCHSTEN. DIE OBERE HÄLFTE IM EIMER BENÖTIGT DER CHICORÉE ALS PLATZ FÜR SEIN WACHSTUM, UND DER EIMER KANN ABSOLUT DUNKEL ABGEDECKT WERDEN, FALLS DER KELLER DOCH EIN FENSTER HAT. KOMPLETTE DUNKELHEIT IST WICHTIG, DA DIE TRIEBE SONST NICHT HELL UND ZART BLEIBEN, SONDERN GRÜN UND SEHR BITTER WERDEN.

NACH EINIGEN WOCHEN KÖNNEN DIE SELBST GEZOGENEN CHICORÉE GEERNTET UND GENOSSEN WERDEN.

>> Bei uns im Ländle wird der Chicorée vorwiegend als knackiger Salat oder Salat-Beigabe roh gegessen.

>> Aber auch gedünstet und leicht gebraten schmeckt er hervorragend.

>> Fast völlig vergessen ist inzwischen die Anwendung der Wegwarten-Wurzel als Kaffeeersatz. Der Zichorienkaffee, auch Landkaffee oder Mukefuck genannt, wurde aus den gerösteten und gemahlenen Wurzeln hergestellt.

>> Die sehr ergiebige Pfahlwurzel, die Inulin als Reservestoff einlagert und so unserer Verdauung als Präbiotikum zu Verfügung stellt, ist ein sehr gesundes Gemüse. Dazu die Wurzeln etwa zwei Stunden wässern, damit sie nicht mehr so arg bitter sind. Danach kann sie wie Karotten oder anderes Wurzelgemüse weiterverarbeitet werden.

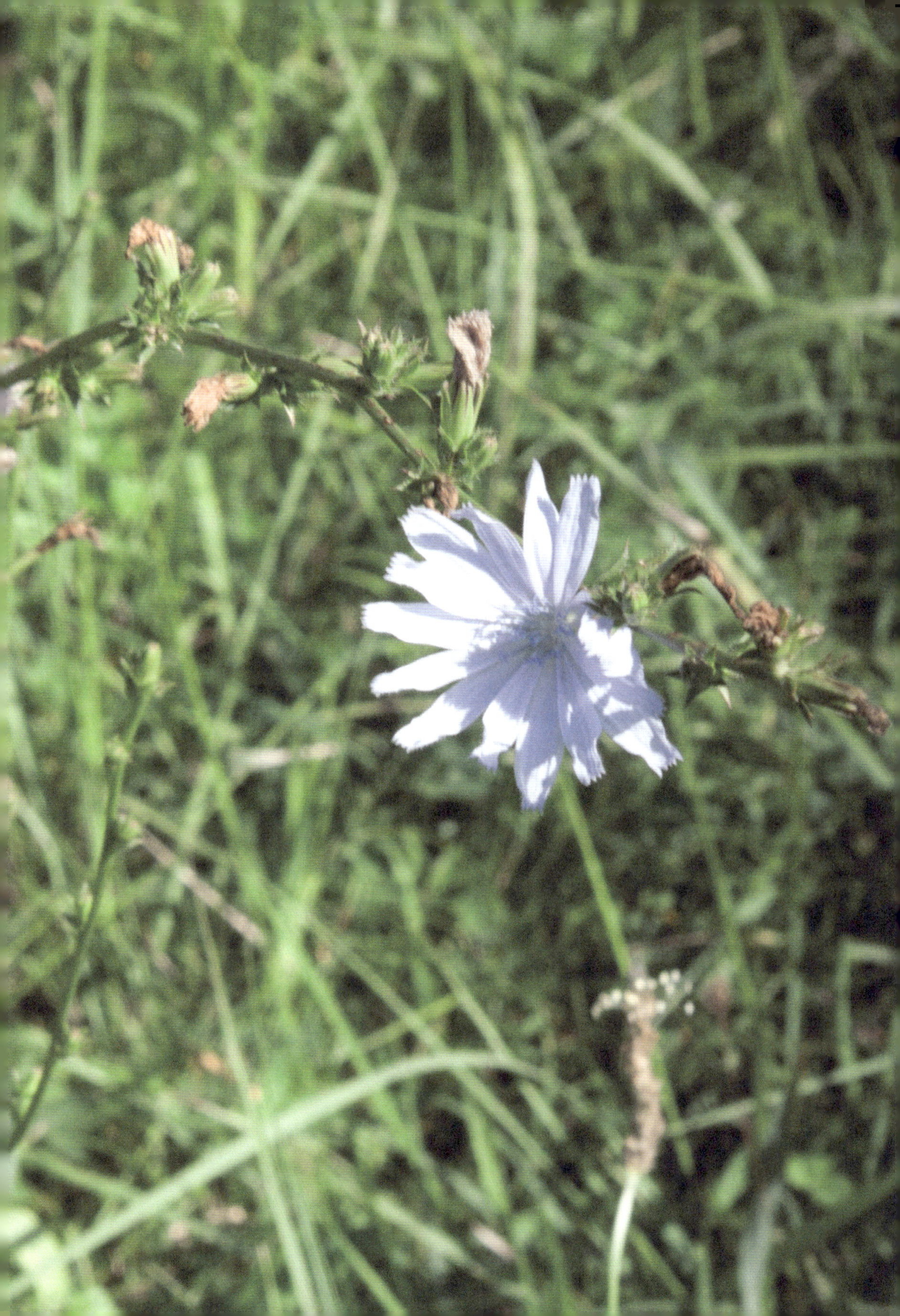

>> ***Lieber Oliver,*** auf unserer Wanderung vergangenen Sonntag rund um das Pfrungener-Burgweiler-Ried sind sie Dir aufgefallen: All die blauen Blumen, nach deren Geheimnis man im Zeitalter der Romantik so sehnsüchtig geforscht hat. Ob die Wegwarte tatsächlich das Sinnbild dieser naturnahen Gralsforschung veranschaulicht, diese Frage verschwimmt bis heute noch unzähligen Mythen wie die *Blaue Blume* an sich. Intensiv muss gerade die Suche hier im Oberschwabenländle gewesen sein, so zahlreich sie hier Straßen und Wegesränder mit ihrer Farbintensität belebt.

Und gerade hier im katholischen Umfeld wird ihr Kolorit gerne mit dem Muttergottesmantel und der Reinheit der Maria gleichgesetzt. Purpur, Rot und Blau gelten generell als Farben der Königinnen und Könige, gleich welcher Ausprägung. Und als Himmelskönigin wird die Wegwarte auch bei uns volkstümlich bezeichnet. Im keltischen Umfeld galt die Farbe Blau allerdings als Symbol des Urwissens. Für die Romantiker galt die Blaue Blume als Verbindungsglied zwischen Mensch, Natur und Geist, symbolisierte das Streben nach Erkenntnis mit und durch die Natur, um anschließend aus der ewigen Suche danach Erlösung zu finden.

So steht die Wegwarte am Weg und wartet. Sie sah die Wandervogelvereine der romantischen Ära an ihr vorbeiziehen und hörte wie Geschichtenerzählerinnen Märchen um Märchen sie zur Göttin allen Wissens krönten. Sie ließ es zu, als Wetterpflanze dem Gott Thor geweiht zu werden und fortan als Schutzpflanze gegen alle Naturgewalten eingesetzt zu werden. Sie betrachtete dieses Treiben von ihrem Platz am Wegesrand aus, zeitlos Jahrhundert um Jahrhundert, Monat um Monat, Sekunde um Sekunde.

Dabei wandte sie ihren Blick der Sonne zu und malte mit ihren Augen im Tagesverlauf des Lichtsterns einen Bogen der Vergänglichkeit und Erneuerung wie einen Schutzschirm über all diese Geschehnisse. Bis zur Mittagszeit, zum Höhepunkt des Tages, wenn die Gespenster der Zukunft und Vergangenheit über den Tagesrand blicken. Dann schließt sie ihre Augen. Denn wer viel weiß, muss nicht viel sprechen.

Und da steht sie noch heute, die stille Weise, und wartet auf die Rückkehr ihres Prinzen, der einst Richtung Osten in den Krieg zog, als sie noch Prinzessin war.

Lieber Oliver, an diese Mär mit dem Prinzen und der unterwürfig wartenden

Prinzessin, daran möchte ich bei einer als Blaue Blume geltenden Pflanze, die das ewige Wissen in sich speichert, nicht wirklich glauben. Eher blickt sie dem Wagen des Thor, der Naturgewalt schlechthin, hinterher. Es erscheint mir für eine solch kluge Frau wie die Wegwarte interessanter, ein schimpfender und polternder Donnergott, der in seinem von Ziegenböcken gezogenen Wagen über das Firmament rattert, gefolgt von Loki, der an Thors Gürtel hängend hinterherfliegt. Ein solch leidenschaftlicher und einfallsreicher Mann ist in meinen Augen der geeignete Prinz für die kluge Wegwarte. Nicht aber ein Prinz, der davonzieht und sein Ziel nicht zur Erfüllung bringen konnte.

So handelt es sich auch hier um urweibliches Wissen darum, an welchem Weg ich welche Situation herbeiführe. Und welche ich durch Schweigen und Nichthandeln bereits im Vorfeld vermeide. Wo stehe ich in meiner Größe und in meinem Wissen darum, ohne dies verbalisieren zu müssen? Wer zieht am Weg an mir vorbei und wen davon lasse ich ein in mein Leben? Stets habe ich die Wahl, auch wenn der Eindruck entsteht, ich lasse wählen.

» **DIE WEGWARTE** SORGT DABEI FÜR LEBENSFREUDE. «

Wie beinahe alle blau blühenden Pflanzen wirkt sie aufgrund ihrer Inhaltsstoffe leicht stimmungsaufhellend und ausgleichend. Besonders wenn man herausfordernde Termine wahrnehmen muss, die Angst oder Unsicherheit hervorrufen, pflückt man vor Sonnenaufgang sieben Blüten, legt sie in die zu tragenden Schuhe und bittet die Wegwarte um einen positiven Ausgang.

Generell öffnet die Wegwarte Schlösser und Türen. Vor allem, wenn man sich in seelischer Not oder in Gefahr befindet. Pflanzen die zu öffnen vermögen, nennt man *Springpflanzen*. Sie helfen in Entscheidungsphasen und heraus aus vermeintlicher Hilflosigkeit. Wo sich eine Tür geschlossen hat, öffnen sich mit der Wegwarte vielleicht Pforten zu ganzen Lebenskathedralen. Man muss nur ein wenig am Wegesrand ausharren und beobachten, was oder wer an einem vorbeiläuft.

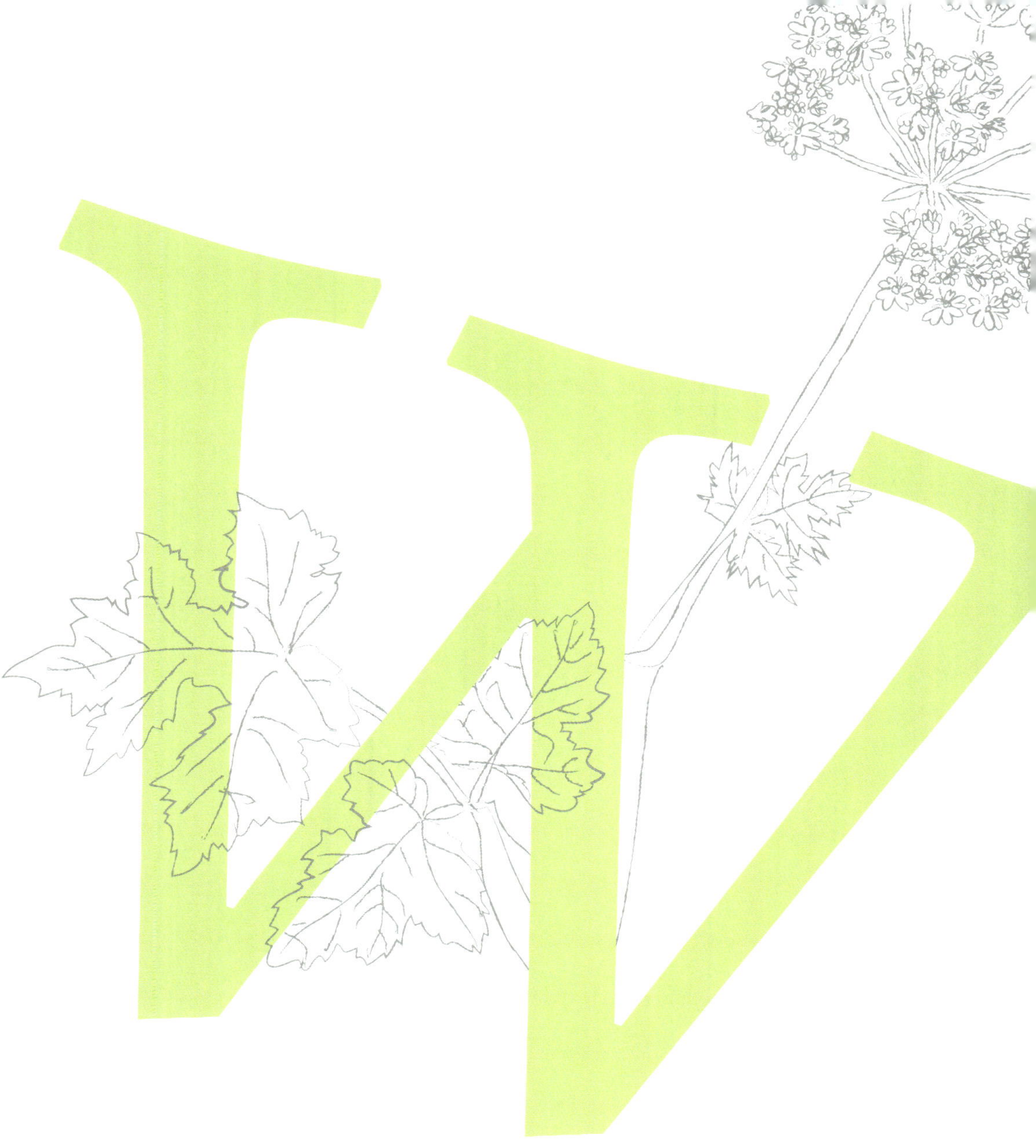

WIESEN-BÄRENKLAU

Heracleum sphondylium

Der ***WIESEN-BÄRENKLAU***, auch der *Gemeine Bärenklau* genannt, ist ein Doldenblütler und wird bis zu 1,5 Meter hoch, ist aber oft um einiges kleiner.

WIESEN-BÄRENKLAU bevorzugt feuchte Standorte und ist auf Wiesen, an Wegrändern und in lichten Wäldern zu finden.

Von der Keimung bis zur ersten Blüte des ***BÄRENKLAUS*** können gut zehn Jahre vergehen. Ein Teil der Pflanzen blüht nur einmal im Leben, im besten Falle bis zu zehnmal.

Der Name ***BÄRENKLAU*** wird von der Ähnlichkeit der Blätter mit einer *Bärenklaue* abgeleitet.

Der Gattungsteil des botanischen Namens *Heracleum* = *Herkules* ist dem starken Helden der antiken Sagenwelt gewidmet. Er wird wohl auf die teils riesige Größe der zur Gattung gehörenden Arten verweisen.

Sollten sie seinem Verwandten, dem *Riesen-Bärenklau* bzw. *Herkulesstaude*, begegnen, bitte auf gar keinen Fall dieser Pflanze zu nahe kommen. Achten sie auch auf ihren Hund. Sie ist extrem phototoxisch. Allein die Berührung mit der *Herkulesstaude* führt in Kombination mit Sonnenlicht zu schweren Verbrennungen, die nur sehr schwer abheilen. Sollte es trotzdem Kontakt mit dem *Riesen-Bärenklau* gegeben haben, betroffene Stellen abdecken – vor Sonnenlicht schützen und sofort mit Wasser abwaschen. Weil das Gift unter der Haut bis zu 48 Stunden nach Kontakt noch Probleme auslösen kann, sollte man die betroffenen Stellen mindestens für diese Zeit vor Sonnenlicht schützen und einen Arzt aufsuchen.

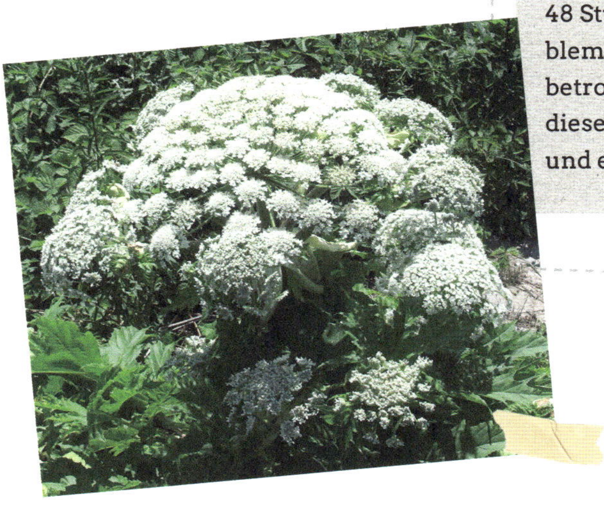

RIESEN-BÄRENKLAU
(Heracleum giganteum)
<<

AUS OLIVERS KRÄUTERNOTIZBUCH

» Der Wiesenbärenklau ist im Vorarlberger Ländle fast ausschließlich als „Hasabrot" bekannt.

DER KANINCHEN KÖNNEN GAR NICHT GENUG VON DEN FRISCHEN BLÄTTERN BEKOMMEN. DAS WISSEN SEHR VIELE KINDER UND HABEN DIE GRÖßTE FREUDE, DIE KANINCHEN DAMIT ZU FÜTTERN.

» Auch für unsere Küche ist der Bärenklau eine Bereicherung. Die jungen Blätter, noch etwas aufwärts gefaltet, können das ganze Jahr gepflückt werden, da der Bärenklau auch sehr hartnäckig immer wieder nach dem Mähen erneut sprießt.

» Das Auffälligste ist der intensive Duft von dem Kraut. Müsste ich die Eigenschaft „frisch" dem Duft einer Pflanze zuordnen, dann wäre es der Bärenklau. Und genau so schmeckt er auch. Als Rohkost im Salat oder leicht gedämpft als Gemüse.

» Unverzichtbar ist er als Bestandteil von einem Wildkräutersalz, dem er besonders seinen Duft und ein leuchtendes Grün verleiht.

» Sind die Pflanzen schon etwas größer, werden wir mit einer besonderen Delikatesse belohnt, dem Wiesen-Brokkoli. So nennen die Wildpflanzen-Profis die noch geschlossenen, wie in Embryonalstellung leicht eingerollten Blütenstände. Sie werden gesammelt, solange die Blattscheide noch als Hüll-Haut die ganz junge, zarte Blüte schützt. Es empfiehlt sich jedoch die gesammelten Blütenstände nach Insekten, im Besonderen nach Ohrwürmern, zu kontrollieren, die nicht ungern diese kugeligen Pflanzenhotels benützen.

» Auch die Stängel, solange sie noch nicht verholzen, sind ein saftiger, erfrischender Snack bei Wanderungen oder zu einem kräftigen Dip, als Ersatz für Selleriestangen.

» Auch die Samen können verwertet werden, sind jedoch sehr intensiv im Geschmack.

» Ich verwende sie eher als Gewürz, z. B. beim Brotbacken.

» Unsere Nachbars Kinder sammeln die großen, flachen Samen und verwenden sie als Spielgeld, genauer gesagt als Münzen.

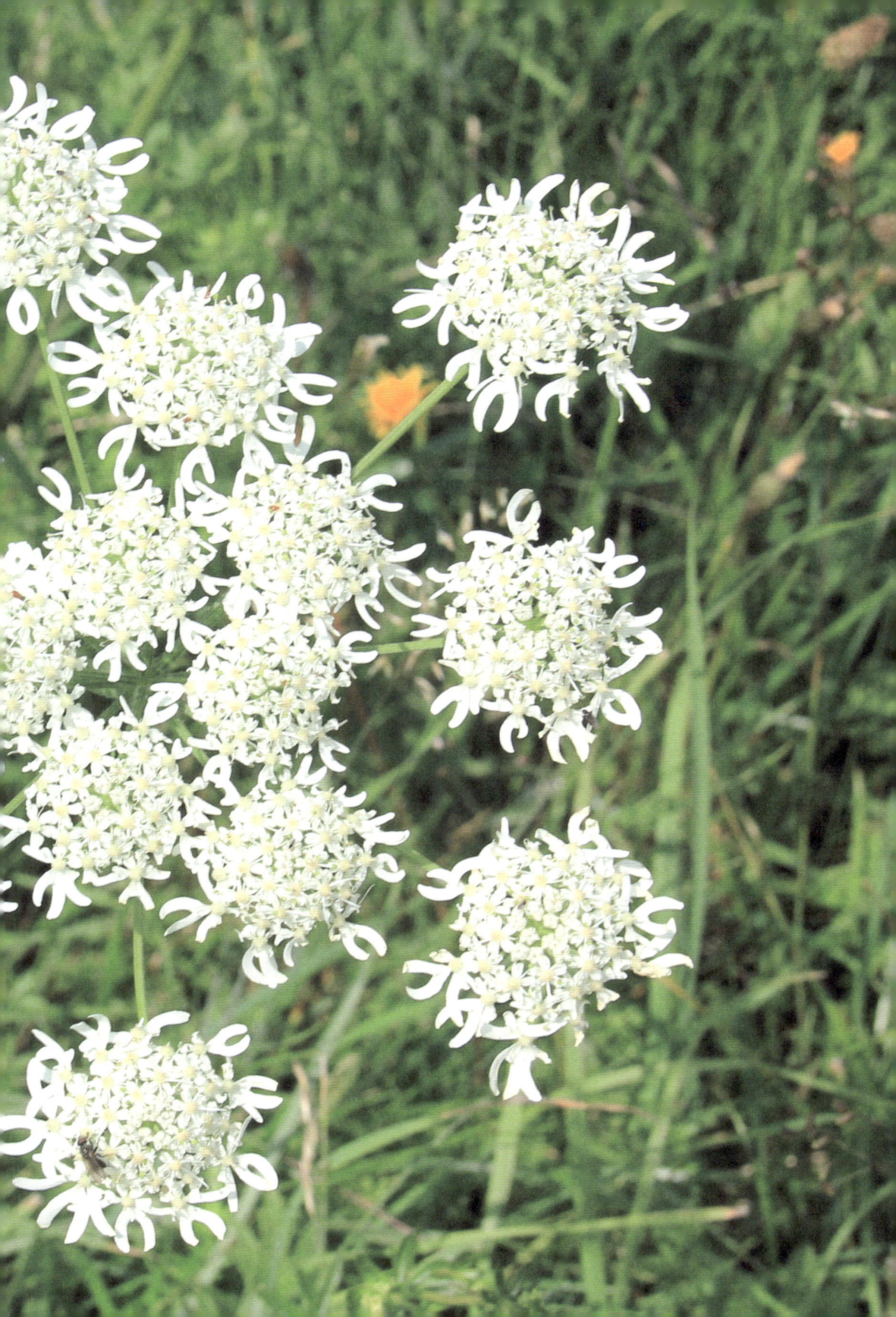

DOLDENBLÜTLER (APIACEAE)

>> **Lieber Oliver,** für einmal möchte ich nicht über eine bestimmte Pflanze schreiben, sondern die *Doldenblütler* als Anlass nehmen, den inneren Umgang mit Giftpflanzen und Verwechslungsgefahren zu besprechen.

Gerade Doldenblütler sind für den Laien zunächst einmal nur durch eingehendes Studium der Pflanzen zu unterscheiden. Das ungeübte Auge nimmt zumeist eine Ähnlichkeit, die die Doldenblütler untereinander verbindet, wahr. Bei Unsicherheit bezüglich der Bestimmung rate ich einfach, die Pflanze nur zu betrachten und sich an ihrer Existenz zu erfreuen.

>> DIE ALKALOIDHALTIGEN PFLANZEN SIND ZUMEIST VON EINER BETÖRENDEN SCHÖNHEIT, OFT AUCH VON EINEM AUSSERGEWÖHNLICHEN DUFT. >>

>> BEINAHE MAGISCH ZIEHEN SIE DEN BETRACHTER AN UND WOLLEN IHN GAR NICHT MEHR GEHEN LASSEN. <<

Sie locken Berührungen an, auch wenn in Fachbüchern klar geraten wird, sie nicht anzutasten. Aber der Mensch lotet gerne seine Grenzen aus. Das Verbotene wirkt attraktiv. Man kann mittels dessen Bewältigung seine Kräfte mit ihm messen. Und der Mensch nimmt Besonderes gerne in seinen Besitz, übermachtet damit, was ihm nicht zusteht. So kann es sehr interessant sein, das Wollen und Tun einmal abzustellen, während man eine Giftpflanze aufsucht.

Mich lehren diese Pflanzen, meine eigenen Grenzen

auszuloten. Wo überschreite ich die Einfassung, den Gartenzaun meiner Seele? Wo übertrete ich die Grenze von anderen und was möchte ich damit bewirken?

Alkaloidpflanzen sind die Psychopharmaka der Pflanzenwelt. Sie wirken über das zentralvegetative Nervensystem. Dieses ist für die Regulierung sämtlicher Abläufe in unserem Körper zuständig. Es kontrolliert unter anderem die Motorik, Organfunktionen, Hormonhaushalt, Schlaf-Wach-Rhythmus und das Zusammenspiel all dieser körpereigenen Systeme. Es führt die kognitiven Funktionen wie Bewusstsein, Sprache, das Denken, die Aufmerksamkeit und das Vorstellungsvermögen.

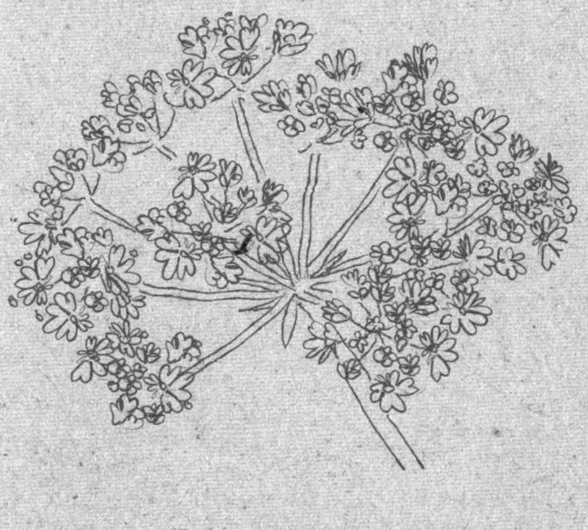

So kann man sich beim Besuch einer Giftpflanze die Frage stellen, wie klar ich in mir selbst ruhe. Oder ich kann hin spüren, wo es in mir ein momentanes Manko gibt im Hinblick auf die Aufgaben des Vegetativen Nervensystems. Welche Bilder und Gedanken entstehen in mir, wenn ich Grenzen akzeptiere? Wenn ich die Dinge einfach einmal sein lasse und für mich oder für andere unangenehme Überschreitungen nicht übertrete? Wenn ich mich darauf einlasse, im Hier und Jetzt zu bleiben, weil sich das Leben auf dem Boden abspielt? Oder wenn ich mir bewusst werde, dass ich nicht permanent für andere genießbar sein muss, sondern auch einmal giftig sein darf? Jener bleibt lebendig und klar, der dem Leben zugewandt ist. Lieber Oliver, Pflanzen, die ich nur betrachte, aber nicht verwerte, zeigen mir auf, wie ich die Dinge gelassen von außen betrachten kann, ohne einzugreifen und aus dieser Ruhe heraus zu einer entschiedenen Handlungsfähigkeit zu gelangen.

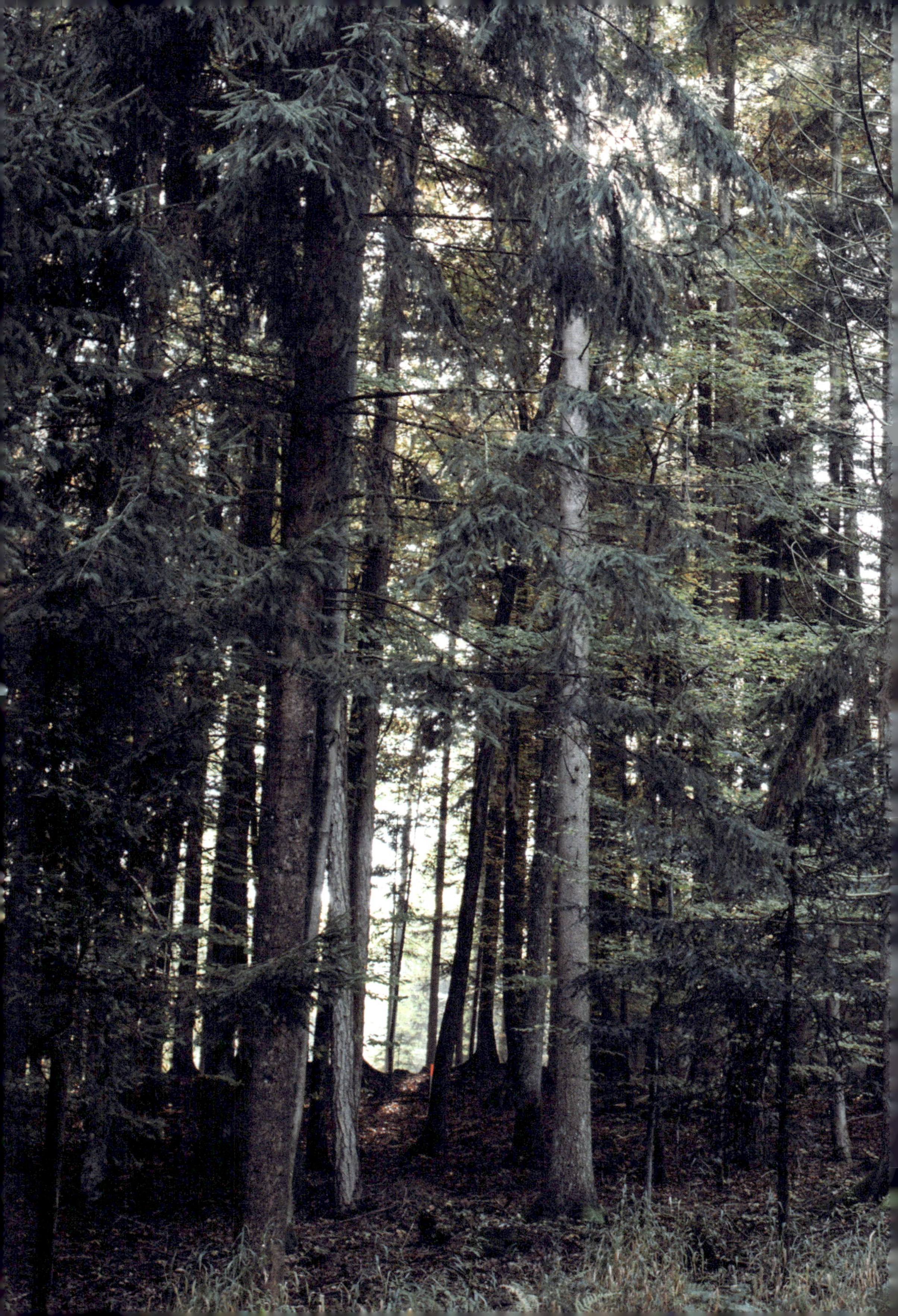

NADELBÄUME

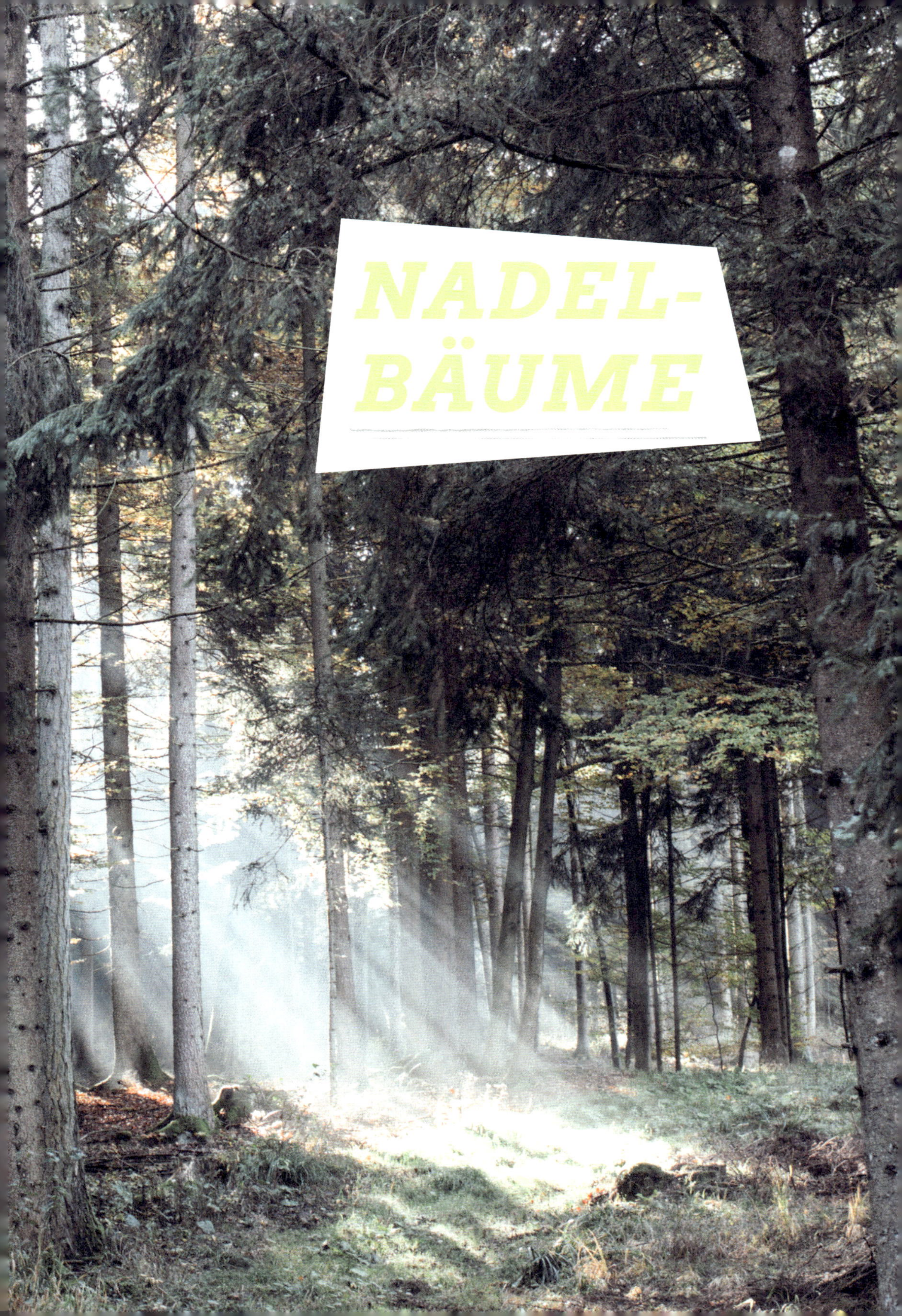

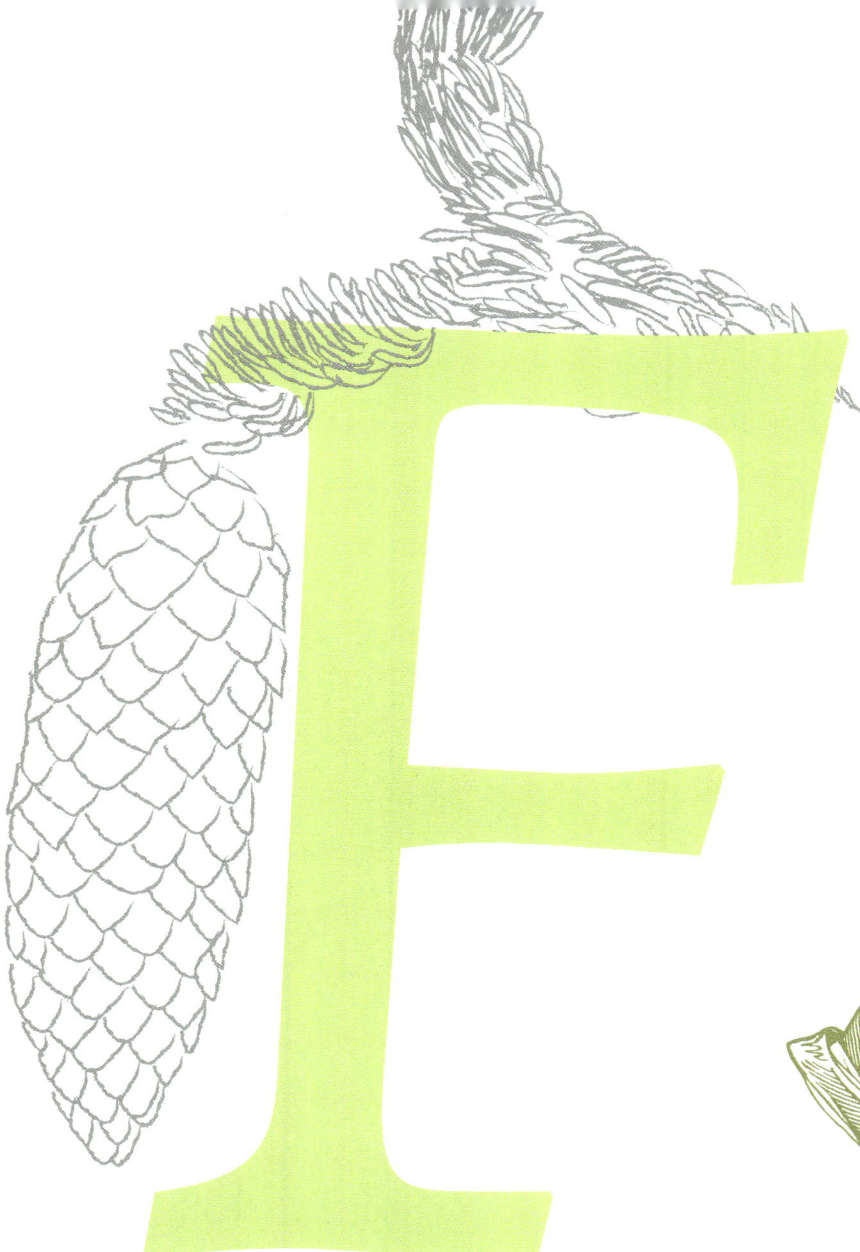

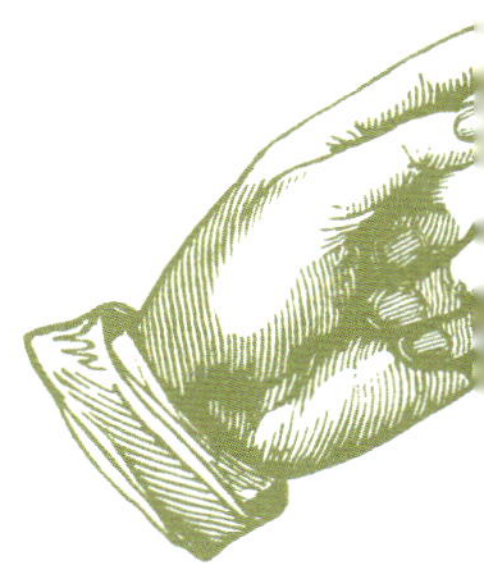

GEMEINE FICHTE

Picea abies

Die **FICHTE** ist ein immergrüner Nadelbaum, gehört zur Familie der Kieferngewächse und wird 20 bis 60 Meter hoch. Zur Pflanzengattung der **FICHTEN** (*Picea*) gehören etwa 50 verschiedene Arten, von denen in Europa nur die **GEMEINE FICHTE** heimisch ist.

Die Nadeln sind 1 bis 2 Zentimeter lang und spitz auslaufend, manchmal sogar nadelig stechend. In einem Zyklus von 3 bis 6 Jahren werden zur Fortpflanzung die typischen Zapfen ausgebildet. Aufgrund der seltenen Ausbildung von Blüten ist der Baum sehr sparsam mit seinen Ressourcen. Anfangs rosafarben, dunkeln die Zapfen bis zum Herbst zu dem typischen Braun und können durchaus eine Länge von 18 Zentimeter erreichen. Im Vergleich zu Tannen werden die Zapfen nach der Samenreife wieder abgeworfen.

Der Name *picea* wurde von den Römern im Sinne von „harzhaltiges Holz" verwendet und ist abgeleitet vom Eigenschaftswort *piceus* = ***„pech-, harzig"***. Es ist jedoch auch eine Verbindung mit der indogermanischen Wurzel *(s)pik-, (s)pit-* ***„spitz, stechend"*** denkbar. Das Art-Epitheton *„abies"* ist groß geschrieben, *„Abies"*, gleichzeitig der Gattungsname der Tannen. Anscheinend hatten die Autoren antiker Literatur ebenfalls Schwierigkeiten, **FICHTEN** von Tannen zu unterscheiden. So könnte man den botanischen Namen der Gemeinen **FICHTE** *(Picea abies)* als die ***„Harzige Tanne"*** übersetzen.

Die **FICHTE** geht mit vielen Pilzen, giftigen und essbaren, eine enge Lebensgemeinschaft ein. Das Wurzelgeflecht der Pilze versorgt die **FICHTE** mit Mineralstoffen und Wasser, während der Pilz von ihr die für sein Wachstum benötigten organischen Stoffe erhält.

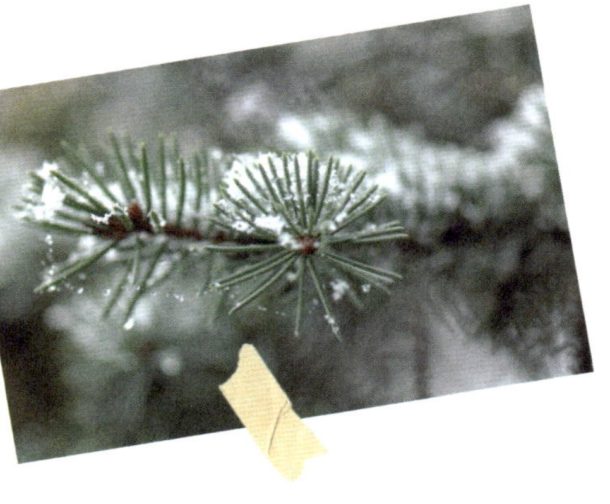

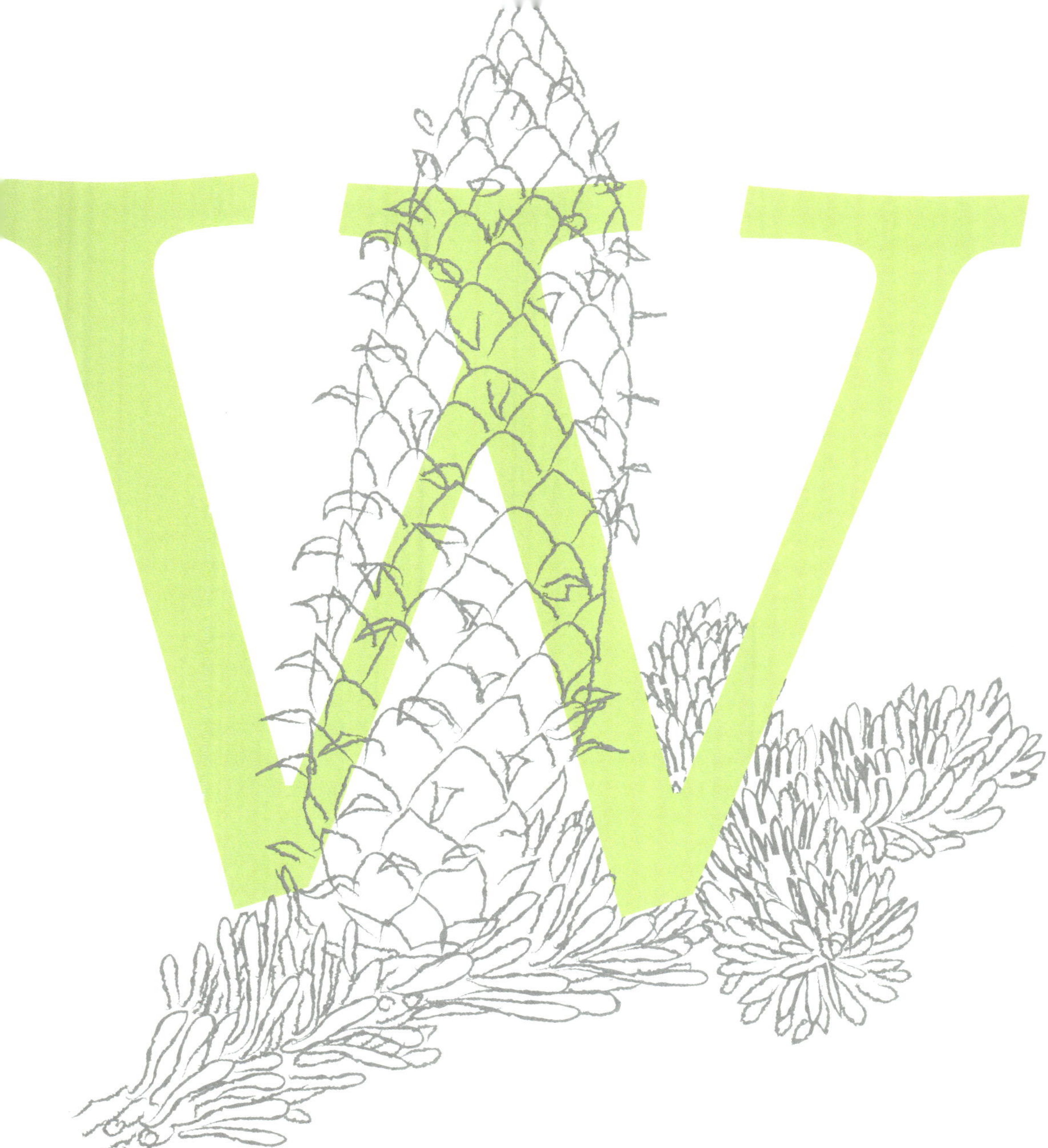

WEISSTANNE

Abies alba

Die **WEISSTANNE** ist eine heimische Nadelbaumart aus der Gattung der *Tannen (Abies)* in der Familie der Kieferngewächse.

WEISSTANNE ALS NATURDENKMAL IN DORNBIRN *(Vorarlberg)*

>>

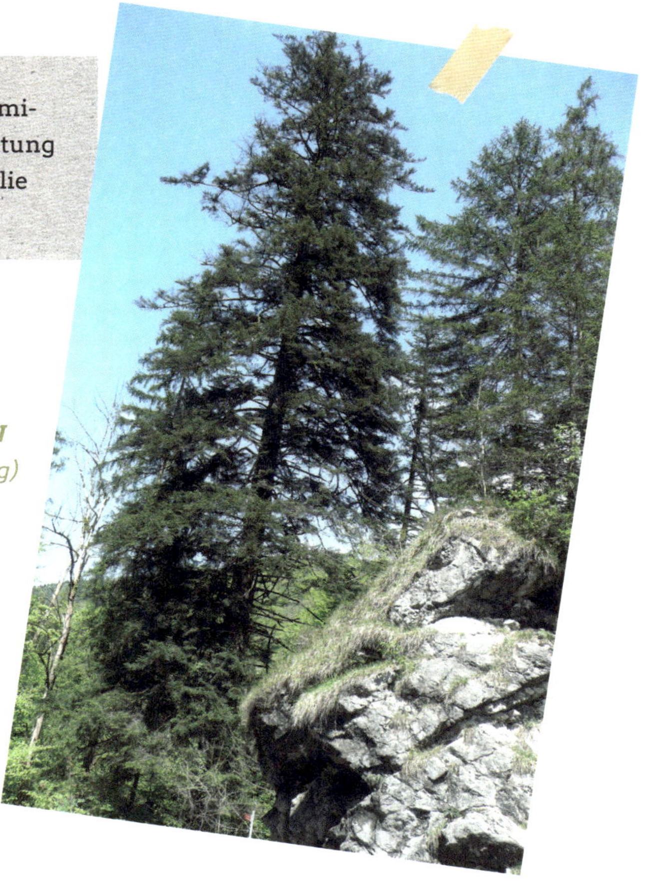

Die **WEISSTANNE** wird bis zu 65 Meter hoch und kann schon einmal ein Alter von 500 bis 600 Jahren erreichen.

Die stumpfen Nadeln sind 1 bis 3 Zentimeter lang, dunkelgrün mit zwei weißen Linien an der Unterseite. Die Tannennadeln stehen dicht beisammen. Die Zapfen werden 10 bis 15 Zentimeter lang, haben spitze Schuppen und stehen aufrecht. Wenn die Samenzapfen reif werden, öffnen sich die Schuppen, die Samen fallen heraus und die nackten Spindeln bleiben an den Ästen stehen.

Auch die **TANNE** geht mit vielen Pilzen eine enge Lebensgemeinschaft ein.

In der Namensherkunft der **WEISSTANNE** steckt nichts Geheimnisvolles. Während *„Abies"* der lateinische Name für Tanne ist, leitet sich *„alba"* von dem lateinischen Adjektiv *albus* (***weiß***) ab.

AUS OLIVERS KRÄUTERNOTIZBUCH

>> Die Mai-Wipfel sind die jungen Triebe der Fichten und Tannen. Etwa ab Mai beginnt für die Nadelbäume ein neuer Wachstumsschub. Der zeigt sich an den hellgrünen Trieben.

>> Diese Fichten- und Tannenwipfel enthalten wertvolle ätherische Öle, Harze, Tannine und viel Vitamin C.

>> Gemeinsam aufeinander abgestimmt, haben diese Wirkstoffe eine antiseptische Wirkung. Somit hemmen sie die Entwicklung von krankmachenden Bakterien.

>> Und sie fördern den Abtransport des Schleimes aus den Atemwegen. Daher kann man aus den Mai-Wipfeln wirksame Hausmittel gegen Husten, Schnupfen und Heiserkeit zubereiten, die man dann im Herbst und Winter wunderbar einsetzen kann.

>> Für die Zubereitung von Maiwipfel-Sirup gibt es grundsätzlich zwei Methoden. Einmal wie im Rezept für Schicht-Sirup beschrieben und dann auch die oft angewandte Methode des Einkochens.

DIE ZARTEN GRÜNEN TRIEBE VON DER FICHTE ODER DER TANNE WERDEN GESAMMELT. DABEI BITTE SEHR DISZIPLINIERT HANDELN. BITTE NICHT GLEICH EINEN AST KOMPLETT ABERNTEN. BESSER DA UND DORT EINEN WIPFEL ZUPFEN. AM LIEBSTEN AUS DEM EIGENEN GARTEN ODER WALD ODER SONST NUR MIT ERLAUBNIS DES FÖRSTERS BZW. BESITZERS AUS EINEM FREMDEN WALD.

Bei der Einkochmethode muss etwas Geduld und Achtsamkeit aufgebracht werden. Auch hier gilt, umso mehr von den Pflanzenteilen im Verhältnis zum Wasser verwendet wird, umso stärker wird das Aroma. Ich empfehle ein Verhältnis von 1:2.

EIN TEIL MAIWIPFEL IN ZWEI TEILE WASSER IN EINEN TOPF GEBEN UND ZUM KOCHEN BRINGEN. DANN AUF REDUZIERTER HITZE KNAPP UNTER DEM SIEDEPUNKT ZIEHEN LASSEN, UND ZWAR SO LANGE, BIS DIE NADELN VÖLLIG DIE FARBE VERLOREN HABEN UND FAST WEIß ERSCHEINEN. DEN SUD ABSEIHEN UND PRO LITER FLÜSSIGKEIT EIN KILOGRAMM ZUCKER ZUGEBEN. DAS GANZE DANN WIEDERUM SEHR VORSICHTIG UNTER DEM SIEDEPUNKT WEITERKÖCHELN. DABEI IMMER WIEDER UMRÜHREN, DAMIT DER WASSERDAMPF DURCH DAS DICHTE ZUCKERWASSER ENTWEICHEN KANN.

Wer zu lange nicht gerührt hat, sollte das langsam und vorsichtig nachholen, da das Kochgut dann aufbrausend schäumen kann. Je nach Größe von Topf und Füllmenge kann dieses Reduzieren schon einmal ein bis zwei Tage dauern (mit Pause über Nacht). Wichtig ist es dabei, dass der Zucker karamellisiert, aber nicht verbrennt und damit bitter wird.

Fertig ist der Sirup, wenn er eine honigartige Konsistenz hat. Das kann jedoch nur erkaltet getestet werden. Zum Testen einen Löffel voll auf einen kalten Teller oder eine Kaffeeuntertasse geben. Sobald das gewünschte Ergebnis erreicht ist, noch heiß in Gläser abfüllen.

Lieber den Sirup etwas zu dünn machen, als zu viel reduzieren. Dann besteht die Gefahr, dass sich der Zucker vom Sirup auskristallisiert. In diesem Fall hätte man Hustenbonbons produziert.

>> Die Maiwipfel können zudem auch wie ein Gewürz in der Küche verwendet werden. Ihr säuerlich-harziger Geschmack kann sehr vielseitig angewendet werden. Besonders Saucen zu Wildfleisch geben die Maiwipfel einen besonderen Kick.

>> Als ein wertvolles Geschenk an die Menschheit soll das Fichtenharz angenommen werden. So ist das Harz der Hauptbestandteil der Pechsalbe. Für eine Pechsalbe gibt es mehrere Rezepturen, ich verwende neben dem Harz noch Meisterwurz und Engelwurz.

>> Hartes getrocknetes Harz ist unser heimisches Räucherharz, dessen Duft uns viel näher liegt als exotische Harze. Der Duft von unseren vertrauten Wäldern kann so nicht nur an den Rauhnächten in die gute Stube geholt werden.

>> Lieber Oliver, ergeht es Dir ebenso? Gleich ob ich im Sommer oder im Winter am frischen Harz der Nadelbäume schnuppere, der Duft erinnert mich stets an die Zeit zwischen der Wintersonnwende, Weihnachten und dem Ende der Rauhnächte. Deshalb spare ich mir deren Besuch, außer ich suche Ruhe in einem Sommerwald, gerne für die kalte Jahreszeit auf. Es scheint so, als sei die Natur im Winter ein Bild der Leere und Kälte, sei ein Sinnbild der Kargheit und Traurigkeit und es gebe in Wald und auf weiter Flur nichts für den Pflanzenliebhaber zu finden und zu sehen. Es sei denn, man sucht und findet die Motivation, seine Wintertristesse mit einem Waldspaziergang verbunden, mit dem Besuch der Nadelbäume, zu vertreiben. Kindheitserinnerungen wecken diese Riesen im waldgrünen Nadelkleid in mir. Ein Aroma nach Rodelfahrten und harzverklebten Fausthandschuhen steigt mir dann in die Nase.

Etliche Kinder- und alte Volkslieder, in denen Tannen, Fichten, Kiefern und Wacholder besungen werden, summe ich vor mich auf meinem Spaziergang hin, denke über ihre Texte nach und vergleiche mit dem, was sich um mich herum zu erkennen gibt. Erdverbundenheit spüre ich dann unter meinen Füßen und erinnere mich.

Weißt Du eigentlich, dass die Richtfesttanne, die man nach dem Bau eines Hauses auf dem Dach befestigt, Schutz und Segen für das Gebäude und die darin ein- und auskehrenden Menschen bedeutet? Lapidar antwortet man manchmal aus Unkenntnis heraus auf die Frage, welchen Nadelbaum man gerade vor sich habe: *„Ach, das ist irgendein Tannenbaum"*. Man erwähnt also den volkstümlichen Oberbegriff für alle Nadelbaumarten. Die Nadelbäume, allen voran die Tanne, galten unseren vorchristlichen Vorfahren bereits als heilig. Sie waren die Hüter des Waldes, ebenso wie die Gebieterin der dichten und dunklen Wälder Europas, der Göttin der Jagd, Diana. Von ihrem Namen scheint der Begriff Tanne abgeleitet zu sein. So zumindest eine interessante Deutung. Ob sie wohl aufgrund ihres immergrünen Kleides oder als schnellwachsender Wärmespender in ihrer Funktion als Brennholz als Lebensbäume, die Fichte sogar als Weltenbaum, bezeichnet wurden? Mit ihrem Holz wurden allerdings nicht nur die Stuben gewärmt und der Ofen angezündet.

> **»DEN NADELBÄUMEN WURDE AUCH DIE MACHT ZUR VERTREIBUNG VON BEDROHLICHEN DÄMONEN UND GEISTERN ZUGESPROCHEN.«**

Ein Wacholder, so sagte man, könne, wenn nicht Tote wieder zum Leben erwecken, dann aber Sterbenden das Leben verlängern. So mancher Nadelbaum war aus ähnlich wirksamem Grund den Göttern der Unterwelt und den Toten geweiht, von denen man sich auf diese Weise Schutz erhoffte. Andere Nadelbäume galten als Zeichen des Lichtes und der Wiederkehr der Sonne, der Treue und Beständigkeit, woraus dann in späteren Jahrhunderten der Weihnachtsbaum entstand, wie wir ihn kennen.

Hier im Ländle gab es zu früheren Zeiten noch das sogenannte *„Wintermaien"*. Anstelle von Tannengrün holte man damals Obstzweige ins Haus, die Barbarazweige. Ihr Blühen erwartete man dann zur Wintersonnwende oder Weihnachten als Zeichen der zurückkehrenden Sonne und der Tage, die nun wieder länger wurden. Erst später verwendete man die klassischen Wintergrüne wie Eibe, Mistel, Buchs oder Stechpalme. Erst seit dem Jahre 1816 sind die ersten Christbäume notiert.

So meine ich doch, auch im Winter gibt es allerhand im Wald zu entdecken und zu hinterfragen. Auf einem Waldspaziergang im Schnee oder bei Wind und Wetter einen altbekannten Weg aus dem Sommer zu wählen und sein Winterkleid zu betrachten, das er nun in seiner jahreszeitlichen Veränderung zeigt. Einiges wird uns altbekannt und vertraut sein. Vielleicht entdecken wir auch einen Gruß aus der vergangenen hellen Jahreszeit, die der Schnee noch nicht überdecken konnte oder der gar noch keck blühend dem Winter trotzt. So sinniere ich gerne auf diesen Winterspaziergängen auf der Brücke der Vergänglichkeit und Beständigkeit, dem Werden und Entstehen, der Stille und des Schweigens vor dem Aussprechen entlang, den Themen der dunklen Jahreszeit und unserer einheimischen Nadelbäume.

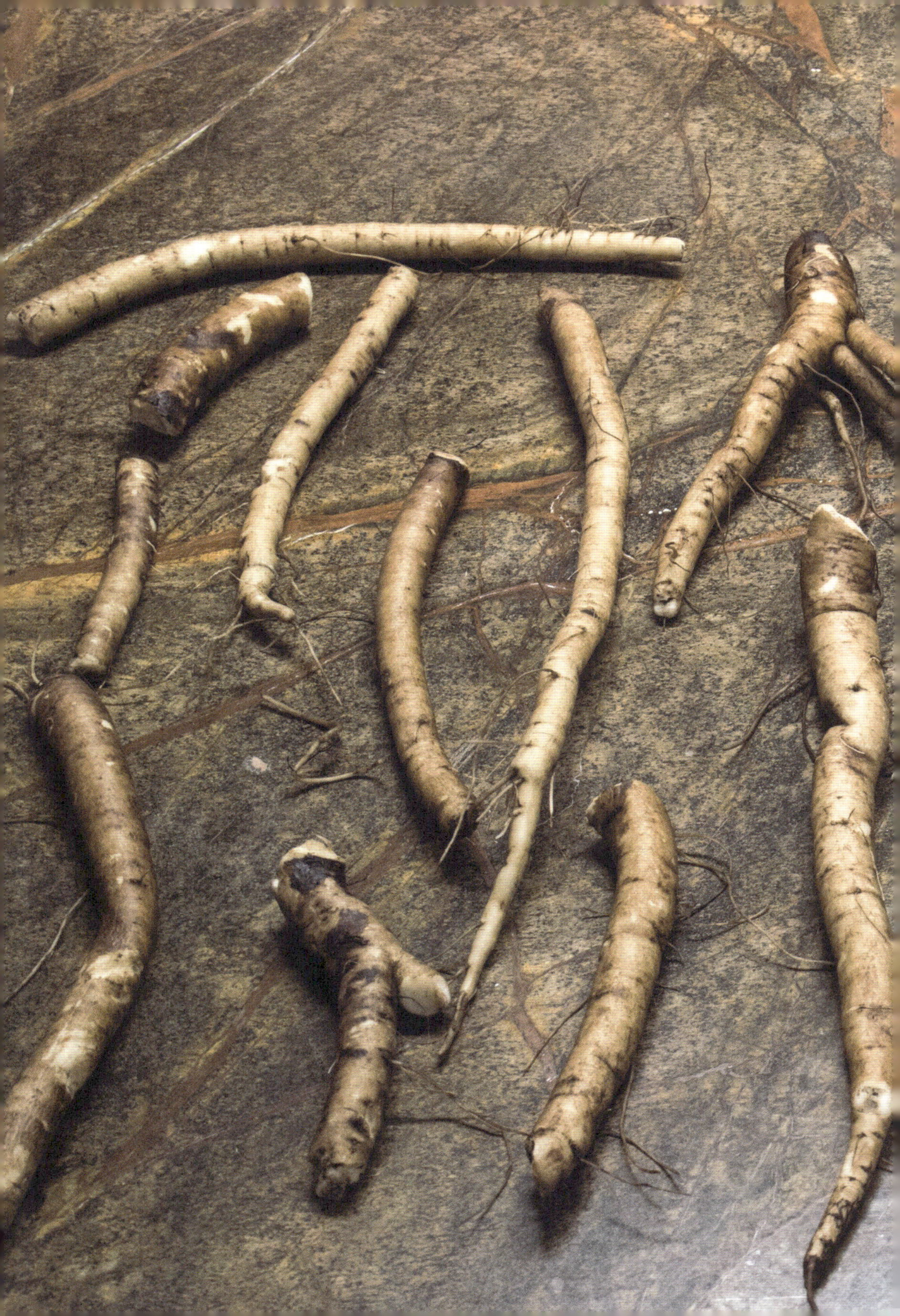

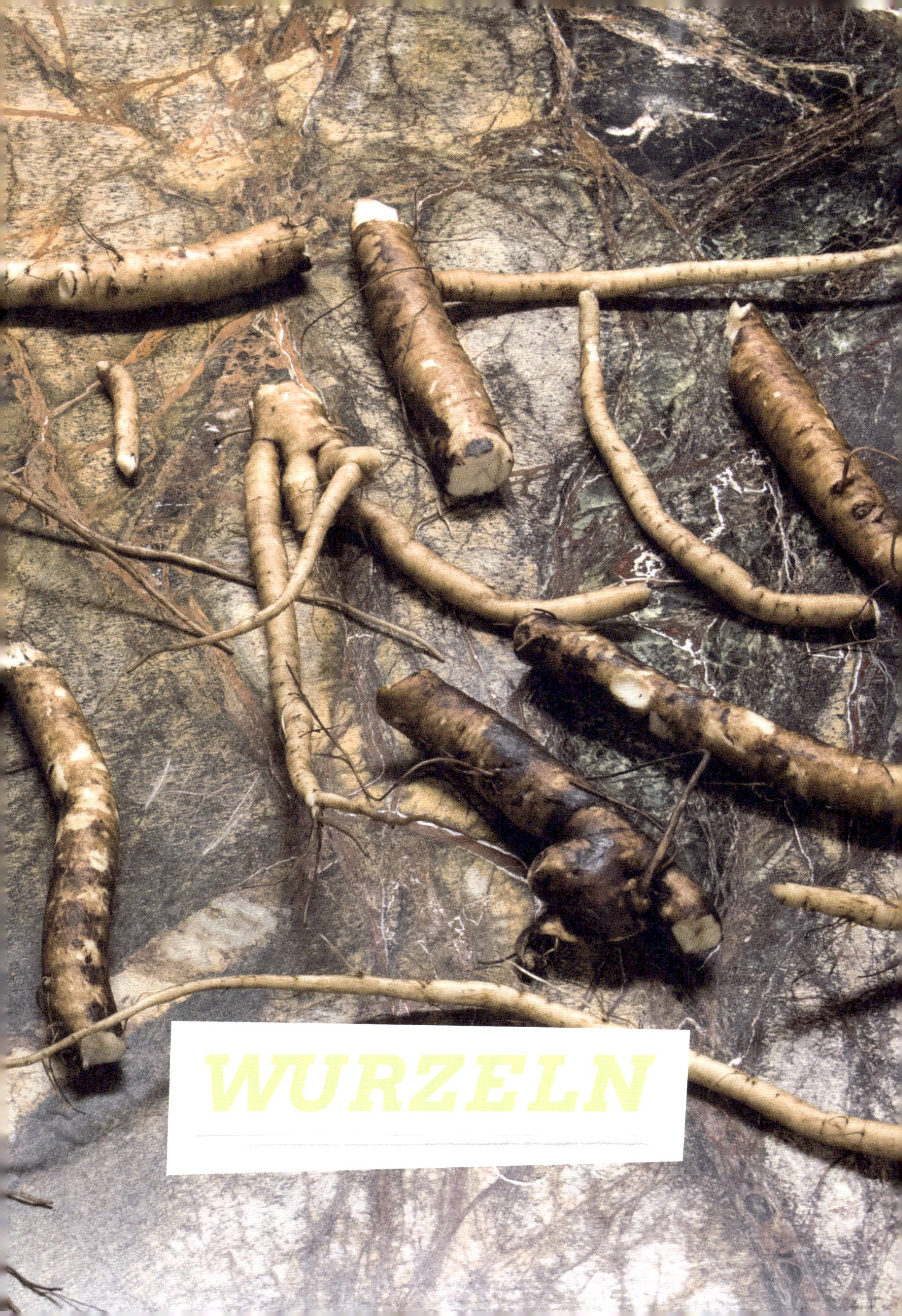

WURZELN

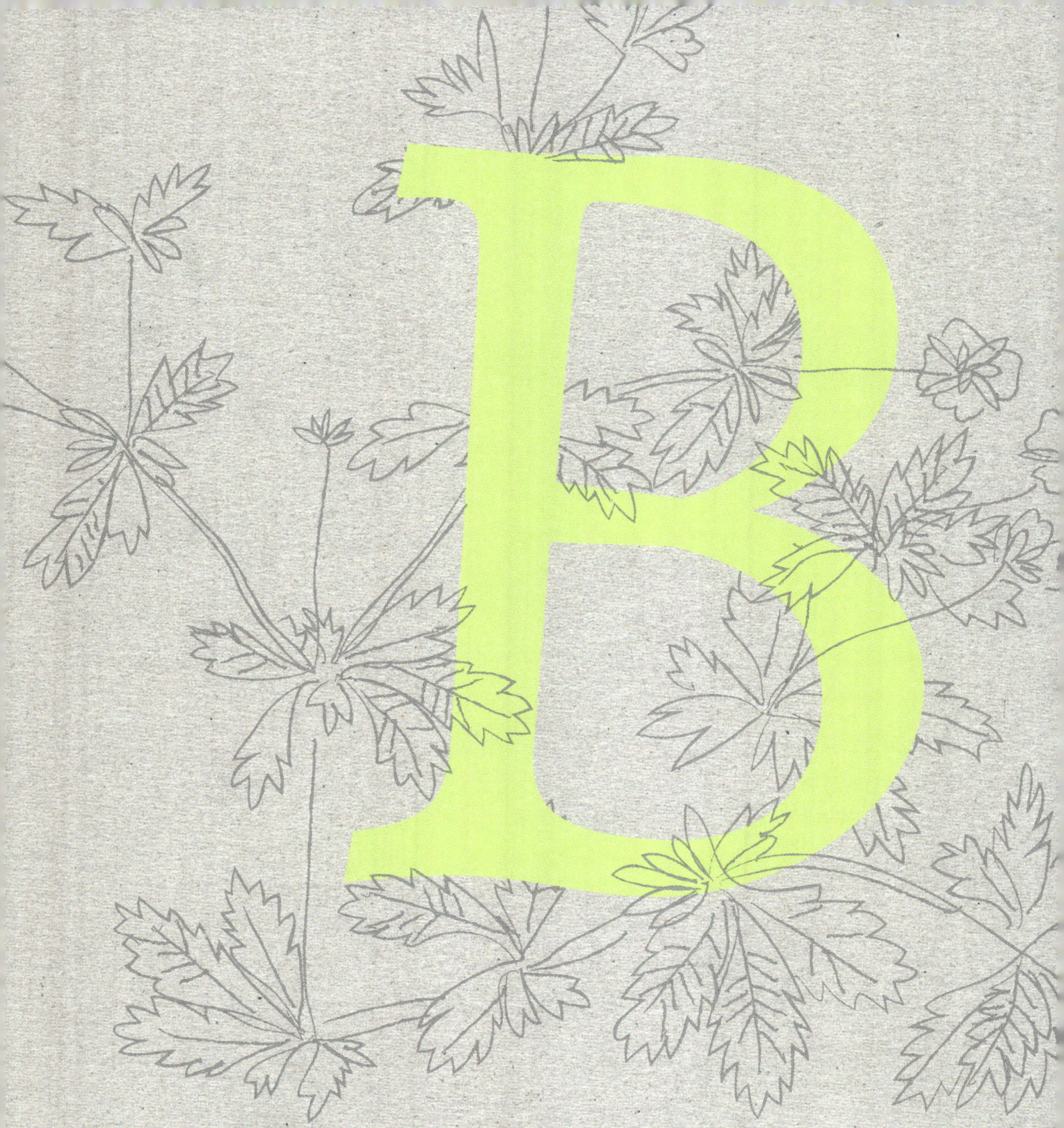

B

BLUTWURZ

Potentilla erecta

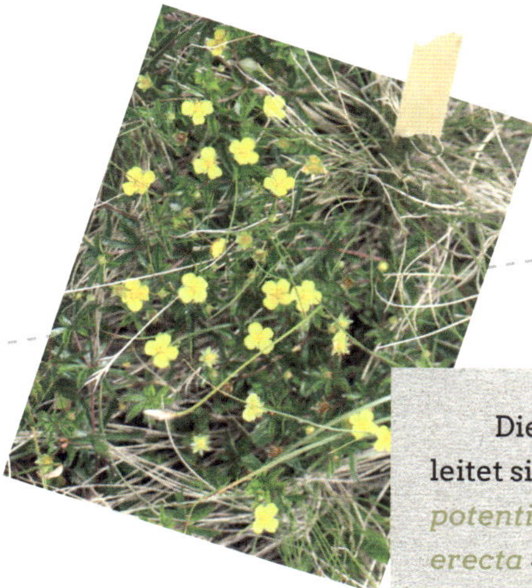

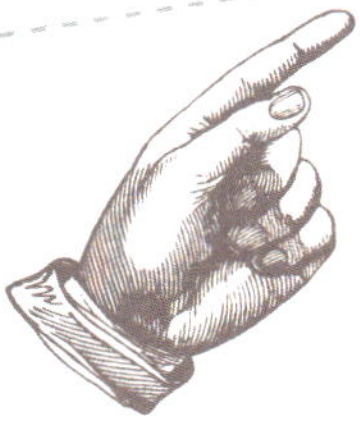

Die lateinische Bezeichnung leitet sich im Hauptnamen von *potentia* = ***Kraft*** ab, die Bezeichnung *erecta* = ***aufrecht*** ist nicht immer gerechtfertigt, da die längeren Sprosse sehr oft nieder liegend sind.

Der deutsche Name bezieht sich wohl auf die blutrote Färbung der angeschnittenen Wurzel hin.

BLUTWURZ gehört zur artenreichen Familie der Rosengewächse. Im engeren Sinne zählt ***BLUTWURZ*** zur Gattung der Fingerkräuter *(Potentilla)*, welche etwa 400 bis 500 Arten umfasst.

Sie wächst aus einem kräftigen und kriechenden Rhizom, das einen Durchmesser von 1 bis 3 Zentimeter hat, verholzt und innen an der Schnittfläche blutrot anläuft. Die fast immer vier (manchmal auch mehr) gelben Kronblätter sind frei, verkehrt-herzförmig und 4 bis 5 Millimeter lang. Die Färbung der Blüten ist im oberen Bereich leuchtend gelb und geht zum Blütengrund in ein helles Orange über.

Sie ist eine ausdauernde, mit 10 bis maximal 40 Zentimeter Wuchshöhe recht kleine und zarte Pflanze.

Die am Stängel sitzenden Blätter sind filigran und sehen fächerförmig angeordnet aus. Alle Blätter der ***BLUTWURZ*** weisen eine eher dunkelgrüne Färbung auf.

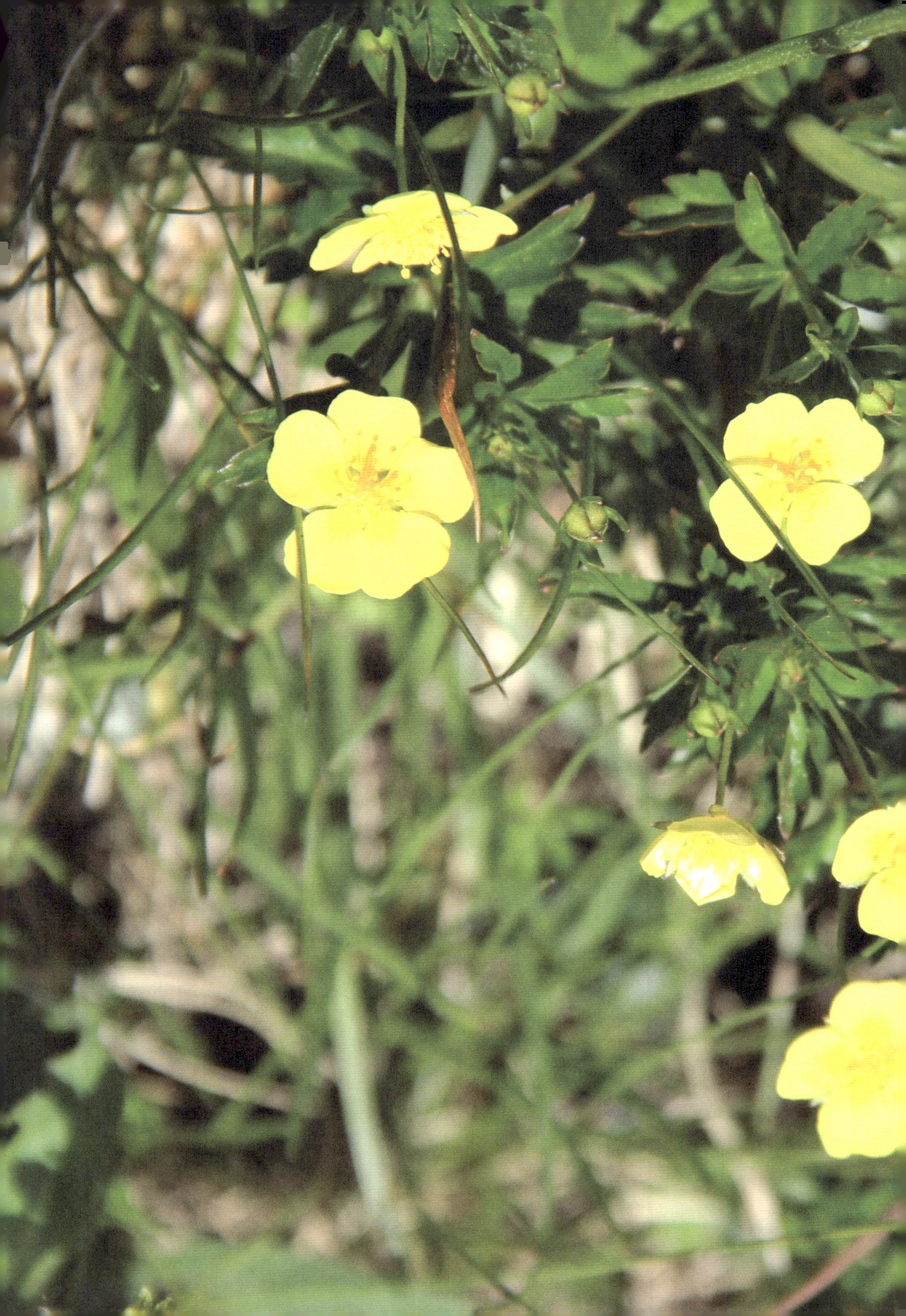

AUS OLIVERS KRÄUTERNOTIZBUCH

» Ein weiterer Name der Blutwurz ist Ruhrwurz und bezeugt ihre vorwiegende überlieferte Anwendung. Besonders durch ihren hohen Gerbstoffgehalt ist die Blutwurz ein sehr gutes, altbewährtes Mittel bei Durchfall und Magen-Darm-Erkrankungen wie die Ruhr oder Dysenterie.

» Weiters wurde sie auch bei Zahnfleischentzündungen und Halsschmerzen empfohlen. Sie gilt als Europas gerbstoffreichste Wildpflanze überhaupt. Sie verfügt natürlich noch über weitere Inhaltsstoffe, von denen ich im besonderen Triterpene erwähnen möchte. Triterpene wirken ähnlich einem natürlichen Cortison und somit entzündungshemmend.

» Aktuell gibt es Untersuchungen über die Wirkung von Blutwurz bei der Behandlung von Neurodermitis.

» Verarbeitet wird die kleine Wurzel bevorzugt frisch, aber auch getrocknet als Tinktur, als Kräuterwein und Tee.

» Bei der Veredelung zu einer Salbe hatte ich die Gelegenheit für einen Selbstversuch. Mitten in der Arbeit zu diesem Buch habe ich mich mit Windpocken angesteckt. Während mein ganzer Körper mit den Pocken-Bläschen übersät war, recherchierte ich gerade über die Blutwurz und habe mich entschlossen mir eine traditionelle Pechsalbe aus Fichtenharz und Meisterwurz zu rühren - erstmals auch mit Blutwurz als Zutat. Ich habe überall meine Bläschen mit der Salbe behandelt, außer am Rücken. So hatte ich eine gute Vergleichsmöglichkeit, ob denn diese Salbe hilft. Die Wirkung war sensationell, die behandelten Stellen sind eine Woche früher narbenfrei abgeheilt, als die nicht gesalbten Stellen. Ob die Zugabe von Blutwurz oder die Summe aller Zutaten (Salbenbasis war Jojobaöl und Sheabutter) für den Erfolg verantwortlich waren, kann ich freilich nicht eruieren. Diese Rezeptur werde ich auf alle Fälle beibehalten.

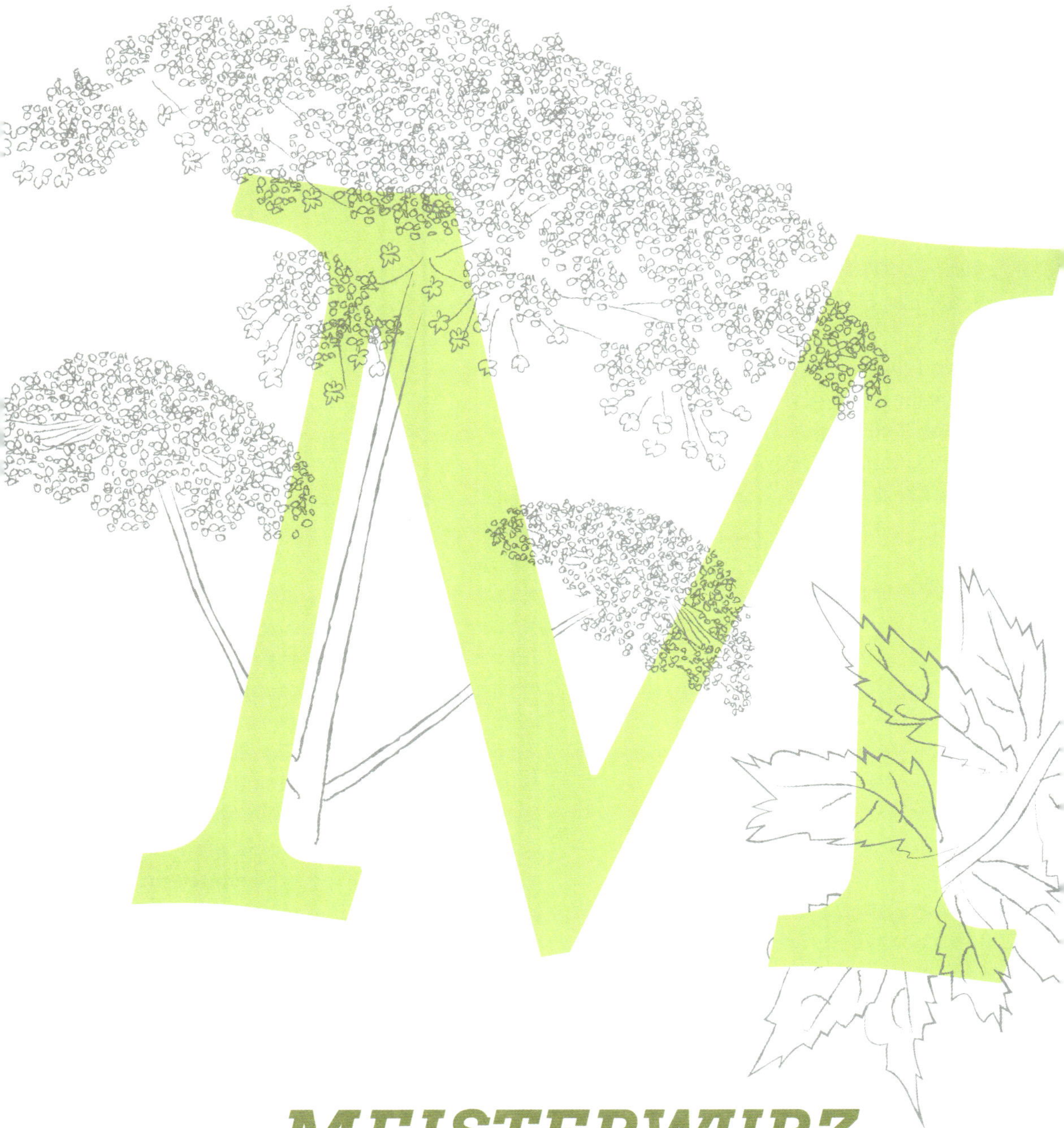

MEISTERWURZ

Peucedanum ostruthium

Die **MEISTERWURZ** gehört zu den Doldengewächsen, die Blätter sind dreifingrig gereiht und an den Rändern gefiedert.

Sie ist vor allem in den Alpen zwischen 1000 und 3000 Metern Seehöhe zu finden. Sie bevorzugt steinige und kalkige Böden und liebt „einen feuchten Fuß". Man findet sie also gerne an Bachufern oder in feuchten Gebüschzonen.

Die Pflanze wird je nach Standort 40 bis 100 Zentimeter hoch, ist ausdauernd, trägt nur wenige Laubblätter und bildet große Dolden mit kleinen weißen Blüten.

Die Blütezeit ist von Juni bis August und die Wurzel selbst wird, wie generell alle Wurzeln, die wegen ihrer Inhaltsstoffe gesammelt werden, im zeitigen Frühjahr oder im späten Herbst geerntet. Im Frühjahr sind noch die Wirkstoffe in den Wurzeln konzentriert, bevor sie teilweise an die heranwachsende Pflanze weitergegeben werden. Im Herbst nachdem das Kraut verblüht ist, ziehen sich die wertvollen Stoffe wieder in die Wurzel zurück, überwintern dort, um im Frühling wieder für das Kraut zu Verfügung zu stehen.

Je höher die Berge und je widriger die Lebensumstände für die Pflanze sind, desto mehr Kraft sagt man ihr nach, da sie all ihre Widerstandskräfte entwickeln musste. Und diese Kraft gibt sie als Heilmittel bereitwillig weiter.

Durch die Kraft, die der **MEISTERWURZ** nachgesagt wird, wird sie auch gerne als *„Ginseng der Alpen"* bezeichnet.

Auch die mittelalterliche botanische Bezeichnung *Imperatoria ostruthium* (*Imperatoria = Kaiserin*) bezeugt die Hochachtung vor der **MEISTERWURZ** und weist wohl auf die großen Heilkräfte der Pflanze hin. *Ostruthium* ist vermutlich abgeleitet von *Astrantia*, *Astrenzen*, wie die **MEISTERWURZ** volkstümlich bezeichnet wurde. Wobei heute die *Sterndolde* botanisch *Astrantia major* heißt. Diese ist auch ein Doldengewächs und wird volksmedizinisch genutzt, hat aber ganz andere Inhaltsstoffe in der Wurzel als die Meisterwurz.

Der heutige botanische Name der **MEISTERWURZ** *Peucedanum ostruthium* (griech. *peukè = Fichte, danos = trocken, niedrig*) bedeutet also *kleine Fichte*, obwohl sie absolut keine Ähnlichkeit mit dieser hat.

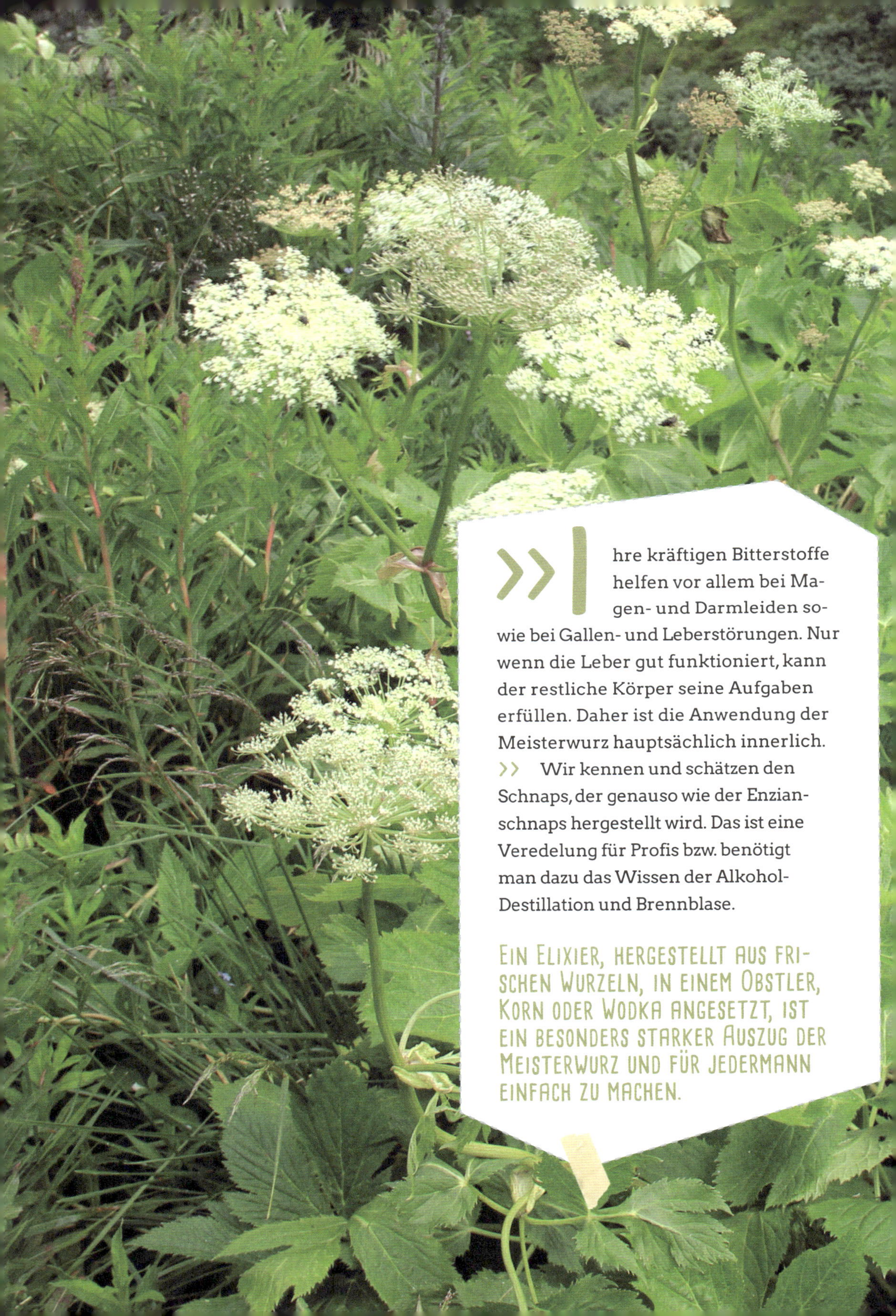

>> Ihre kräftigen Bitterstoffe helfen vor allem bei Magen- und Darmleiden sowie bei Gallen- und Leberstörungen. Nur wenn die Leber gut funktioniert, kann der restliche Körper seine Aufgaben erfüllen. Daher ist die Anwendung der Meisterwurz hauptsächlich innerlich.

>> Wir kennen und schätzen den Schnaps, der genauso wie der Enzianschnaps hergestellt wird. Das ist eine Veredelung für Profis bzw. benötigt man dazu das Wissen der Alkohol-Destillation und Brennblase.

EIN ELIXIER, HERGESTELLT AUS FRISCHEN WURZELN, IN EINEM OBSTLER, KORN ODER WODKA ANGESETZT, IST EIN BESONDERS STARKER AUSZUG DER MEISTERWURZ UND FÜR JEDERMANN EINFACH ZU MACHEN.

AUS OLIVERS KRÄUTERNOTIZBUCH

>> So fangen wir auch die ätherischen Öle ein, die sehr reichlich in der Wurzel vorkommen.

>> Bekannt ist auch der Meisterwurz-Wein, vor allem durch Hildegard von Bingen: *„Die Meisterwurz ist warm und taugt gegen Fieber"*.

DIE FRISCH GEERNTETE WURZEL PUTZEN UND IN KLEINE WÜRFEL SCHNEIDEN. DANN WIRD SIE MIT SO VIEL WEIN ÜBERGOSSEN, DASS ALLES GUT ÜBERDECKT IST. DAS GEMISCH ÜBER NACHT STEHEN LASSEN UND NOCH EINMAL DIESELBE MENGE WEIN DAZUGEBEN. ABGIEßEN UND IN DEN FOLGENDEN 5 TAGEN NOCH VOR DEM FRÜHSTÜCK EINEN SCHLUCK TRINKEN.

>> Um die Wurzel aufbewahren zu können, wird sie getrocknet. In dünne Scheiben geschnitten ist sie leichter zu trocknen und später gut zu portionieren.

>> Sie wird dann als Tee verwendet, aber auch wegen ihres sehr aromatischen Geschmacks, der an Sellerie erinnert, ist sie eine gesunde Ergänzung für den Wurzelsud und wertet jede Suppe und Sauce auf. Auch die jungen Blätter sind aromatisch und können dazu verwendet werden.

>> Die Meisterwurz ist ein wichtiger Bestandteil der Pechsalbe (Fichten- und Lärchenharz-Salbe). Die Bäume produzieren Harz um ihre Wunden zu schließen. Es ist nichts anderes als ein natürliches Pflaster mit einer antibakteriellen und pilztötenden Eigenschaft, das nicht nur bei Bäumen, sondern auch bei Mensch und Tier eine heilende Wirkung entfaltet. So wie das Harz selbst hat auch die Meisterwurz „ziehende" Eigenschaften (Zugsalbe). So wird die Pechsalbe seit Jahrhunderten nicht nur zur Wundbehandlung, sondern auch bei Abszessen und Furunkeln verwendet.

>> In den Alpen ist auch noch der Meisterwurz-Schnupftabak bekannt. Die getrockneten Blätter wurden zu Pulver vermahlen und als Hilfe bei Erkältungskrankheiten und als allgemeines Stärkungsmittel geschnupft.

>> Aufgrund ihrer Wirkungen und ihres Duftes ist es nicht verwunderlich, dass die Meisterwurz, was beinahe in Vergessenheit geraten wäre, im Alpenraum zu den bedeutungsvollsten Räuchermitteln gezählt hat. So wird Meisterwurz zur Weihnachtszeit in den Rauhnächten zusammen mit Weihrauch auch heute noch verräuchert.

DIE MEISTERWURZ-RÄUCHERUNG SOLL AUCH GEGEN STINKLUFT UND BÖSE HEXEN UND GEISTER HELFEN.

WALDENGELWURZ

Angelica sylvestris

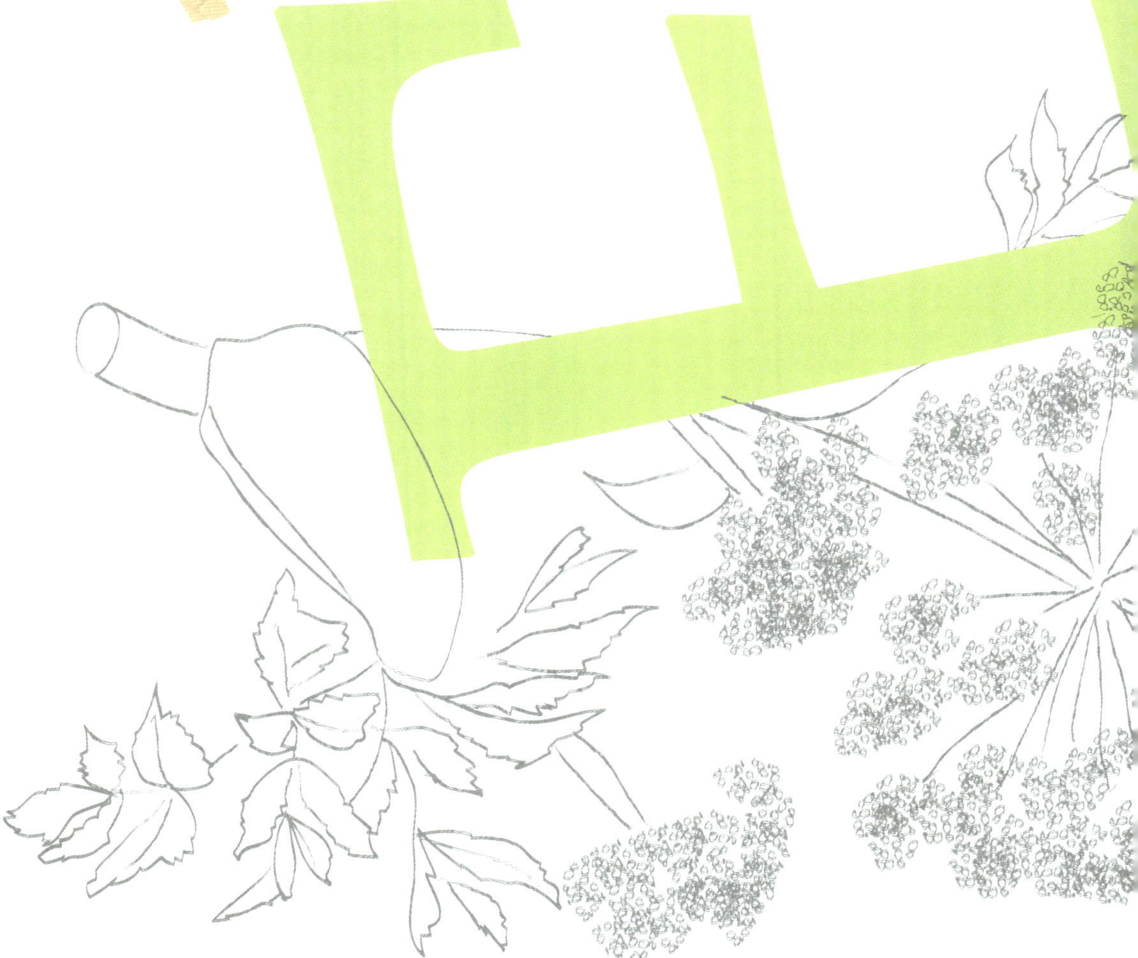

ECHTE ENGELWURZ

Angelica archangelica

Die Unterscheidungsmerkmale dieser beiden Doldenblütler *(Apiaceae)* besteht hauptsächlich darin, dass die **ECHTE** oder **ARZNEI-ENGELWURZ** also die *„Angelica archangelica"* erstens schon viel früher blüht als die **WALDENGELWURZ** und dass ihre Blütendolde eher hellgrün und nicht so weiß wie die der **WALDENGELWURZ** sind.

Wir raten an, sich mit den Bestimmungsmerkmalen der weißen Doldenblütler vor dem Sammeln dieser, intensiv zu beschäftigen. Rasch landet sonst bei Unwissenheit ein als toxisch deklarierter *Schierling* oder ein phototoxischer, die Haut verbrennender *Riesen-Bärenklau* in der Sammeltasche oder im heimischen Garten.

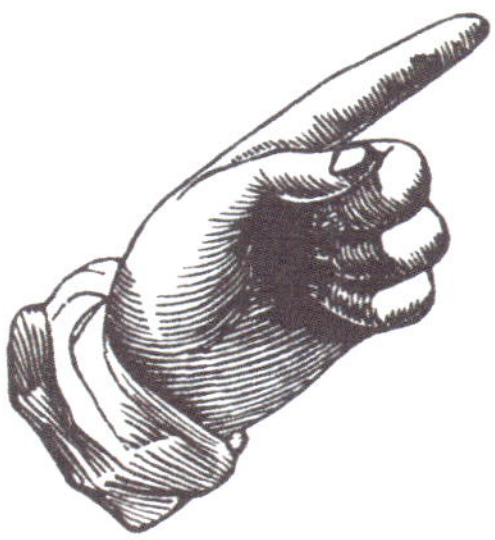

Unsere **WALDENGELWURZ** erkennt man an ihren bauchigen Blattscheiden, dem weißlich erscheinenden, hohlen und runden Stängel, den dreifach gefiederten Blättern, die an Giersch oder Holunder erinnern und den typischen akkurat kugeligen Dolden.

Der Gattungsname *„Angelica"* kommt vom lateinischen *angelus* = *Engel*, weil die heilkräftige Pflanze den Menschen von einem Engel gezeigt worden sein soll. Auf dieselbe Sage nimmt auch der Beiname *„Archangelica"* Bezug. Ebenso weist der deutsche Name **ENGELWURZ** auf die große Heilkraft gegen alle Krankheiten hin, die der Pflanze zugeschrieben werden.

In den beiden Ländle entdecken wir in Auen- und Bergwäldern sowie auf feuchten Wiesen, am Waldrand oder in Ufernähe von Bächen hauptsächlich die **WALDENGELWURZ**, äußerst selten nur die **ECHTE ENGELWURZ**.

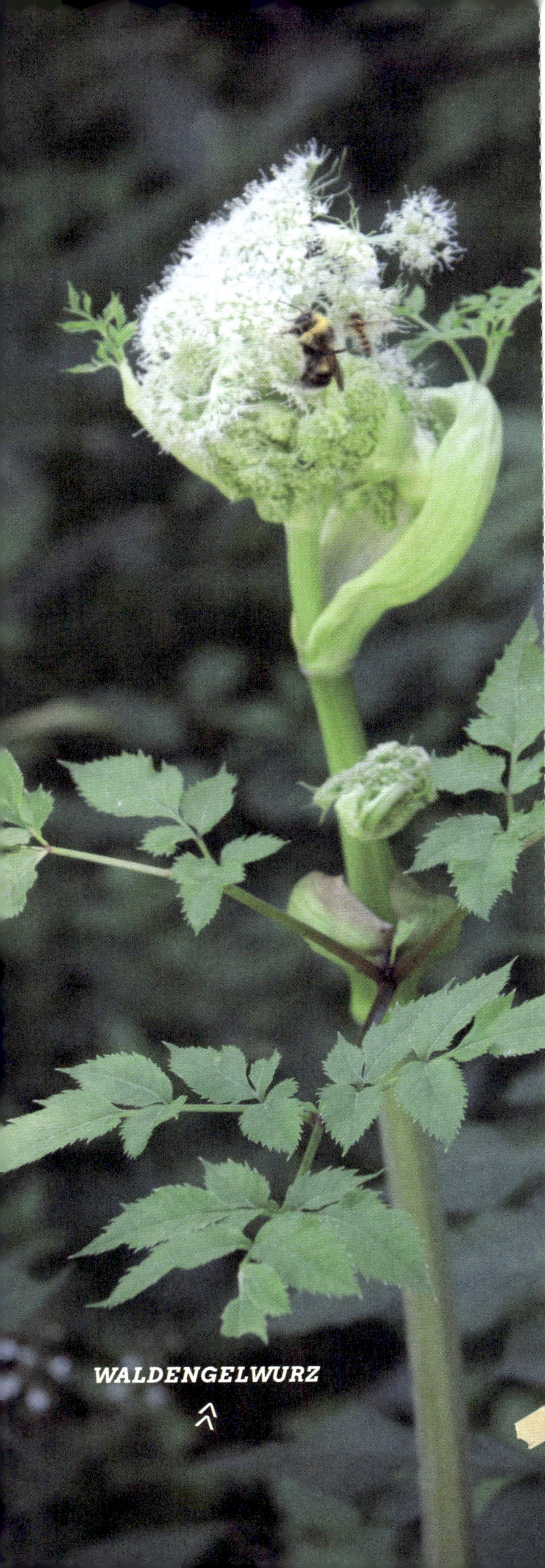

WALDENGELWURZ

AUS OLIVERS KRÄUTERNOTIZBUCH

» Engelwurz wird auf dieselbe Weise wie die Meisterwurz in der Küche verwendet.

» Besonders als Suppenkraut (Blätter) und Wurzelsud (Wurzel) ist die Engelwurz eine herzhafte und gesunde Zutat.

» Bei einem selbstgemachten Magenbitter sollte auch die Engelwurz-Wurzel auf keinen Fall fehlen.

» Die Heilwirkung des Krautes begründet sich aus ihren Inhaltsstoffen wie ätherische Öle, Bitterstoffe, Harze, Kumarin und Gerbstoffe. Sie bringen die Verdauungssäfte ins Fließen und aktivieren dadurch Magen, Bauchspeicheldrüse, Galle und Darm.

» Bei Erkältung und grippalen Infekten befreit die Engelwurz die Atmungsorgane und stärkt die Abwehrkräfte.

» Während sie frischen Wind in den Körper treibt, wärmt sie gleichzeitig, hüllt ein und umsorgt die Seele mit Glücksgefühlen.

» Sie nimmt Angst, indem sie beruhigend wirkt und schenkt damit Zuversicht in herausfordernden Situationen.

» Ihre ätherischen Öle aktivieren einen ermüdeten Körper. Werden beim Wandern die Beine schwer und die Motivation sinkt, reicht es bereits, ein kleines Stück der Pflanze am Wegesrand zu entnehmen und durch das

Einatmen dieses wundervollen, kräftigen Duftes wieder Kraft und Stärke für die weitere Wegstrecke zu tanken.

>> Generell kann uns die Engelwurz wieder zu neuen Kräften führen, sollten wir uns ausgebrannt, matt und müde fühlen.

Zusammenfassend könnte man sie als den Schutzengel gegen Burnout bezeichnen.

>> Frauen verhilft sie wieder in ihren monatlichen Rhythmus zurückzufinden, wenn dieser aus dem Zyklus geraten ist.

Dazu kann ein Tee aus den Wurzeln gekocht werden. Nach dem Übergießen der frischen oder getrockneten Wurzelstückchen, die Tasse oder Kanne zudecken, damit so viel wie möglich der ätherischen Öle im Tee verbleiben.

>> Engelwurz sollte in der Schwangerschaft nicht eingenommen werden.

>> Bei der Räucherung, es können alle Pflanzenteile verwendet werden, öffnen wir die Kommunikation zu den geflügelten Lichtwesen – den Engeln. Sie umhüllen uns mit einem schützenden Lichtmantel und helfen uns bei der Selbstfindung.

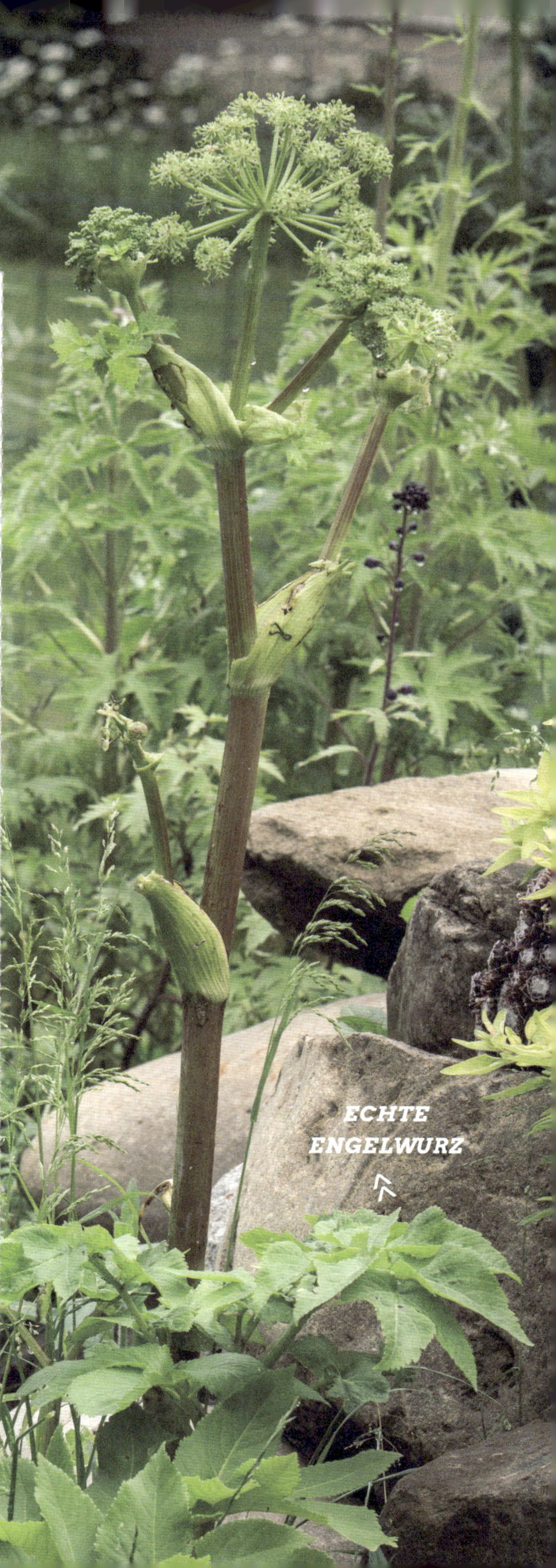

Echte Engelwurz

>> **Lieber Oliver,** über den deutschen Raum verteilt, findet man sie bereits äußerst selten. Bei uns im Ländle begegne ich ihr allerdings glücklicherweise noch sehr häufig an Waldrändern, auf feuchten Wiesen und in schattigen Waldungen in der Nähe des Bodenseeufers oder von Bächen. Während ihrer Blühphase, der Sonnwend, der Zeit des Mittsommers, begegnete uns auf unserem Spaziergang diese Majestät, eine Madonna in ihrer Sommergewandung, eine beachtliche Göttin unter den Heilpflanzen, die *Waldengelwurz*.

In ihrer imposanten Größe von bis zu zweieinhalb Metern scheint sie selbst der Erzengel zu sein, der damals vom Himmel herabkam, um einem Einsiedler das Heilkraut gegen Pest zu zeigen. In ihrem Namen verbirgt sich auch diese Ehrfurcht, die einen überkommt in der Begegnung mit der *Angelika*: Die Bezeichnung Engel verweist auf ihre Heiligkeit, die man ihr zutrug aufgrund ihrer vielfältigen Wirksamkeit. Der Begriff *Wurz* zeigt den zu heilkräftigsten Pflanzenteil auf. Nicht aufgrund dieses Kniefalls vor der Angelika wird sie auch *Angstwurz* genannt, sondern weil sie dem Menschen Furcht, Melancholie und Energielosigkeit nimmt.

Probeweise setzten wir beide uns unter den Schirm ihrer Dolden und betrachteten sie von unten. Nicht etwa, weil wir wie im Mittelalter die Wirkung eines Liebeszaubers herbeirufen wollten, sondern um uns durch das unvergleichliche Aroma der Pflanze zu stärken für unsere nächsten Schritte durch den Wald, sie als Wanderpflanze zu nutzen, als die sie gilt. Man sagt, sie wachse daher an den Wegesrändern, damit der Vorbeiziehende sich an ihr stärken kann, indem er ein Stück ihres Stängels kaut oder zwischen seinen Händen zerreibt, um den Duft unter seiner Nase aufzutragen.

Aufgrund ihrer Eigenschaften der Stärkung, des Wiedererweckens der Lebensgeister bei Erschöpfung oder in der Rekonvaleszenz, galt sie schon seit jeher als einer der Hauptbestandteile des Theriaks.

Wir unterhielten uns lange über die Begriffe Angstwurz und Wanderpflanze, da beide mir am besten gefallen und zusagen beim Betrachten dieser Lichtpflanze. Wer sich fürchtet, dessen Seele versteckt sich in einer dunklen Ecke. Wer ermüdet ist, kommt nur noch schleichend und kriechend voran. Als herzstärkend gilt sie, als Spenderin von Hellsichtigkeit, als Reinigungspflanze in Bädern nach einem herausfordernden Tag. Den Elementen Luft und Feuer ist sie zugeordnet und in der Signaturenlehre einerseits Jupiter und Sonne, den Vermittlern von Lebensfreude, Wärme und Aktivität, andererseits auch dem Mond, der Dunkelheit, dem Weiblichen, dem Mystischen und Kühlenden. All diese Eigenschaften verinnerlicht, wirken sie gegen die Ursachen und Symptome von Hindernissen durch Angst und Melancholie.

» SIE LASSEN DEN MÜDEN LEBENSWANDERER WIEDER VORWÄRTSGEHEN, SIE LICHTEN DAS DUNKEL DER SEELE, DAMIT WIEDER LEBENSFLAMMEN OBEN UND UNTEN, INNEN UND AUSSEN DEN PERSÖNLICHEN WEG ERLEUCHTEN. »

Eine Auferstehungspflanze ist die Angelika somit nicht nur im Alltag, sondern auch für Räucherungen in Sterbezimmern nutzte man früher das gesamte Kraut, damit die Seele des Verstorbenen ins Licht begleitet wird.

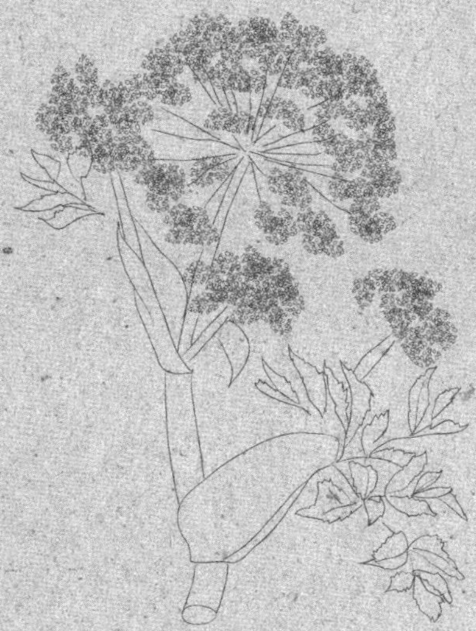

Meine Großmutter erinnert sich an das Amulett aus der Wurzel, das ihre Mutter ihr zu Schulzeiten umhängte als Schutz gegen alles Übel. Hier erkennt man gut, wie die große und vielseitige Wirkkraft von Pflanzen zu allerlei Aberglaube anregte: Wirkt die Engelwurz gegen ein breites Spektrum an Erkrankungen, so muss sie auch bei weltlich nicht greifbaren Übeln einsetzbar sein.

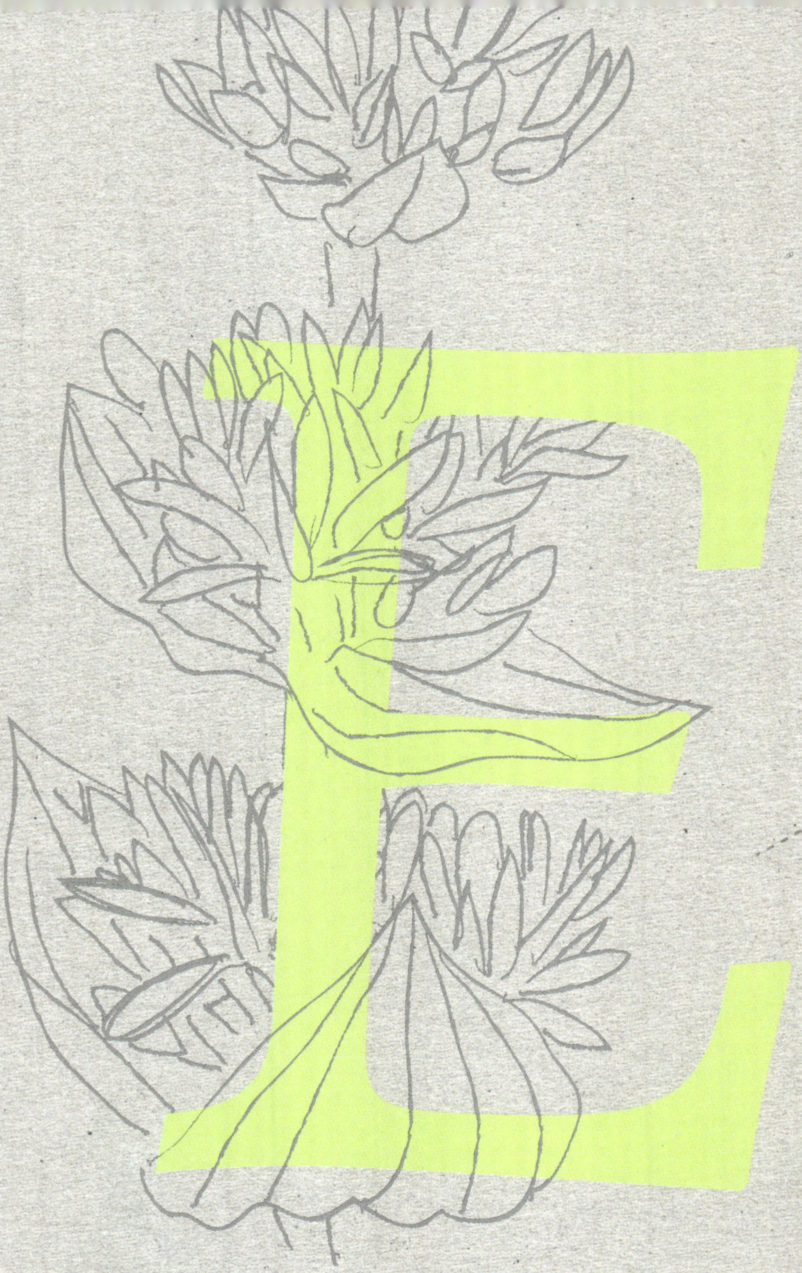

GELBER ENZIAN

Gentiana lutea

Der **GELBE ENZIAN** ist eine mehrjährige Pflanze, die bis zu sechzig Jahre alt werden kann. Er wächst allerdings sehr langsam und blüht meist erst nach zehn Jahren zum ersten Mal.

Die ausdauernde, fleischig verdickte Speicherwurzel kann armdick und meterlang werden. Es ist diese Speicherwurzel, die für den berühmten Enzianschnaps verwendet wird.

Der **GELBE ENZIAN** ist kalkliebend und kommt in Mitteleuropa in größeren Höhenlagen bis auf 2100 Meter vor.

Vor gar nicht langer Zeit galt der **GELBE ENZIAN** bei den Bauern als lästiges Unkraut, das man auszurotten versuchte. Inzwischen unterliegt der **ENZIAN** strengen Sammelregeln, ist im Allgemeinen geschützt und wird für die industrielle Verwertung angebaut. Wer also **GELBE ENZIAN**-Wurzeln stechen will, muss sich zuerst über die regionalen Sammel- und Schutzbestimmungen informieren.

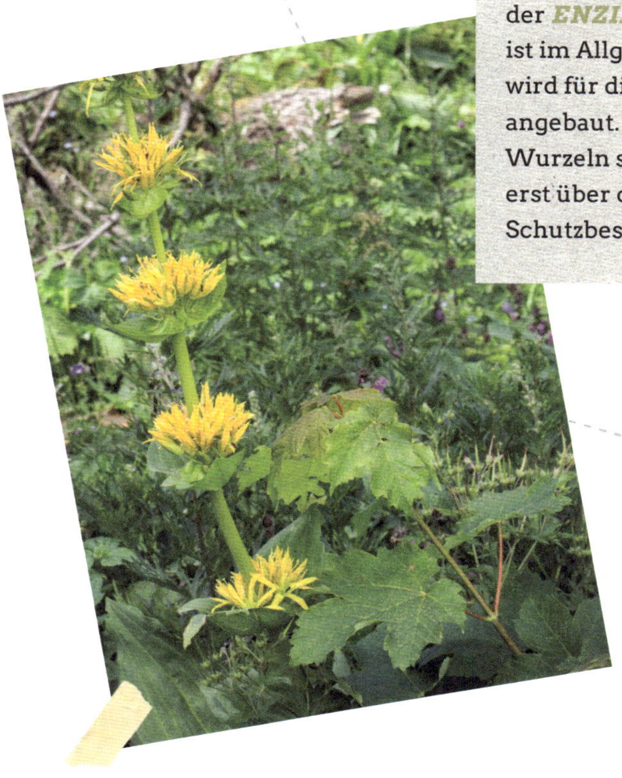

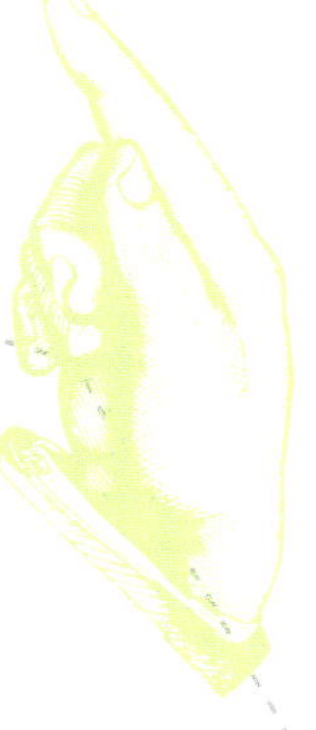

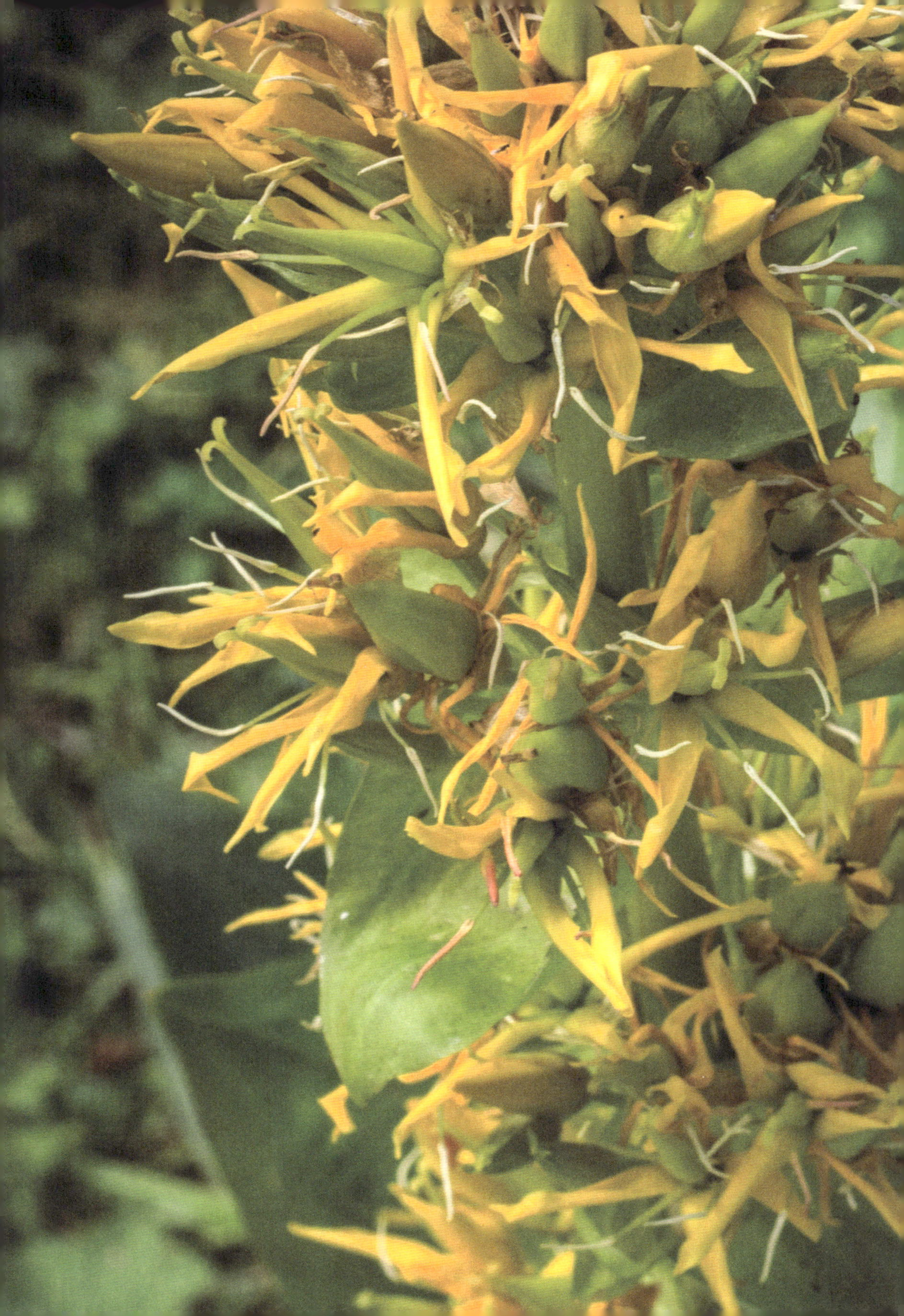

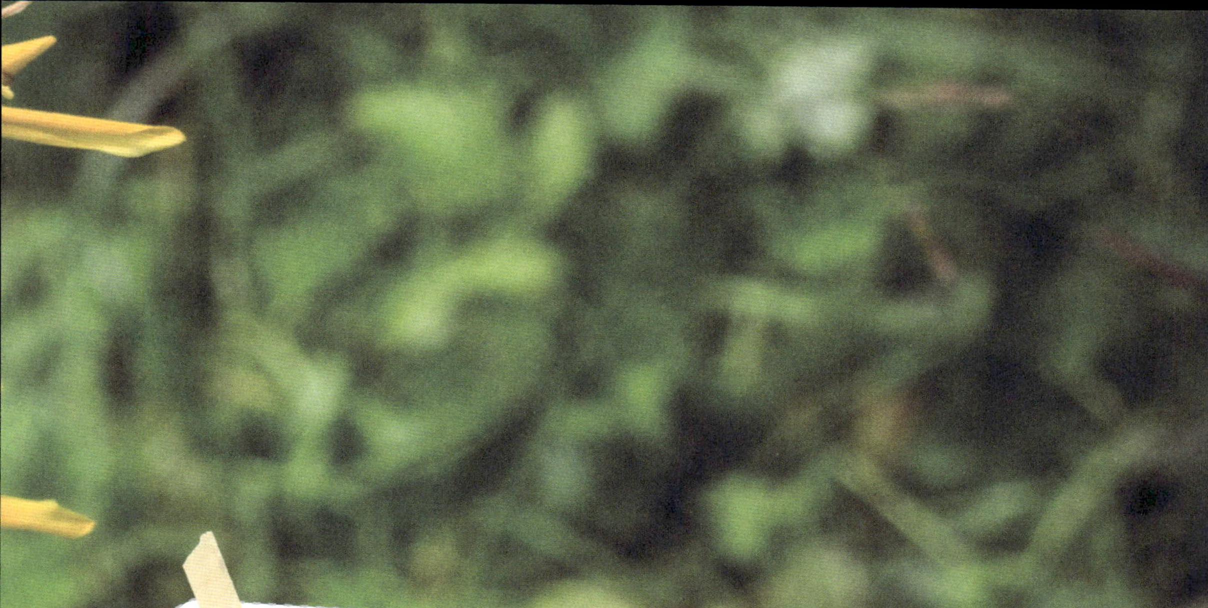

AUS OLIVERS KRÄUTERNOTIZBUCH

>> Als einer der hartnäckigsten Etikettenschwindel überhaupt kann der Enzianschnaps bezeichnet werden. So sehen wir fast ausschließlich den wunderschönen blauen Enzian (Clusius-Enzian – Gentiana clusii) auf den Etiketten der Spirituosenflaschen. Nur hat dieser zarte Schönling nichts mit dem Inhalt von dem beliebten Schnaps zu tun. Er wird aus den Wurzeln des Gelben Enzians hergestellt.

>> Enzian ist vor allem wegen des hohen Gehalts an Bitterstoffen in seiner Wurzel so beliebt.

>> Schon seit Jahrhunderten destillieren die Menschen in den Alpen einen Magenbitter aus Enzian.

BEI UNS IM LÄNDLE WIRD ER GERNE NACH EINER SCHWEREN MAHLZEIT GENOSSEN UND LIEBEVOLL „VERDAUERLE" GENANNT. DENN ER FÖRDERT DIE VERDAUUNG, DA ER MAGEN UND GALLE ZUR PRODUKTION DER VERDAUUNGSSÄFTE ANREGT.

>> Wir sollten es jedoch dabei belassen den Gelben Enzian bei unseren Wanderungen in den Bergen respektvoll zu grüßen und ihn an seinem angewurzelten Platz zu belassen. Es gibt in unserer Region genügend Bezugsquellen für ausgezeichneten Enzianschnaps, der achtsam hergestellt wurde.

WURZELZEIT

» **Lieber Oliver,** beginnt die Zeit der Wurzelernte, stehen wir an der Schwelle des Vollherbstes. Unsere keltischen Vorfahren des Oberschwabenländles kannten lediglich zwei Jahreszeiten: die dunkle Jahreshälfte, auch Jahresnacht genannt und die helle, die sie als Jahrestag bezeichneten. Beginnt das Wurzelgraben, befinden wir uns also mittendrin in dieser für unsere Ahnen beängstigenden Zeit.

Wesentlich ausgeprägter als in unseren heutigen Tagen hing deren lebenssichernde Ernte von der Sonnenkraft und der Witterung ab. Die Reichhaltigkeit und Fülle ihres Landwirtschaftsjahres brachte Gedeih oder Verderb in die Vorratsspeicher für die Wintermonate. Die Äcker unserer Vorfahren galten ihnen daher als Heiligtum.

Ein Überbleibsel aus dieser Epoche sieht man bei uns im Ländle hier und da noch auf den Feldern. Die sogenannten Hexenschwerter, jeweils ein nach oben geöffnetes Sensenblatt auf einer Stange befestigt und in den Ackerboden verankert, sollen Schäden und Unwetter vom fruchtbaren Feld fernhalten. Jene, die dieses Unglück mit sich bringen, sollen sich im Sensenblatt auf ewig verfangen und niemals den Boden berühren. Ähnliche Symbolik findet man in ganz Deutschland, analog zur Mythologie der Region. Unsere heutigen Vogelscheuchen, denen Vögel erfahrungsgemäß keinen Respekt zollen, sondern gar als komfortablen Sitzplatz ansehen, entstammen diesem alten Brauch.

Die Wurzellese zählte zu den letzten Erntearbeiten auf dem Feld. Je nach Umfang sicherten diese Bodenfrüchte zusätzlich das Überleben der Familie im Winter. So ist es naheliegend, dass allerlei Zauberhaftes und Aberglaube diese Jahreszeit prägte, um die Götter gnädig zu stimmen.

*» WÄHREND WIR HEUTE WISSEN, DASS DIE PFLANZE IN **DER WURZEL** NÄHRSTOFFE SPEICHERT, VERMUTETEN UNSERE VORFAHREN DORT DEN SITZ VON GEFÄHRLICHEN DÄMONEN. »*

So konnte man des Nachts bei abnehmendem Mond durchaus den Besitzer oder Erntehelfer beobachten, wie er auf dem Acker seine Notdurft verrichtete, und zwar direkt auf die Fläche, unter denen sich die Wurzeln befanden. So könnte man dies nun als Besitzmarkieren deuten. Denn gräbt der Bauer ohne dieses Ritual des Übermachtens Wurzeln, kommt der Dämon hervor und nimmt ihm im kommenden Jahr Hab und Gut. Die Frauen kannten eine stillere Methode zur Beschwichtigung der Geister. Sie ließen zuvorkommend und besänftigend einige Wurzeln als Geschenk für die winterlichen Schreckgestalten im Boden.

Ängste, die auf Aberglauben beruhen, bedeuten stets die Abgabe der Selbstsicherheit und der Machtübernahme des Drohenden. Dies erkennt man auf belustigende Weise in der Geschichte über die Alraune. Es entspricht der Tatsache, dass die Wurzel dieses Nachtschattengewächses einem Menschenkörper gleicht. So wurde selbstverständlich allerhand Analogzauber mit dieser damals kaum bezahlbaren Pflanze betrieben. Die Zaunrübe wurde oftmals zurechtgestutzt und auf mittelalterlichen Märkten als Alraune an den Unwissenden wirkungslos verkauft. Denn kaum einer traute sich, diese auszugraben. Keiner wollte die fürchterlichen Schreie dieser Wurzel hören, die sie beim Ausgraben ausstößt und die dem Betreffenden den Tod bringen sollten. Konnte man das Graben dennoch nicht lassen, band man einen schwarzen Hund oder einen zum Tode Verurteilten an die Pflanze und ließ sie diese Arbeit verrichten.

Ich empfinde es als sehr beruhigend, lieber Oliver, dass bis in unsere heutige Zeit diese düsteren Glaubenssätze jedoch nicht überlebt haben, sondern man den Wurzeln jene Eigenschaft zuteilt, die ihnen auch tatsächlich innewohnt: ihre Heilkraft. Einerseits beleben sie, veredelt in der Kräuterküche, unsere körperliche Gesundheit, andererseits veredeln sie unsere Seele.

Zu jeder Jahreszeit besitzt ein bestimmter Pflanzenteil seine höchste Wirkkraft. Und zumeist entspricht die jeweilige Heilungsqualität der Saison typischen Erkrankungen. So ist nachvollziehbar, dass die Wurzeln antibiotische Eigenschaften besitzen, um infektiöse Wintererkrankungen vorzubeugen oder in der Heilung zu unterstützen. Auch die Seele benötigt im Winter ganz besondere Streicheleinheiten. Zur Wurzelzeit, zumeist im dunklen Novembermonat, fühlen sich einige Menschen mit den

Symptomen einer saisonal abhängigen Depression belastet. Während sich die Natur im Außen in die Stille oder in die Dunkelheit des Erdbodens zurückzieht, erlebt nicht jeder Mensch diese permanente Dämmerung als Geborgenheit. In absoluter Stille sind wir auf uns zurückgeworfen. Hören die innere Stimme. Gedanken können unangenehm laut werden. Inaktivität reduziert die Lebenskraft. Diesen Menschen erzähle ich oft Folgendes, lieber Oliver: Eine Wurzel ruht nicht unter dem Erdboden. Sie hält keinen Winterschlaf. Tatsächlich ist es so, dass auch der Winterschlaf von Tieren oder der Schlaf des Menschen keine absolute Starrheit ist. Der Organismus arbeitet weiter. Bereitet sich auf die Phase des Wachseins vor. Etliche Vorgänge während des Schlafes, sei es im Tier-, Pflanzen- oder Menschenkörper, sichern das Überleben. Eine Wurzel im Winter trägt die wichtige Aufgabe, so viele Nährstoffe aus ihrer Bodenumgebung zu ziehen und zu speichern, dass im kommenden Jahr ein neuer Spross aus der Erde hervorschaut und zu unserer Pflanzenvielfalt im Frühling und Sommer beiträgt.

Sie wirkt ebenso als Platzhalter gegen Konkurrenzpflanzen. Sie hat also im Winter einiges zu tun. So kann uns Menschen die Wurzel motivieren, die Stille und Jahresdämmerung zur Erholung von allzu viel Umtriebigkeit im Außen zu nutzen und sich ruhigen Aktivitäten zu widmen. Die Jahresplanung kann vorgenommen werden. Welchen Samen möchte ich im nächsten Jahr in meinem Leben zu einer stattlichen Pflanze heranwachsen lassen? Wir können zur Naturbeobachtung nach draußen gehen und nachschauen, ob dort tatsächlich nur Schlaf herrscht oder nicht doch regsames Treiben? Wir können diese Lebendigkeit auf Spaziergängen oder Winterwanderungen gezielt suchen gehen und vielleicht am Abend in ein Naturtagebuch notieren. Während man bisher davon ausging, dass Winterdepressionen durch Lichtaufnahme gelindert werden können, erfuhr ich in den letzten Wintern von den Erfahrungen vieler, dass der heilsame Winterschlaf nur in Dunkelheit möglich ist.

Und wir können jeden Morgen mit einem selbstgewählten Thema begrüßen, dem wir uns tagsüber immer wieder widmen: Lebendigkeit, Fröhlichkeit, Besinnlichkeit, Licht ins Dunkel. So speichern wir in uns nicht nur im Sommer Licht für den Winter, sondern vor allem im Winter Kraft für das Licht. Wir dürfen uns entspannt hineingeben in den Atemzug, der aus dieser kleinen Pause wachsen möchte. Das nächste Frühjahr kommt bestimmt.

ACHTSAM DURCH DIE JAHRESZEITEN

Achtsam durch die Jahreszeiten zu wandern, heißt jeden Tag im Hier und Jetzt sein Tagwerk zu erfüllen. Jede Jahreszeit trägt ihre Blüten, auch in Form von Nebel, Schnee, Regen oder Wind. Jede Naturerscheinung trägt ihre eigene Schönheit in sich und lädt ein, sie zu erforschen, sich in ihr wohlzufühlen. Die gewonnenen Erkenntnisse in den Alltag hineinzutragen, erleichtert es, wie ein Baum im Auf und Ab des Werdens und Vergehens verwurzelt im Leben zu stehen.

DIE NATUR REZEPTIERT

Wer während eines Spazierganges genau hinschaut, wird erkennen, dass sich in ihrer Heilwirkung ergänzende oder unterstützende Pflanzen oft zueinander gesellen. Ein Tipp zum Ausprobieren: Lesen Sie sich in die Pflanzen ein, die Sie innerhalb eines Radius von fünfzig Zentimetern finden und vergleichen Sie ihre Wirkstoffe und Anwendungsgebiete. Denken Sie auch an die seelische Wirksamkeit der Pflanzen und blättern Sie einmal nach. Sie werden erstaunt sein über diese kleine Naturapotheke.

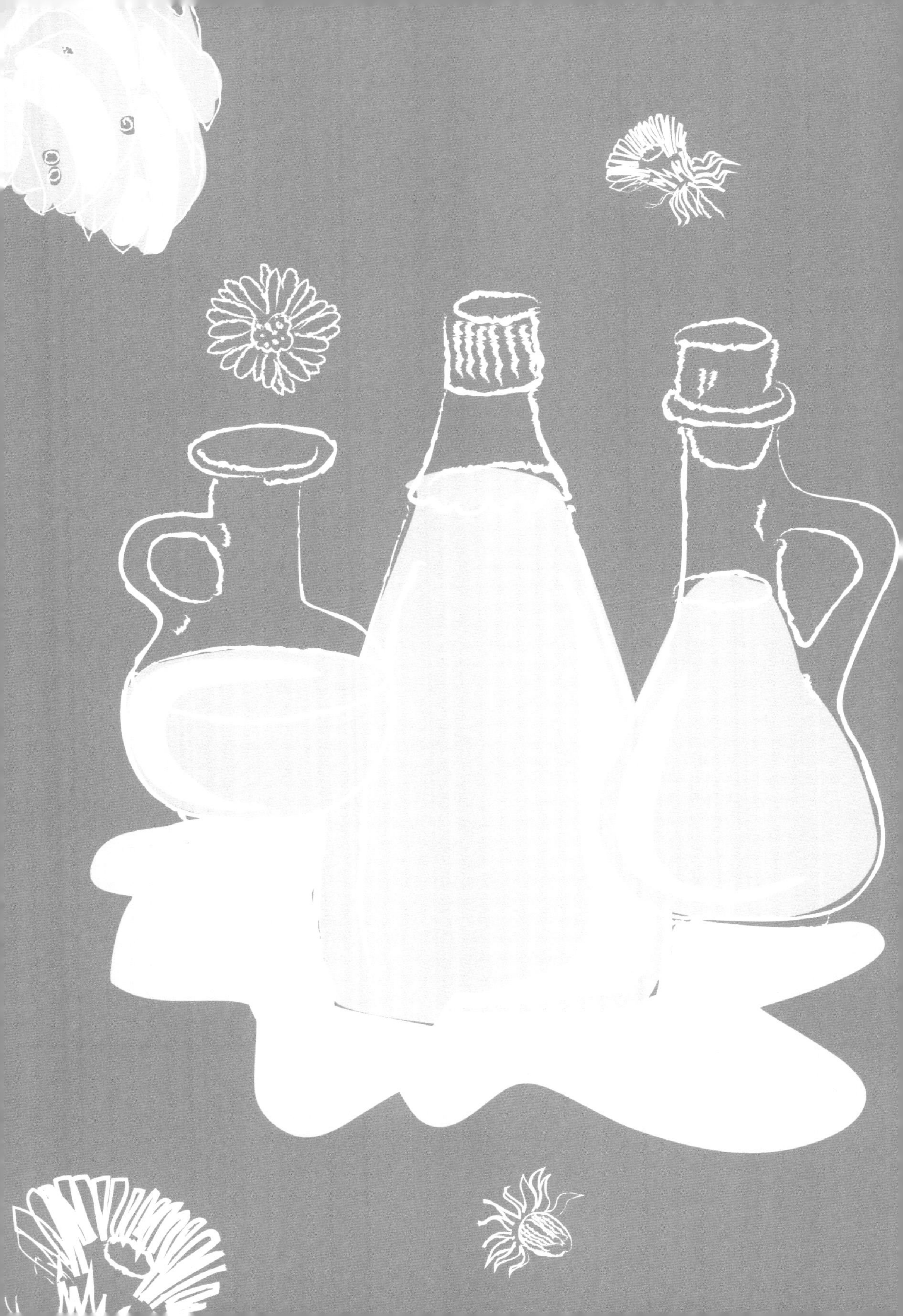

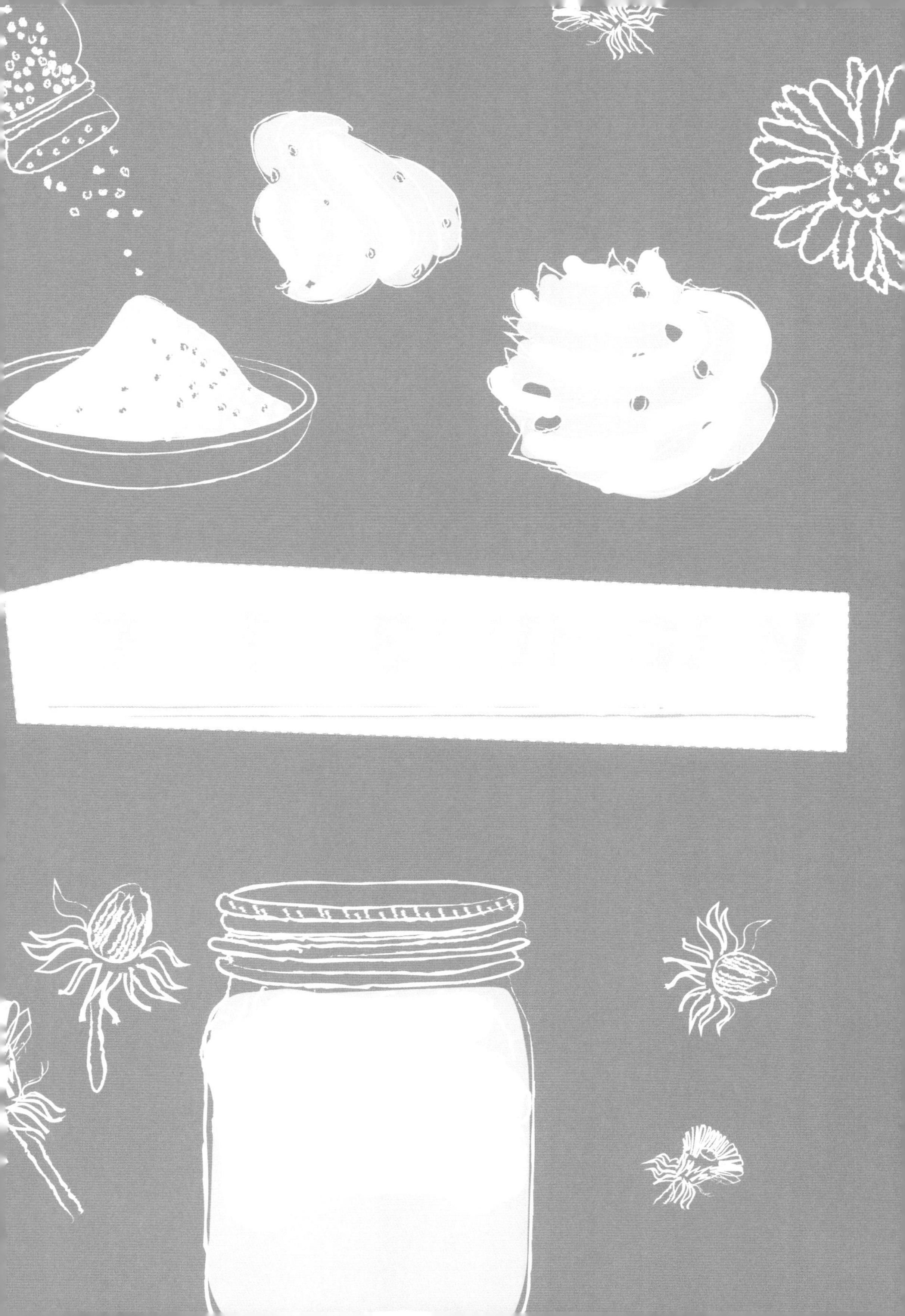

BLÜTEN- UND KRÄUTERSIRUP

»Mit Quellwasser oder Mineralwasser aufgegossen, ist der Sirup ein erfrischendes Getränk für die ganze Familie. Auch in der Küche ist ein Blüten- oder Kräutersirup ein vielseitiges Lebensmittel wie z. B. zum Verfeinern von Süßspeisen wie Speiseeis oder Palatschinken. Ich verwende gerne herben Kräutersirup, um Saucen abzurunden.

Herstellung im Kaltverfahren in Kurzform:

» Behälter (Topf, Eimer oder Ähnliches mit dichtem Deckel) locker mit Blüten und/oder Kräutern füllen.
» Mit Zuckerwasser (max. 30° C) im Verhältnis 1:1 = 1 kg Zucker auf 1 Liter Wasser übergießen.
» Eventuell Gewürze dazugeben.
» Mit Zitrusfrüchten und Zitronensaft säuern (Vorsichtige dürfen Zitronensäure verwenden).
» Zudecken und in einen kühlen Raum stellen.
» Täglich kontrollieren und nach etwa 3 Tagen filtern und abfüllen, Flaschen beschriften.
» Mit Wasser, Soda, Sekt, Bier oder Weißwein verdünnen und genießen.

Vorweg möchte ich Ihnen mitteilen, dass ich die schonendste und für mich auch geschmacklich nobelste Variante für Blüten und Kräuter hier beschreiben und Ihnen auch ans Herz legen möchte.

»

››

Nämlich den Kaltwasser-Auszug oder Kaltwasser-Mazerat. In den meisten Rezepten arbeitet man mit heißem Wasser, was aber nicht unbedingt notwendig ist.

Wie kommt es zu diesen sehr unterschiedlichen Anleitungen in Büchern oder Blogs. Ich vermute, dass der Grund für die Wahl von heißem oder kaltem Wasser der Zucker ist. Zucker ist zwar auch in kaltem Wasser sehr gut löslich, aber umso wärmer das Wasser ist, desto mehr Zucker kann darin aufgelöst werden, ohne dass sich der Zucker nach dem Abkühlen wieder auskristallisiert. In 20° C warmem Wasser können etwa 2 kg Zucker pro Liter und in 100° C heißem Wasser etwa 4,8 kg Zucker pro Liter Wasser aufgelöst werden. Diese Werte sind wichtig für die Herstellung von Läuterzucker. In unserem Fall ist für die Sirup Produktion nur relevant, dass sich Zucker in warmem Wasser besser und somit schneller auflöst.

Bei Rohstoffen wie Blüten und Kräutern (Blätter), die selbst keinen Zucker enthalten, empfehle ich ein Wasser-Zucker-Verhälnis von 1:1. Das heißt: 1 Kilogramm Zucker auf 1 Liter Wasser. Somit kann man den Zucker auch in nicht kochendem, etwa handwarmem Wasser, gut auflösen. Für eine gute Haltbarkeit des Saftes ist es nötig, mit so einem hohen Zuckergehalt zu arbeiten. Weiters achten Sie bitte auf höchstes hygienisches Niveau während der gesamte Herstellung. Nur so erreichen Sie eine problemlose Haltbarkeit weit über den Winter hinaus, obwohl Sie „nur" einen Kaltauszug machen ohne die Blüten und Kräuter zu pasteurisieren. Bitte nicht nur die Flaschen und deren Deckel gut reinigen und pasteurisieren, sondern auch sämtliches Werkzeug, wie Töpfe, Trichter, Siebe, Rührlöffel und Ähnliches. Es nützt nichts, wenn die frisch gefüllten Flaschen peinlichst sauber sind, wenn via Kochlöffel die Pilzsporen sozusagen über die Hintertüre Einlass finden.

Der Kaltwasserauszug hat die nicht zu unterschätzenden Vorteile, dass ätherische Öle unserer Pflanzen erhalten bleiben. Ebenso bleiben wertvolle, uns wohltuende sekundäre Pflanzenstoffe, die hitzeempfindlich sind, für uns im Saft erhalten. Man kann dann von einem Pflanzen-Auszug mit sämtlichen Wirkstoffen und vollem Aromapotential sprechen – Gesund und schmackhaft eben. Der Lohn für ein leidenschaftliches Gärtnern, Sammeln von Wildkräutern und deren Weiterverarbeitung soll doch ein ganz besonderes Produkt sein.

Sie rühren sich das Wasser-Zucker-Gemisch im Verhältnis 1:1.

In dieses Zuckerwasser geben Sie die Blüten oder Kräuter - sortenrein oder gemischt. Und zwar soviel, wie das Volumen des Behälters aufnehmen kann.

››

››

Oder umgekehrt erklärt: Sie übergießen die Pflanzenteile, die locker in ein Gefäß gefüllt sind, mit dem Zuckerwasser, bis sie komplett überdeckt sind. Bitte zerbrechen Sie sich nicht zu sehr den Kopf, ob es zu viele oder zu wenige Blüten und Kräuter sind, lassen Sie sich von Ihrem Gefühl führen. Die Geschmäcker sind verschieden und somit kann die Dosierung nach Ihrem Empfinden bestimmt werden. Ich habe es gerne sehr kräftig und nehme daher so viel wie möglich von meiner auserwählten Pflanze. Da ich auch den fertigen Saft später nicht allzu süß mag, gebe ich dann mehr Wasser zum Aufspritzen dazu.

Jetzt wird der Ansatz noch gesäuert. Dazu sind folgende Informationen wichtig: Um bei einem Getränk einen harmonischen runden Geschmack zu erhalten, sollten drei unserer Geschmacksqualitäten, nämlich süß, sauer und bitter gut auf einander abgestimmt sein. Das Süße im Sirup bringt generell erst den pflanzeneigenen typischen Geschmack zum „Leuchten". Die Säure bringt Frische und Spritzigkeit ins Getränk und das bittere Volumen und Gewicht. Um ein aufregendes Geschmackserlebnis zu erreichen, dürfen selbstverständlich allerhand Gewürze verwendet werden. Typische Sirup-Gewürze, wie ich sie oft benütze, sind zum Beispiel Nelken, Muskatblüte, Piment, Pfeffer, Kardamom, Zimt, Hibiskusblüten und Kubeben-Pfeffer.

Und der zweite Grund, warum ein Sirup gesäuert werden sollte, ist wiederum die Haltbarkeit. Bei einem ph-Wert von 4,5 und kleiner wird die Haltbarkeit verlängert. Ich selbst verzichte gänzlich auf synthetische Zusatzstoffe und somit auch auf Zitronen- oder Ascorbinsäure in Pulverform.

Das ist aber jedem selbst überlassen. Ich gebe alternativ frisch gepressten Zitronensaft und für das Aroma auch gern den Schalenabrieb (ätherische Öle) dazu.

Somit ist der Ansatz komplett und kommt zugedeckt zwei bis drei Tage in einen möglichst kühlen Raum. Es darf gerne während der Wartezeit kontrolliert und auch probiert werden. Dabei etwas umrühren und eventuell schwimmende Pflanzenteile nach unten drücken.

Wenn Sie mit dem Geschmack und dem Duft zufrieden sind, wird der Ansatz abgesiebt und durch ein Passiertuch gefiltert. In die vorbereiteten Flaschen abfüllen und beschriften. Es kann später sehr hilfreich sein, wenn die Flaschen ordentlich beschriftet sind. Nicht nur der Name und das Herstelldatum gehören auf die Flasche, am besten auch die Zutaten. Sollte einmal ein außergewöhnlich guter Saft entstanden sein, kann man direkt von der Flasche das „Rezept" ablesen.

FRÜHLINGSKRÄUTERSIRUP

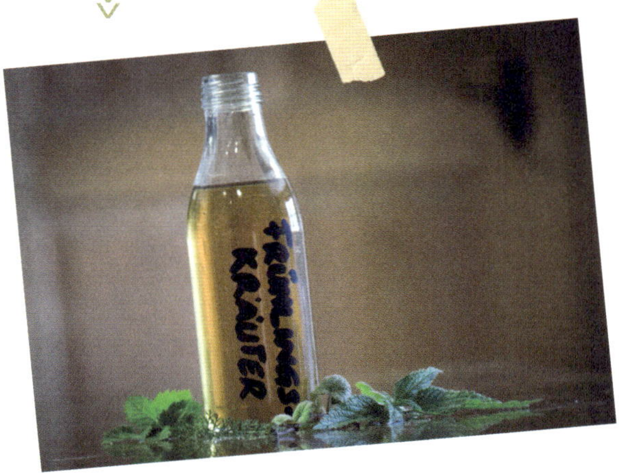

SCHICHTSIRUP

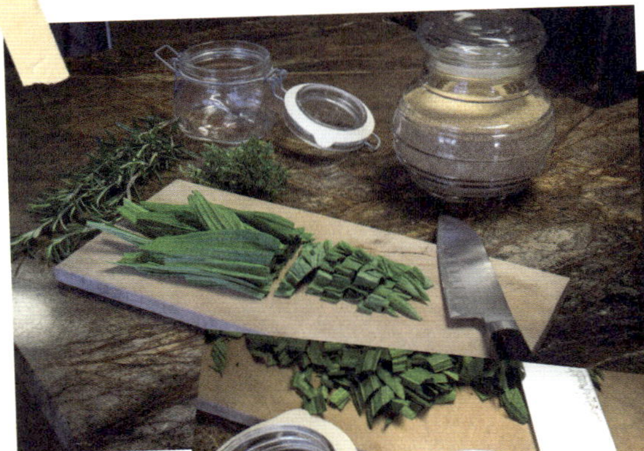

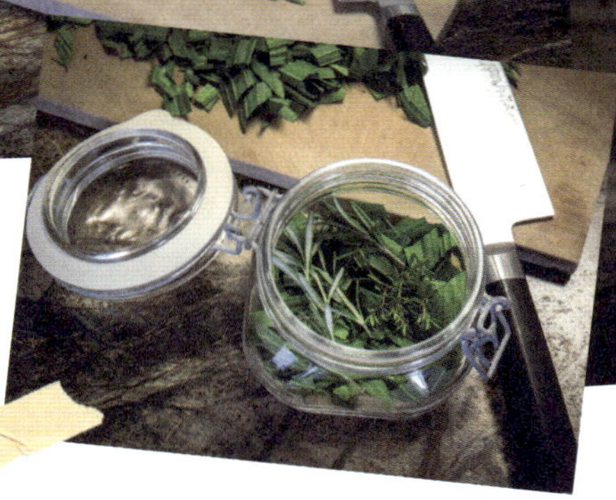

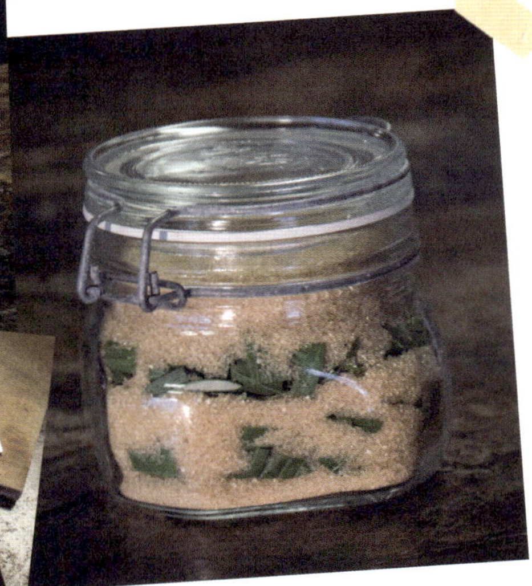

SIRUP, SCHICHT-SIRUP UND DICK-SIRUP

»Anfangs möchte ich zur Begriffsentwirrung Folgendes anmerken: Honig wird von Bienen produziert, Menschen machen Sirup. Ausdrücke wie Tannenwipfel-Honig, Löwenzahn-Honig oder Erdkammer-Honig sind durchaus gebräuchlich und werden umgangssprachlich verwendet. Ich verwende in diesem Buch für Veredelungen mit Hilfe von Zucker nicht den Begriff Honig, sondern Sirup, Schicht-Sirup bzw. Dick-Sirup.

Herstellung in Kurzform:

» Kräuter und/oder Blüten möglichst sauber sammeln, gegebenenfalls waschen und mit einem sauberen Geschirrtuch trocken tupfen. Ich selbst wasche Kräuter und Blüten nicht, sondern sammle saubere, trockene Blätter und Blüten.

» Blätter quer zur Längsfaser in etwa 1 cm große Stücke schneiden. Bei Blüten die grünen Kelche und Kelchblätter entfernen.

» Ein Glas mit weitem Hals und passendem Deckel gründlich waschen.

» Eine etwa 1 cm dicke Lage Kräuter oder Blüten in das Glas schichten und dann mit 1 cm Zucker bedecken (vorzugsweise Rohzucker).

» Abwechselnd Pflanzenteile und Zucker in das Glas schichten und zwischendurch immer wieder festdrücken.

» Die letzte Lage sollte Zucker sein und das Pflanzengut vollständig bedecken.

» Alles nochmal gut festdrücken und das Glas verschließen.

» Zur Fermentierung und Reifung das Glas für mindestens zwei Monate an einen möglichst gleichmäßig temperierten und dunklen Ort stellen. Optimal ist ein etwas kühlerer Keller. Eine Variante ist die Erdkammer-Methode. Dabei wird das dicht verschlossene Glas in etwa 50 cm Tiefe im Garten vergraben und auch für mehrere Monate zur Fermentierung belassen.

» Nach der Reifezeit den entstandenen Sirup, wenn nötig, in ein Wasserbad stellen und langsam erwärmen.

» Bei Bedarf noch etwas Wasser zugeben und eventuell mit etwas Zitronensaft säuern.

» Abseihen und in Gläser abfüllen.

Aus duftenden, in verschiedenen Farben leuchtenden Blüten sowie aus den Blättern von Kräutern kann ein aromatischer und gesunder Sirup hergestellt werden. Typische Blüten sind **Löwenzahn, Huflattich, Holunder, Mädesüß, Lavendel und Rose**. Es kann im Prinzip jede essbare Blüte verwendet werden. Bei den Kräutern sind **Spitzwegerich, Thymian und Rosmarin** die Klassiker. Einerseits sind diese Kräuter sehr intensiv im Geschmack, andererseits ergeben sie einzeln oder gemeinsam einen feinen Hustensaft.

Blüten und Blätter an einem trockenen Tag sammeln, dann durch Schütteln von kleinen Insekten befreien und sie in ein hohes durchsichtiges Glas mit einem weiten Hals (Gurkengläser eignen sich gut) abwechselnd mit feinem Zucker schichten. Durchsichtig soll das Glas sein, damit man das Fortschreiten der Fermentierung beobachten und beurteilen kann. Die Zuckerschicht soll immer gleich hoch wie die Pflanzenschicht sein, was besonders bei dicken Blüten, wie z. B. bei Löwenzahn wichtig ist. Die letzte oberste Schicht muss aus Zucker bestehen und alles gut abdecken, damit Schimmel entstehen kann.

Dieses Blüten/Kräuter-Zucker-Gemisch im Glas kommt dann an einen kühlen, dunklen Ort, bis der Zucker sich aufgelöst und eine honigartige Konsistenz hat. Ich halte nichts davon, das Glas an ein Fenster oder gar sonnigen Platz zu stellen. Es ist für die Fermentierung gar nicht nötig und UV-Licht zerstört die Farben und gesunde sekundäre Pflanzenstoffe. Gerade diese sind es, die wir bei Selbstgemachtem unbedingt erhalten möchten. Ist die Verflüssigung abgeschlossen, den Inhalt durch ein feines Sieb seihen. Nur wenn es unbedingt notwendig ist, wenn der Inhalt des Glases zu dickflüssig ist, kann man in einem Wasserbad den Inhalt langsam und vorsichtig erwärmen, um ihn so flüssiger zu machen. Zusätzliches Filtern durch ein Mulltuch halte ich nicht für notwendig. Das ist sehr mühselig und zeitraubend und zudem schätze ich die feinen Anteile im „naturtrüben" Sirup. Den so gewonnenen Dick-Sirup in kleinere Gläser abfüllen, beschriften und dunkel lagern.

Auf ein Butterbrot und einen Hefezopf zum Frühstück, als süßes Topping auf Eis oder Früchte, zur Herstellung von eigener Essig-Balsam-Creme, zum Süßen von Smoothies, Tee, Trinkessig oder anderen Getränken, die Verwendung von Blüten und Kräutern in Sirupform ist sehr vielseitig.

Zudem gibt es noch unendlich viele Möglichkeiten von Variationen durch die Verwendung von Gewürzen. So sind Vanille, Gewürznelken, Sternanis, Kardamom aber auch Chili, Pfeffer und Piment tolle Geschmackspartner für Kräuter und Blüten. Die Gewürze einfach von Anfang an mit hineinschichten. Seien Sie mutig, vertrauen Sie Ihrem Gefühl und Sie werden mit ganz individuellen persönlichen Köstlichkeiten belohnt.

FALSCHE KAPERN – EINGELEGTE BLÜTENKNOSPEN

»F ür die Zubereitung von Falschen Kapern gibt es mehrere Methoden. Die Blütenknospen können nur in Essig eingelegt werden, in Salzlake fermentiert oder überhaupt nur in Salz eingelegt werden.Ich stelle hier eine Mischung aus den verschiedenen Verfahren vor, die für mich das feinste Resultat ergibt.

Herstellung in Kurzform:

» Saubere, geschlossene Blütenknospen sammeln.
» Die Knospen für 2 Tage in Salz einlegen, anschließend so gut es geht vom Salz befreien.
» In ein Glas einfüllen.
» Einen guten Essig mit Wasser im Verhältnis 1:1 verdünnen und zum Kochen bringen.
» 1 Esslöffel Zucker oder Honig im Sud mitkochen, dann den heißen Sud über die Blütenknospen in das Glas füllen und sofort verschließen.
» Einige T.agen ziehen lassen, geöffnete Gläser im Kühlschrank aufbewahren.

Es eignen sich allerhand verschiedene Blütenknospen von Wild- und Gartenkräutern zur Herstellung von Falschen Kapern wie z. B. Gänseblümchen, Bärlauch, Löwenzahn, Kapuzinerkresse oder Schnittlauch.

Die noch geschlossenen Blütenknospen sammeln und den Stielansatz belassen.

Die Knospen werden in ein Glas mit reichlich Salz eingeschichtet, so dass alles gut mit Salz bedeckt ist. Bitte darauf achten, dass möglichst keine Hohlräume entstehen. Eventuell alles vorsichtig schütteln. Am dritten Tag die Knospen mit Hilfe von einem Sieb vom Salz trennen. Wenn noch Salzreste an den Knospen kleben, macht das nichts. Dieses Salz tut dem Sud bzw. dem Geschmack der Falschen Kapern gut. »

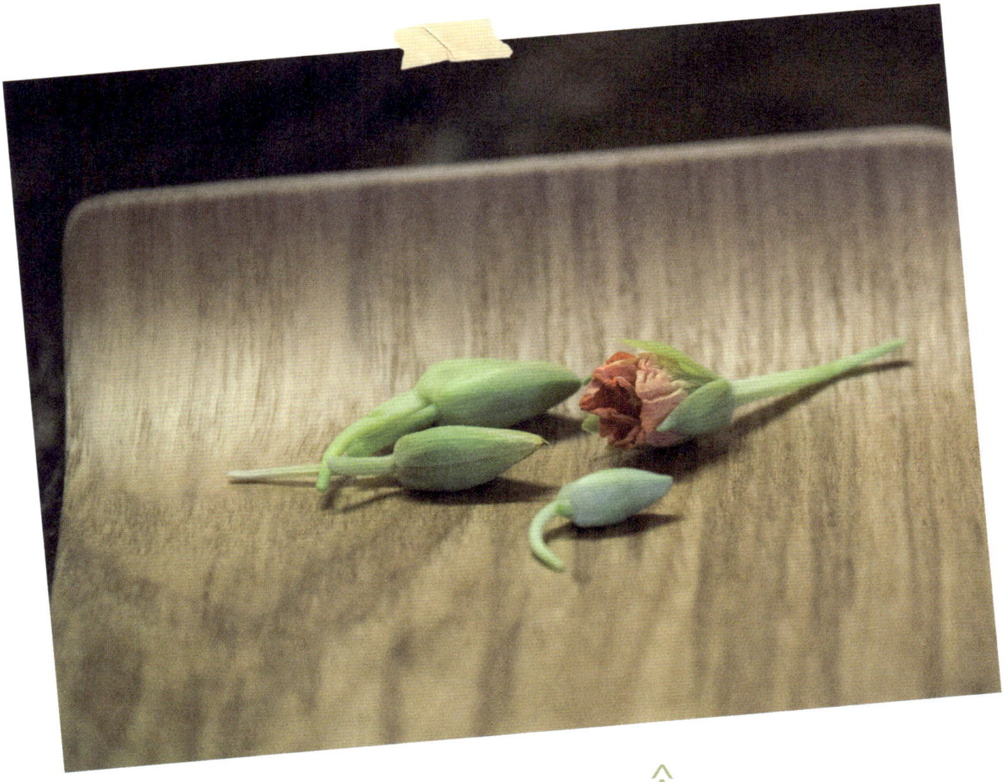

BLÜTENKNOSPEN

››
Für den Sud nehmen Sie einen guten Essig (5 % Säure) und verdünnen ihn mit der selben Menge Wasser. Pro Liter fertigen Sud etwa zwei bis drei Esslöffel Zucker oder Honig dazugeben. Diesen Aufguss ganz heiß auf die Blütenknospen, die wir in ein Glas gegeben haben, füllen und sofort dicht verschließen. Diesen Ansatz lassen Sie noch ein paar Tage ziehen und fertig sind die selbstgemachten Falschen Kapern. Die angebrochenen Gläser bleiben im Kühlschrank mehrere Wochen genießbar.

WILDKRÄUTERBUTTER

Herstellung in Kurzform:

>> Die Butter eine Stunde vor Beginn aus dem Kühlschrank nehmen.
>> Frische Kräuter fein hacken.
>> Die Butter in eine Rührschüssel geben und etwas salzen.
>> Die Kräuter am besten mit einer Gabel in die Butter einkneten.
>> Eine Stunde ziehen lassen, portionieren und kühl stellen.

Kräuterbutter selbst herzustellen ist sehr einfach, geht schnell und bietet unbegrenzte Möglichkeiten. Das einzige Tabu, das es zu beachten gilt: Margarine ist keine Butter und wird nicht verwendet. Welche Buttersorte Sie bevorzugen, richtet sich nach Ihren persönlichen Vorlieben. Die frische Butter soll nur bei Raumtemperatur knetfähig sein, bitte nicht zusätzlich erwärmen bzw. schmelzen. Wenn Sie die Butter eine Stunde vor der Verarbeitung aus dem Kühlschrank nehmen, reicht das meistens. Kann diese mit einer Gabel mühelos zerdrückt werden, ist der ideale Zeitpunkt gekommen, sie mit den Kräutern zu vermischen. Um einen vollen Geschmack zu erhalten, mische ich mindestens 1 Teil Kräuter mit 2 Teilen Butter. Eine Prise Salz gehört immer dazu. Beginnen Sie mit dem Salz, dann wird die Butter schneller geschmeidig. Welche Wildkräuter, Küchenkräuter und Gewürze Sie verwenden, ist Ihrer Phantasie und Vorliebe überlassen. Das beste Ergebnis erreichen Sie mit frischen, nicht getrockneten und ganz fein gehackten Kräutern. Es bietet sich besonders an, die Kräuter je nach Jahreszeit zu verarbeiten. So ergeben sich automatisch interessante Geschmacksvariationen im Wechsel der Jahreszeiten. Was im Frühling mit

>>

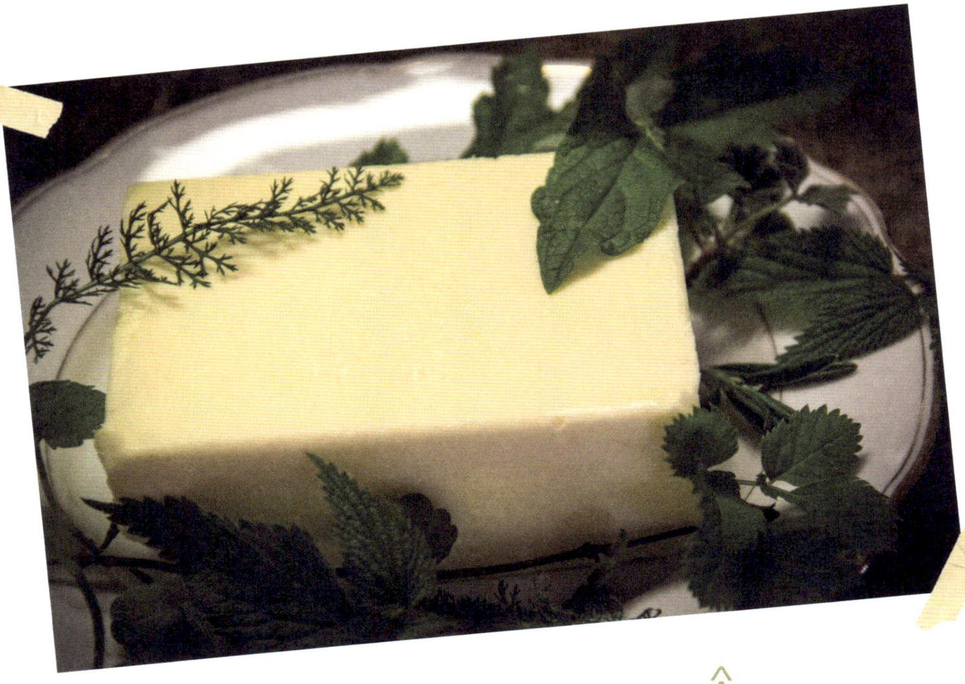

^

WILDKRÄUTERBUTTER

››
Bärlauch, Scharbockskraut, Brennnessel, Knoblauchrauke und Spitzwegerich beginnt, kann im Herbst mit Quendel, Dost und Wiesenbärenklau-Samen schließen. Was mit einer Kräuterbutter wunderbar harmoniert ist Knoblauch, muss aber nicht immer sein. Die durchgeknetete Masse dann noch etwa eine Stunde ungekühlt stehen lassen, damit sich die ätherischen Öle und Geschmacksstoffe, die in den Kräutern enthalten sind, mit dem Fett in der Butter vereinigen können. Dann in Butterpapier oder Frischhaltefolie zu einer Rolle formen und einrollen. Kräuterbutter, die in den nächsten drei Tagen verwendet wird, kann im Kühlschrank aufbewahrt werden. Für eine längere Bevorratung muss sie tiefgefroren werden. Wer es ganz hübsch will, drückt die weiche Butter durch einen Dressierbeutel auf Backpapier und friert sie sofort ein. So erhalten Sie genau portionierte Wildkräuterbutter-Röschen.

WILDKRÄUTER- ODER BLÜTENSALZ

»W ildkräutersalz ist sehr kräftig im Aroma und kann als Standardsalz zum Kochen verwendet werden. Dadurch sparen sie sich Suppenpulver oder -würze mit künstlichen Geschmacksverstärkern und Konservierungsmitteln. Wer ein mildes Salz will, nimmt anstatt der Blätter einfach die Blüten der Kräuter. Ein Blütensalz ist beispielsweise für Fischgerichte besonders geeignet.

Herstellung in Kurzform:

» Wildkräuter und/oder -blüten sammeln, ein paar Stunden welken lassen.
» Kräuter gegebenenfalls abrebeln, großblättrige Kräuter grob hacken.
» Kräuter/Blüten mit dem Salz etwa im Verhältnis 1:1 im Mörser zerstoßen oder in der Küchenmaschine kuttern.
» In Gläser abfüllen, dunkel lagern.

Für die Kräutersalz-Herstellung gibt es zwei verschiedene Möglichkeiten, um an ein gutes Ergebnis zu kommen. Einmal können Sie getrocknete Kräuter mit Salz vermischen. Als zweite und für Wildkräuter bessere Methode, nehmen Sie die frischen Kräuter und zermahlen diese im Mörser oder in einer Küchenmaschine (Kutter) gemeinsam mit dem Salz. So bleiben wesentlich mehr ätherische Öle und flüchtige Aromastoffe erhalten, da diese bei der Vermahlung vom Salz aufgenommen und regelrecht aufgesaugt werden. Man lässt die Kräuter nur für 3 bis 4 Stunden welken, damit sie einen Teil vom Wasser verlieren. Solange Sie frische Kräuter sammeln können, nutzen sie die Gelegenheit, um so ein kräftiges Wildkräutersalz zu erhalten. Ich werde oft gefragt, ob denn ein Kräutersalz, das mit frischen „nassen" Kräutern hergestellt wird, überhaupt haltbar ist. Keine Sorge, Salz ist eines der besten Konservierungsmittel überhaupt. Wenn Sie ihr Salz in Gläsern aufbewahren, empfiehlt es sich, die Vorräte dunkel zu lagern. Unter Lichteinwirkung wird aus dem satten, schönen grün mit der Zeit ein nicht mehr so attraktives grau.
Welche Kräuter und welches Salz Sie dazu verwenden, ist ganz Ihnen überlassen. Die Variationen sind unbegrenzt.

So ergibt sich auch die schöne Möglichkeit, verschiedene Jahreszeiten-Salze zu kreieren.

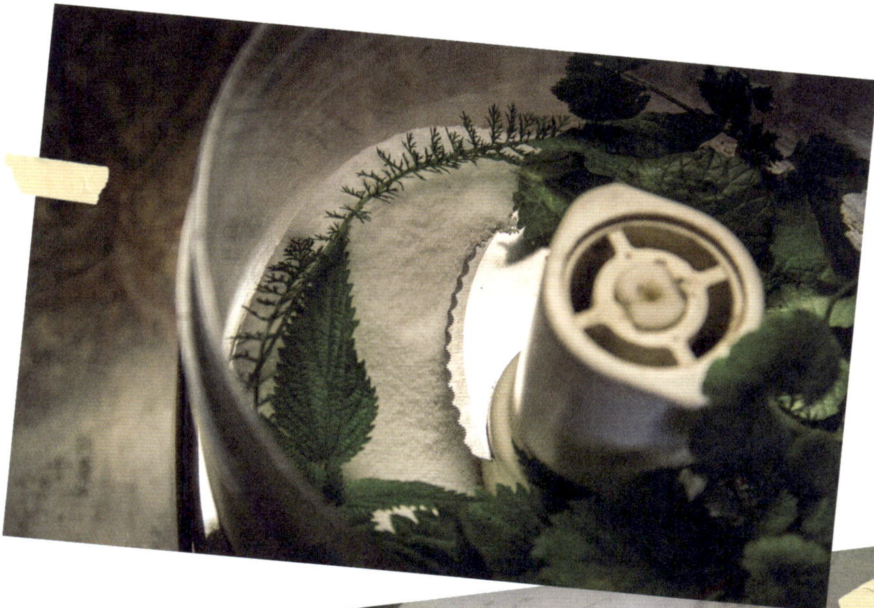

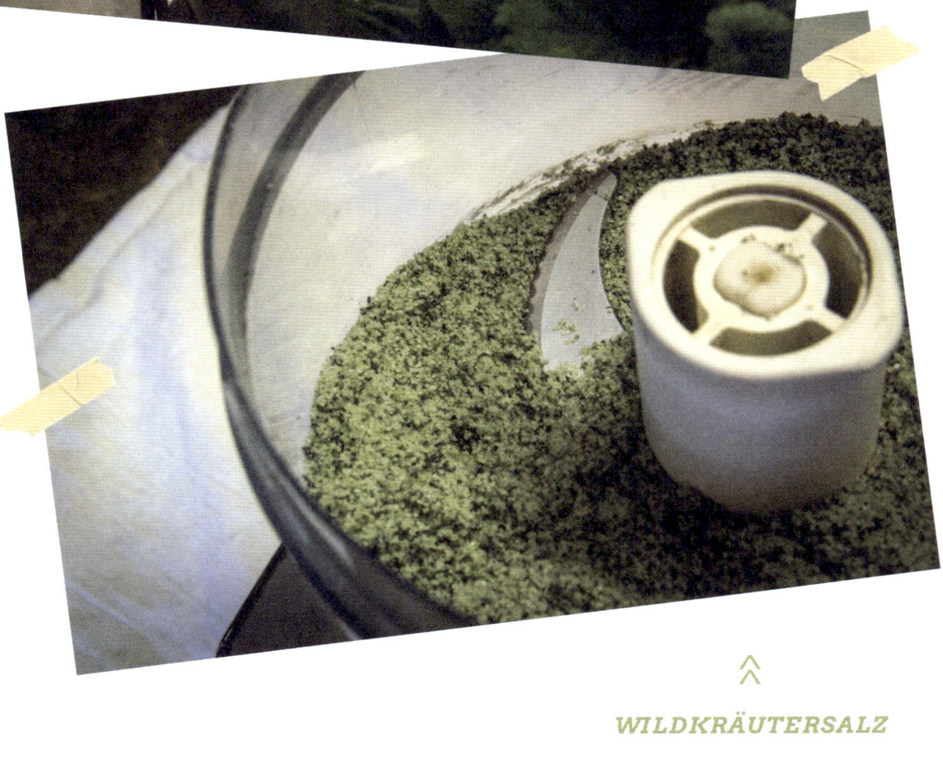

^

WILDKRÄUTERSALZ

ERNTEZEIT – SAMMELREGELN EIN KLEINES ANLEITUNGSBREVIER

Unsere Heilkräuter, Bäume und Sträucher bieten uns mit ihrem Wachstum eine Hausapotheke gefüllt mit Gesundheit und Lebensfreude. So liegt es nahe, diesen großen Heilern mit entsprechendem Respekt und Dankbarkeit entgegenzutreten. Analog zur Gutmütigkeit und dem Wohlwollen der Natur zeigt sich diese Anerkennung in Form von Achtsamkeit. Wählen Sie zum Sammeln einen Tag, an dem Sie sich in Ruhe und Besinnung den Pflanzen nähern können. Nehmen Sie sich Zeit für sich selbst. Kleiden Sie sich dem Wetter entsprechend wohlig, packen Sie ein Bestimmungsbuch in Ihren Korb und genießen Sie Ihren Aufenthalt in der Natur mit allen Sinnen.

DIE SAMMELREGELN

Der Wald gehört den Tieren, Insekten, Pflanzen und Pilzen, die darin leben. Beim Sammeln betreten Sie deren Wohnzimmer. So verhalten wir uns als Gast und wahren eine gewisse Etikette. Diese beinhaltet farblich gedeckte Kleidung zu tragen und mit gemäßigter Stimme zu sprechen, um die Bewohner nicht zu erschrecken. Von allen Seiten werden wir vom Eintritt bis zu unserem Austritt aus dem Wald von vielen Augen beobachtet. Dem Eichelhäher beispielsweise entgeht nichts. Er wird eine Kette von Alarmsignalen auslösen, die jeder Waldbewohner wie eine Stille Post an den nächsten weitergibt. Wir verhalten uns in jenem Rahmen, dass möglichst wenige Alarmsignale aufgrund unserer Anwesenheit notwendig sind. Wir hinterlassen keine menschlichen Spuren wie Unrat und beobachten unsere Schritte. Wir zertreten keine Pflanzen und schneiden uns keine Wege frei, wo keine sind.

Bevor wir sammeln, setzen wir uns mit der Pflanze auseinander. Wir sollten sie eindeutig bestimmen können und uns bewusst sein, in welcher Form wir sie in der Küche veredeln möchten. Dazu gehört auch das Quantum des Krautes im Vorfeld festzulegen.

Bei Unsicherheit reißen wir keine Pflanze zur Bestimmung aus ihrem Umfeld. Wir verwenden ein Bestimmungsbuch vor Ort und fertigen eine Fotografie an, um sie zu Hause anhand des Bildes zu analysieren.

Eine wichtige, uralte Regel lautet: Niemals erkennt man eine Sammelstelle, nachdem geerntet wurde. Erdlöcher, die durch das Ernten der Pflanze entstanden sind, schließen wir wieder. Blätter, die zuvor auf der Pflanze lagen, legen wir wieder zurück. Was rund um die Pflanze beschädigt oder weggeräumt wurde, wird wieder in Ordnung gebracht oder zurückgelegt. Rund um die Pflanze leben Insekten, Kleintiere oder weitere Pflanzen in einer Symbiose, die ihren Biotop auf jene Weise benötigen, wie wir ihn vorgefunden haben. Wir hinterlassen keine Spuren oder entnehmen die gesamte Pflanze respektive den gesamten Bestand einer Pflanze an der Sammelstelle. Beim Sammeln gelten die Prinzipien „in Bewegung bleiben" und häufiger den Standort wechseln. Bedenken Sie bitte, dass gerade einjährige Pflanzen von ihrer Selbstaussaat abhängig sind.

Wurzeln sammeln wir nicht ohne Vorkenntnisse. Es ist ratsam, einen Kurs zu besuchen, in dem wir das Wurzelernten erlernen, um eine Pflanze auch im nächsten Jahr am Leben zu erhalten. Bis auf wenige Ausnahmen erntet man niemals die gesamte Wurzel. Zu erntende Wurzelpflanzen kann man auch im eigenen Garten kultivieren. Nach der Ernte in der freien Natur schließen wir das Wurzelloch wieder, in dem wir einen Teil der entnommenen Pflanze wieder einpflanzen.

Pflanzen knipst man generell mit den Fingern oder Fingernägeln ab. Für Pflanzen mit locker in der Erde sitzenden Wurzeln wie etwa Vogelmiere, Schafgarbe oder Johanniskraut benutzt man eine Schere oder ein Messer.

Wir sammeln nicht in Naturschutzgebieten und beachten generell jeweils die aktuelle Version der Roten Liste der geschützten oder gefährdeten Arten. Diese sammeln wir selbstverständlich nicht, um sie vor ihrem Aussterben zu schützen.

Beim Sammeln von Früchten achten wir darauf, keine Äste zu beschädigen oder gar abzubrechen. Sollte dies aus Versehen doch einmal vorkommen, schneiden wir den Ast so zurecht, wie wir unseren eigenen Hausbaum oder Gartenstrauch behandeln würden.

Alle Waldpflanzen behandeln wir wie Pflanzen in unserem eigenen Garten.

Benutzen Sie zum Sammeln einen Korb, eine Papiertüte oder einen Baumwollbeutel. In einer Plastiktüte entsteht durch das frische Kraut Feuchtigkeit, die den Austritt der heilwirksamen Stoffe fördert und die Pflanze welken lässt.

Etwas Tier- oder Insektenfraß an der Pflanze schadet nicht. Sammeln Sie jedoch lediglich gesunde Pflanzen ohne sichtbare Erkrankungen.

SAMMELZEITEN

Auch zu den Sammelzeiten gibt es Regeln. Der Wirkstoffgehalt der einzelnen Pflanzen ändert sich im Verlauf der Tageszeit. Generell gilt: Nach 17 Uhr sollte möglichst nicht mehr gesammelt werden, da die Rückbildung der sekundären Pflanzenstoffe bereits eingesetzt hat.

BLÜTE UND BLATT

werden bei trockenem Wetter vormittags gesammelt, sobald der nächtliche Tau getrocknet ist. Dabei erntet man die Blätter zu Beginn oder kurz vor der Blütezeit der Pflanze. Zu diesem Zeitpunkt ist die Konzentration der ätherischen Öle am höchsten. Die Blüte wird je nach Pflanze zur Vollblüte, sowohl vor und auch während der Blüte oder bei beginnender Blüte gesammelt.

WURZELN

werden im Herbst und im Vorfrühling frühmorgens geerntet. Denn nachts fließt die Kraft durch die Rückbildung der Stoffwechselprozesse wieder in die Wurzel zurück. Zwischen drei und vier Uhr morgens beginnen die Wirkstoffe wieder in die oberen Pflanzenteile zu strömen. Daher sammelt man am besten vor Sonnenaufgang.

KNOSPEN UND RINDEN

sammelt man im zeitigen Frühjahr kurz vor dem Aufblühen.

SAMEN UND BEEREN

erntet man nachmittags zur Vollreife oder kurz davor, sobald die Samen sich anschicken von der Pflanze zu fallen oder sich zum Abflug bereitmachen. Hier ist ihr Wirkstoffgehalt am höchsten.